JN209610

よくわかる
神経内科学

渡辺雅幸

中山書店

龍と理奈と太雅へ

はじめに

　この本を書くきっかけは，ある医療系大学（主にメディカルスタッフ職を教育する）で神経内科学の講義を行う機会を得たことでした．メディカルスタッフ，特にリハビリテーション系の職種にとって，神経内科学の知識はきわめて重要です．神経疾患は脳血管障害やアルツハイマー病といった患者数の多い病気から希少疾患まで極めて多彩ですが，その多くは難病であり，患者のリハビリテーションやケアにおいて，メディカルスタッフ職の果たす役割は大きいものがあります．

　神経疾患を患う患者さんに対して適切な医療を行うためには，どのような職種であっても，患者さんの体内，特に脳神経系でどのような機序で変調が生じているのか，また神経疾患の治療はその病変にどのように作用して効果を発揮しているのかを十分に理解しておく必要があるでしょう．

　しかし学生諸君にとってわかりやすい神経内科の教科書ないし参考書は現時点では入手しにくい現状があるように思えました．それは，神経内科学という学問自体が医学の他の領域と比較しても難解であるという特性に由来しているからでしょう．医学生や医師にとっても神経内科を苦手とする人は多いように思えます．また多くのテキストは神経内科専門の医師によって書かれていますが，神経系の解剖・生理・薬理といった基礎的事項はすでに十分に理解されているとの前提で論述されていることから，そのような背景をあまりもっていない読者には理解しづらい面があるようにも思えます．

　そこで何よりもわかりやすい神経内科学のテキストがあれば，学生のみならず，実際に臨床現場で勤務している多くの医療者にとっても有益なものになるであろうと考えました．この本では，まず神経系の解剖生理などの基礎的事項を述べ，それを踏まえた上で，神経系に作用する薬物の作用機序や神経学的診察方法を段階的に記すように試みました．また，各種神経疾患の新しい治療などもつとめて記載するようにしました．特に近年，神経疾患の分子レベルの病態（病気発症の成り立ち）が明らかにされるようになり，トランスレイショナルリサーチ（基礎研究から臨床現場への橋渡し研究を意味する）に基づく治療法の開発も進んでいますので，それらについてもふれるようにしています．

　本書が神経内科学，神経学に関心のある皆さんに少しでもお役に立ち，ひいては神経疾患を患う多くの患者さんたちのためにもなることを願っています．

　最後になりましたが，刊行にあたり貴重な検査データを提供していただいた相模原中央病院放射線科の菅信一先生，高齢者保健医療総合センター長の吉田亮一先生，東京女子医科大学脳神経内科学臨床教授の飯嶋睦先生に厚く御礼申し上げ="ますとともに，中山書店編集部の柄澤薫子さんの尽力に感謝します．

2019年6月

渡辺雅幸

CONTENTS ...

CONTENTS

CONTENTS

CONTENTS

神経内科学/神経学
(neurology)
とは何か

- 神経系の解剖と生理機能
- 神経系の診察
- 神経学的検査法
- 遺伝と神経疾患

I 神経系の解剖と生理機能

神経内科は中枢神経系，末梢神経系および筋肉の疾患の診療を行う医学の領域です．医学の他の領域では，特に，脳神経外科，精神科，整形外科，リハビリテーション科と関連しています．

最近，日本神経学会において，従来からの「神経内科」という標榜診療科名を「脳神経内科」と変更することが決められました．これは神経内科という名前では精神科や心療内科と混同される恐れがあるためです．また脳神経内科とすれば，内科領域の中で脳神経についての診療を行う科であるとの位置付けがはっきりし，脳神経外科が外科の中で脳神経を専門とする科であるとの位置付けと相応することが可能であるとの意味合いもあるようです．なお神経系疾患について研究する学問を神経学といいますが，（脳）神経内科学も神経学も英語では同じ neurology です．

神経内科は他科と比べると難解との印象があり，医療従事者の中でも苦手とする人が多いようです．その理由としては，神経内科の基礎になる神経系の解剖や生理機能がきわめて複雑だからでしょう．

神経内科を学ぼうとする人は，このような知識の全てに精通している必要はありませんが，神経系の解剖・生理機能などの基礎的なことがらや，それに基づく神経疾患の成り立ちについて，ある程度は知っている必要があります．そうでなければ神経疾患の治療の意味を理解することがむずかしいからです．患者の身体（神経系）の中でどのような出来事が生じているのかを理解していなければ，適切な医療やケアを行うことはできません．

そこで以下にまず神経系の解剖と生理機能について述べることにします．

1 神経系の細胞と機能

神経系も身体の他の部分と同じく，細胞が基本単位となっています．神経系を構成する細胞は，大きく神経細胞とグリア細胞とに分けられます．

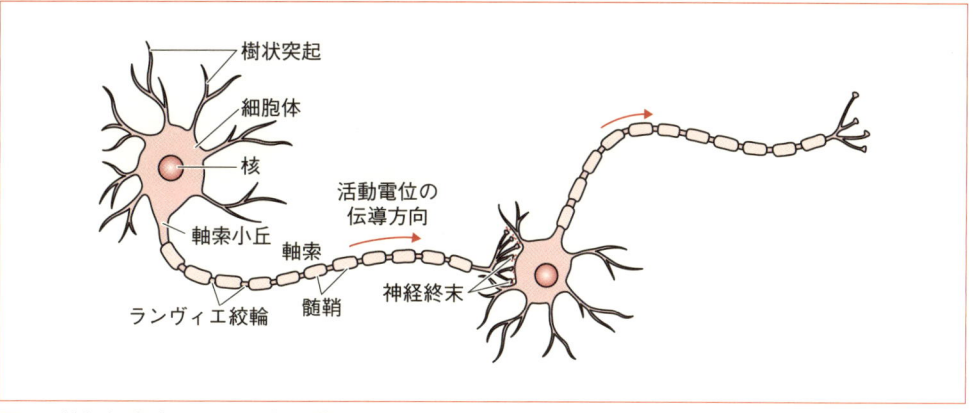

図1 神経細胞 (ニューロン) の構造
神経細胞は樹状突起で刺激を受け取り，軸索を介して刺激を伝える．軸索の周りには髄鞘という絶縁物質が取り巻いていて，活動電位が効率よく伝導することを助ける．

神経細胞 (ニューロン)

神経細胞を英語ではneuronといい，日本語でもそのまま「ニューロン」と記載する場合があります．本書では神経細胞とニューロンの両方の用語を適宜，使い分けて記載しています．なぜなら「上位運動ニューロン」のように，「神経細胞」という言葉ではなく「ニューロン」と書くことが一般的になっている用語があるからです．

神経細胞の形を**図1**に示します．

神経細胞の中心は (遺伝情報を担う核酸を含む) 核のある神経細胞体 (soma) であり，その細胞体には数多くの短い樹状突起 (dendrites) があって，これが刺激を受け取る作用を有しています．

神経細胞の重要な生理機能は，活動電位 (action potential；神経インパルス) を発生することです．神経細胞体からは1本の長い軸索 (axon；神経線維) が外に伸びていき，これが刺激を発信する部分です．活動電位は軸索の付け根の部分 (軸索小丘) から発生し，連鎖反応的に軸索を進み軸索の末端の神経終末 (nerve terminal) と呼ばれる部位に到達します．神経系の中で神経細胞は相互に連結しあっていて複雑な回路網 (ネットワーク) を形成しています．このネットワークを活動電位が行き交うことによりさまざまな神経学的事象が営まれているのです．

なお，中枢神経系の中で神経細胞体の集まっている場所を「神経核」(これは前述した細胞体の中にある，遺伝情報の存在する場所である細胞核とは違うものです) ということがあります．これに対し，末梢神経系の中で細胞体の集まっている場所を「神経節」といいます．中枢神経系と末梢神経系についてはp.12に記します．

神経細胞の軸索神経終末と，それに隣接する神経細胞樹状突起との間には，ギリシャ

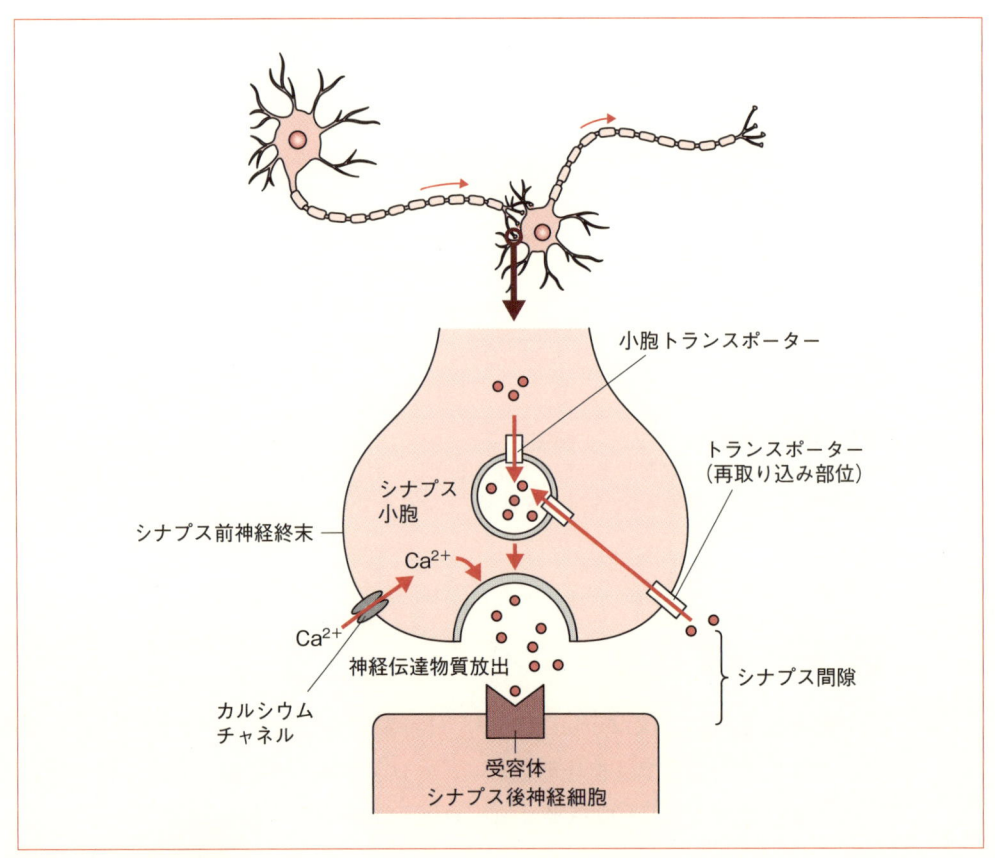

図2　シナプスの構造
神経終末まで活動電位が到達すると，シナプス小胞に貯蔵されていた神経伝達物質がシナプス間隙に放出
されて情報が伝えられる．その際，カルシウムイオン（Ca^{2+}）が重要な役割を演じている．

語で結合を意味するシナプス（synapse）と呼ばれる微細な隙間があり，電気信号はこの
隙間を乗り越えることはできません．

　　図2にシナプスの構造を示します．刺激を与える軸索神経終末側をシナプス前とい
い，刺激を受け取る側をシナプス後といいます．神経終末には神経伝達物質で満たされ
たシナプス小胞と呼ばれる小さい容器が多く存在し，活動電位が神経終末に到達する
と，シナプス小胞がシナプス前の細胞膜と接着し，そこから神経伝達物質がシナプス間
隙に放出されます．伝達物質は拡散して，隣接するシナプス後神経細胞樹状突起上の受
容体（receptor；レセプター）に結合します．このようにして神経細胞間の情報伝達が
行われます．なお，レベチラセタムという抗てんかん薬はシナプス小胞の膜に存在する
ある特定の蛋白質に結合して伝達物質の放出を抑制する作用をもっています．

● 活動電位発生の仕組み

　　次いで神経細胞内での活動電位が発生する仕組みについて述べます．

　神経細胞に限らず，身体の中の細胞は全て細胞膜によってその周囲を囲まれており，多くの物質が自由に細胞内外を出入りすることができないようになっています.

　活動電位を発生していない静止状態にある神経細胞の内部は細胞外と比較すると，マイナスの電荷をもっています. 神経細胞に限らず身体の全ての細胞をとりかこむ液体には陽イオンと陰イオンがお互いの電荷を中和しあいながら等量に分布しています. ナトリウムイオン（Na^+），カリウムイオン（K^+），カルシウムイオン（Ca^{2+}）などはプラス（＋，正）の電荷をもち，塩素イオン（Cl^-），リン酸イオン（$PO_4{}^{3-}$）などはマイナス（－，負）の電荷をもっています. 身体の蛋白質も多くはマイナス（負）に電荷したイオンの形で細胞内部に存在します.

　細胞内には負の電荷をもつ分子が外部よりもわずかに多く存在するために，細胞内部は外部に比べて負の電荷をもっています. 静止状態の神経細胞内部は外部に比べてマイナス70ミリボルトの電荷をもっており，この状態を「細胞膜が分極している」といいます.

　細胞外液と細胞内液ではイオンによって濃度に違いがあり，ナトリウムイオン，カルシウムイオン，塩素イオンは細胞外液のほうが細胞内液よりも濃度が高く，カリウムイオンは細胞内液のほうが細胞外液よりも濃度が高くなっています. 細胞膜の内部にはポンプがありエネルギーを使って細胞外のカリウムイオンを細胞内に取り込み，細胞内のナトリウムイオンを細胞外にくみ出す働きが存在しています.

　各種イオンは自由に細胞膜を通過することができず，細胞膜にある各イオンに特異的なイオンチャネル（ion channel）と呼ばれる出入り口が開いた時にだけ通過できる仕組みになっています（図3）. 静止状態にある（分極している）神経細胞ではナトリウムチャネル（ナトリウムイオンだけを通過させるチャネル）は閉じていてナトリウムイオンは膜の内外を自由に行き来できませんが，カリウムチャネル（カリウムイオンだけを通過させるチャネル）は開いています. 前述したようにカリウムイオンは細胞の内側が外側よりも濃度が高いので正に電荷したカリウムイオンがチャネルを通って細胞外へ流出し，そのことが細胞内部を負に電荷させることに貢献しています.

　神経細胞が刺激を受けるとカリウムチャネルが閉じ，ナトリウムチャネルが開き，プラスに電荷しているナトリウムイオンは神経細胞内部のマイナスの電位によりひっぱられて細胞内部に流入します. この興奮期間に正の電荷をもつナトリウムイオンがたくさん神経細胞内に入り込むと，チャネル近くの神経細胞内部が外部よりも短期間，プラス（正）の電荷となります. 静止時の分極状態が失われるので，これを脱分極といいます. この状態は1ミリ秒よりも短い時間続いた後，ナトリウムチャネルは閉じてしまいます. その時，今度はカリウムチャネルが開き，細胞内に高濃度に存在する正の電荷をもつカリウムイオンが細胞膜を通過して細胞外に移動し，細胞膜内部は再び陰性に電荷します.

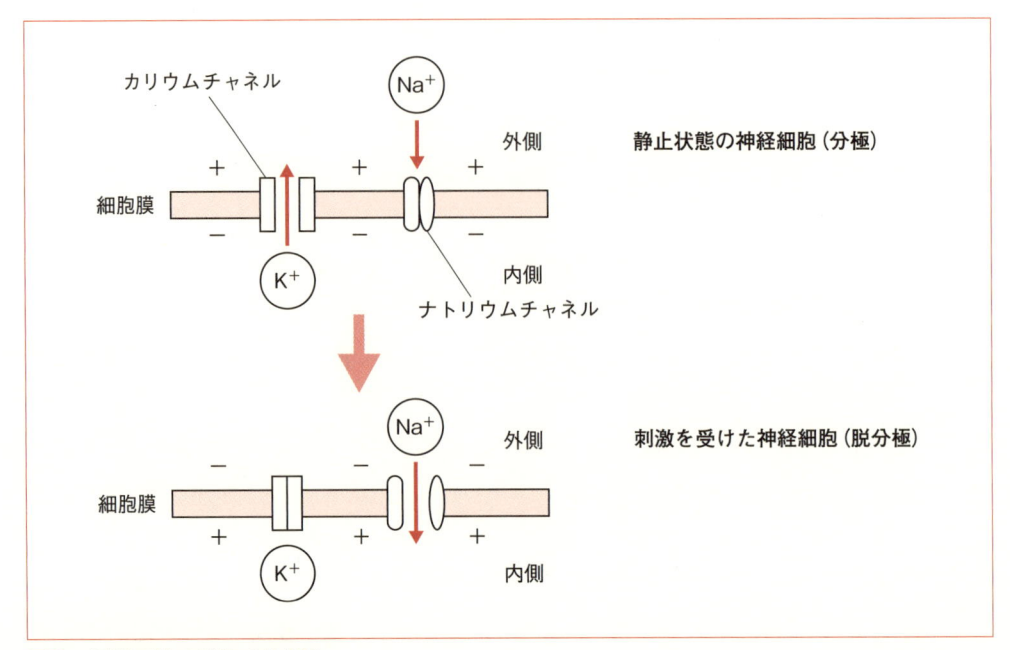

図3 活動電位の発生の仕組み

静止時の神経細胞は外側がプラス(+)，内側がマイナス(−)に電荷していて分極している．神経細胞が刺激されて興奮すると一過性に膜の外側がマイナスに，内側がプラスとなる．つまり静止時の分極が失われて脱分極する．

　ナトリウムチャネルやカリウムチャネルは膜を通じて起こる電位の変化に応じて開閉するので，「電位依存性チャネル」といいます．ナトリウムチャネルはしばらく閉じたままの状態が続き，その間，膜は不応期(反応しない時期)となるので，活動電位が後方の神経細胞体方向に逆向きに伝わることは阻止されます．ナトリウムイオンの細胞内への流入によって生じる細胞内部にあって正の電位をもつ活動電位は，続いて軸索前方の次のナトリウムチャネルを開くことにより，電位が軸索の膜上を移動していきます．このようにして活動電位が軸索にそって前向きに神経終末まで伝えられます(**図4**)．

　軸索神経終末ではさらにカルシウムチャネルが大きな役割を演じています．前述したようにカルシウムイオン濃度は細胞外のほうが細胞内部よりも大きいのですが，活動電位が神経終末まで到達するとカルシウムチャネルが開き，カルシウムイオンが細胞外から細胞内へ流入します(**図2**)．これによってシナプス小胞が細胞膜に融合し，その結果，伝達物質がシナプス間隙に放出されるのです．このカルシウムチャネルも電位依存性チャネルです．

　多くの抗てんかん薬は電位依存性ナトリウムチャネルやカルシウムチャネルを抑制するように作用し，その結果，神経細胞の興奮を抑制する方向に働きます．末梢神経が損傷されて生じる神経障害性疼痛の治療薬であるプレガバリンは，カルシウムチャネルを抑制して多くの伝達物質の放出を抑制することによって鎮痛効果を発揮します．

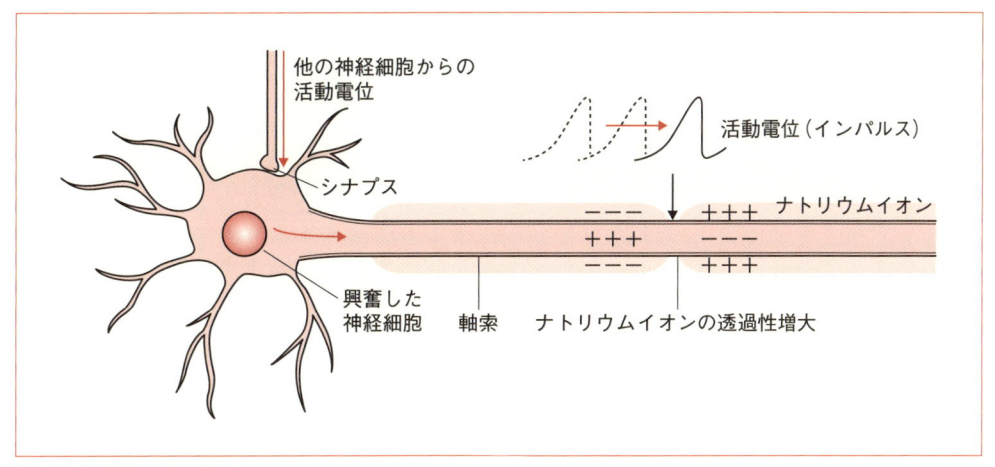

図4　活動電位の伝導
神経細胞（ニューロン）がシナプスからの入力によって刺激され興奮すると，静止時の膜電位の内側のマイナス（−）の電荷が一時的に反転してプラス（＋）の電荷となる．活動電位は軸索を進みながら，次々と電位の反転を一過性に起こしていく．その活動電位は正（プラス）に電荷したナトリウムイオン（Na⁺）の細胞内部への流れとして記録できる．

神経伝達物質と受容体

● 神経伝達物質

　神経伝達物質には隣接する神経細胞を興奮させるように信号を伝えるものもあれば，神経細胞興奮を抑制させるように作用するものもあります．

　1つの神経細胞にはいくつもの興奮性信号と抑制性信号が入ってきます．ある神経細胞が興奮したり，しなかったりするのはこれらの信号の総和によって決まります．神経伝達物質の種類や，それを受け取る受容体の種類によって興奮性か抑制性かが決まります．

　同一の神経伝達物質を受け取る受容体にもその中に多くのサブタイプが存在することが普通であり，受容体の種類が異なると神経細胞内部への情報の伝わり方が全く異なることがあります．

　現在，神経伝達物質として同定された物質は数多く存在しますが，主な伝達物質には**表1**のようなものがあります．

　表1の伝達物質の中でグルタミン酸は興奮性の伝達物質であり，ギャバは抑制性の伝達物質です．この事実を提唱したのは慶應義塾大学の生理学者の林𣝣（はやし・たかし）です．彼は木々高太郎（きぎ・たかたろう）という筆名で推理作家としても有名でした．林は実験動物の大脳に高濃度のグルタミン酸を投与するとけいれんを起こし，ギャバはそのけいれんを抑えることから，グルタミン酸は興奮性物質であり（1952），ギャバは抑制性物質である（1958）と提唱したのです．彼の実験は現在から見れば雑なものです

7

表1　主な神経伝達物質

アミノ酸系伝達物質	● グルタミン酸 (glutamic acid) ● ギャバ (ガンマアミノ酪酸, GABA)
モノアミン系伝達物質	● ドパミン (dopamine) ● ノルアドレナリン (noradrenaline) ● セロトニン (serotonin, 5-hydroxytryptamine)
アセチルコリン系伝達物質	● アセチルコリン (acetylcholine)
ペプチド系伝達物質	● エンドルフィン (endorphin) ● P物質 (substance P)

が, そこから直感的に真理を見出した科学者としての慧眼には驚かされます.

ドパミンは錐体外路系の運動機能の調節に大きな役割を演じており, ドパミン系の機能が低下することがパーキンソン病の発症と関係しています.

アセチルコリンは身体内のさまざまな場所で大きな役割をもっている伝達物質です. 例えば, 大脳内では記憶と関係しており, 運動神経 (下位運動ニューロン) と筋肉との接合部でも伝達物質として機能しています. また副交感神経の末端においても伝達物質として働いています.

交感神経の末端からはノルアドレナリンが分泌されてその機能に重要な役割を演じています.

● 受容体

受容体は大きくイオンチャネル型受容体とG蛋白質共役受容体の2種類に分けられます.

イオンチャネル型受容体

受容体が伝達物質と結合すると, イオンを通過させるチャネルを開くように作用する受容体です. すなわちイオンチャネルには前述した電位依存性チャネルとこのイオンチャネル型受容体に関連するものの2種類があります.

グルタミン酸受容体は大多数がイオンチャネル型受容体であり, ナトリウムチャネルやカルシウムチャネルを開いて神経細胞の興奮を引き起こします. このようにしてグルタミン酸は興奮性の伝達物質としての作用を生じるのです.

これに対し, ギャバ受容体の一種, ギャバA受容体もイオンチャネル型受容体ですが, これは塩素イオン (Cl^-) を通過させる塩素イオンチャネルを開きます (図5). 前述したように塩素イオン濃度は細胞外が細胞内よりも高いので, このチャネルが開くと負の電荷をもっている塩素イオンが細胞外から神経細胞内部に流入し, 神経細胞内部の電位は静止時の膜電位よりもさらにマイナスになります. すなわち神経細胞膜の分極をさらに増強させて (過分極という) 神経細胞の興奮を抑制するのです. したがってギャバは抑制性神経伝達物質としての機能を発揮するのです.

なお, 抗不安薬あるいは睡眠薬, 時には抗てんかん薬として使用されるベンゾジアゼ

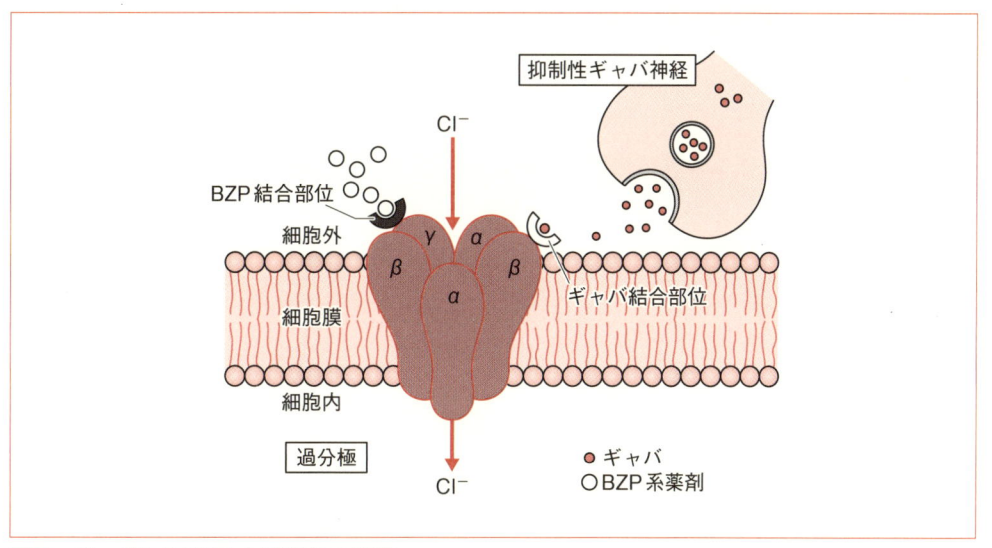

図5　ギャバA（GABA_A）受容体の構造

ギャバA受容体は5つのサブユニットから形成されている．ギャバがこの受容体に結合すると塩素イオンチャネルが開き，塩素イオン（Cl⁻）が細胞外から内部に流入する．塩素イオンは負（マイナス）に電荷しているため，細胞内部は外部に比較して負の電荷が強くなる．つまり過分極となり，興奮しにくくなる．ギャバA受容体にはベンゾジアゼピン（BZP）系薬剤が結合する部位もある．ベンゾジアゼピン系薬剤はギャバの塩素イオンチャネル開口作用を増強し，塩素イオンの細胞内への流入量を増やし，ギャバの神経細胞抑制効果を増強する．

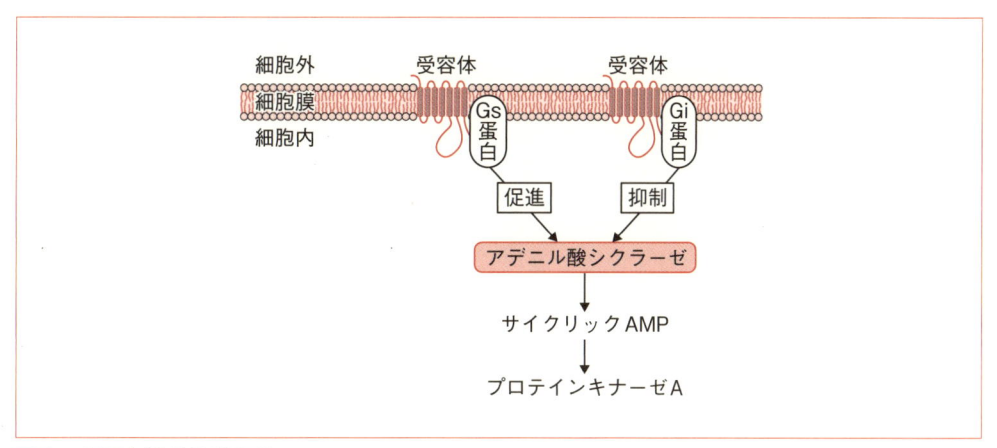

図6　G蛋白質共役受容体

Gs蛋白質と共役する受容体に神経伝達物質が結合すると，アデニル酸シクラーゼという酵素を活性化してサイクリックAMP（cAMP）の産生を増す．一方，Gi蛋白質と共役する受容体はアデニル酸シクラーゼを抑制してサイクリックAMPの産生を減少させる．サイクリックAMPはプロテインキナーゼAというリン酸化酵素を賦活する．キナーゼは細胞内の様々な標的蛋白質をリン酸化して細胞の機能を調節する．

ピン（BZD）系薬剤はギャバA受容体の機能を増強するように作用しています（図5）．

G蛋白質共役受容体

　このタイプの受容体に神経伝達物質が結合すると，G蛋白質とよばれる情報を仲介する蛋白質を介して細胞内の機能に影響を与えます（図6）．

　細胞内ではセカンドメッセンジャー (second messenger) とよばれる分子を調節することで作用しています. これに対し神経細胞間の情報を伝える神経伝達物質自体をファーストメッセンジャー (first messenger) といいます. セカンドメッセンジャーの一つにサイクリック AMP があります.

　G蛋白質にも多くの種類があります. Gs蛋白質 (sは stimulatory, 刺激するの意味) と関連する受容体はサイクリック AMP の産生を増し, Gi蛋白質 (iは inhibitory, 抑制するの意味) と関連する受容体はサイクリック AMP の産生を減少させます. サイクリック AMP のようなセカンドメッセンジャーは最終的にキナーゼと呼ばれる蛋白質リン酸化酵素を賦活して細胞内のいろいろな標的蛋白質をリン酸化することによって細胞の機能を調節します.

　蛋白質は多くのアミノ酸が連結して構成されている巨大分子ですが, いくつかのアミノ酸にはリン酸が結合する場所があります. そのようなアミノ酸にリン酸が結合すると, そのアミノ酸を含む蛋白質の立体構造が変化し, その蛋白質が営んでいる特有な機能が発現するようになるのです.

　ドパミン受容体はD1とD2の2種類に大別されますが, D1ドパミン受容体はGs蛋白質と関連して神経細胞を興奮させる方向に作用するのに対し, D2ドパミン受容体はGi蛋白質と関連して神経細胞を抑制する方向に作用します. その結果, 同じ伝達物質ドパミンを受け取る受容体であっても, D1受容体とD2受容体とでは細胞内に及ぼす効果は逆になっています.

受容体と薬物

　受容体に作用して治療効果を発揮する多くの薬物があります. 受容体に結合して生理的伝達物質と同じ機能を引き起こす薬物を作動薬 (agonist；アゴニスト) といい, 受容体に結合するものの生理的伝達物質の働きを妨げるように働く薬物を拮抗薬 (antagonist；アンタゴニスト) あるいは遮断薬 (blocker；ブロッカー) といいます.

　パーキンソン病の治療にはドパミン受容体作動薬を使用することがあります. 統合失調症の治療薬である抗精神病薬はD2ドパミン受容体の拮抗薬の作用をもっています. ペランパネルという抗てんかん薬はAMPA型グルタミン酸受容体の拮抗薬です.

　ところで受容体に結合して情報を伝え終わった伝達物質は, 多くの場合, シナプス前神経終末にあるトランスポーター (transporter；輸送体) という蛋白質を通過して元の神経細胞内に再取り込みされてその機能を終了します (**図2**). 次いで伝達物質は小胞トランスポーターによってシナプス小胞内に取り込まれて蓄積されます. テトラベナジンという薬物は小胞トランスポーターに作用してドパミンのシナプス小胞内への取り込みを妨げる作用があり, その結果ドパミンは神経終末内の分解酵素によって分解されてしまいます. このようにしてテトラベナジンは脳内ドパミン量を減少させます. テトラベナジンはハンチントン病の舞踏病症状の治療薬として使用されています.

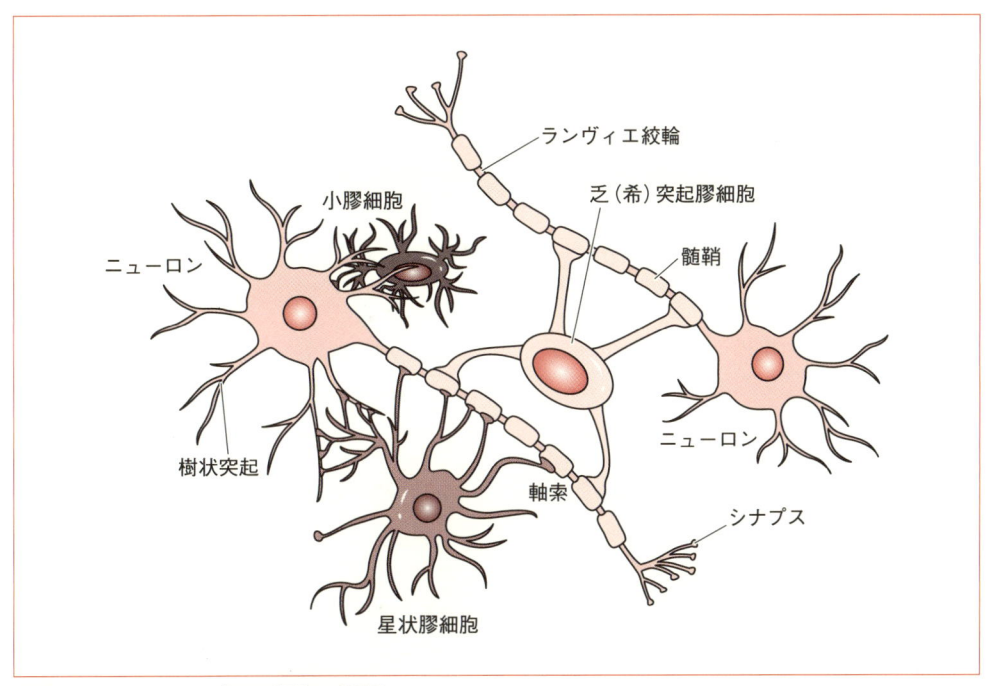

ランヴィエ絞輪

小膠細胞

乏（希）突起膠細胞

ニューロン

髄鞘

樹状突起

ニューロン

軸索

シナプス

星状膠細胞

図7　ニューロンとグリア細胞の関係

　これに対し，アセチルコリンはコリンエステラーゼというアセチルコリン分解酵素によって分解されてその機能を終える仕組みになっています．アセチルコリンの機能が低下する病気では，コリンエステラーゼを阻害してアセチルコリンを増やす薬が治療に使われることがあります．例えばアルツハイマー病では大脳内のアセチルコリンの低下が記憶障害と関連していることから，コリンエステラーゼ阻害薬を治療に用いています．

● グリア細胞ないし神経膠細胞

　神経組織内には，神経細胞（ニューロン）と並んでグリア細胞（neuroglia）が存在します．グリア細胞はニューロンへのサポーターの役目を担っており，星状膠細胞（astroglia），乏（希）突起膠細胞（oligodendroglia）そして小膠細胞（microglia）の3種類があります（図7）．

　神経細胞には不必要な物質が入り込むことを防ぐメカニズムがあり，それを血液脳関門といいます．星状膠細胞は，神経細胞の支持機能を営み，特に血液脳関門を形成して神経細胞を保護する働きをしています．また神経組織内に病変が起こると星状膠細胞が増殖し，次いで線維が増加して瘢痕となり，組織が硬化します．これを病理学的にグリオーシス（gliosis）といいます．

　乏突起膠細胞は中枢神経系内での髄鞘を形成する働きがあります（図7）．これに対し，末梢神経の髄鞘形成はシュワン細胞（Schwann cell）という乏突起膠細胞とは異な

る細胞によって行われています.

　髄鞘とは軸索の周囲を取り囲んでいる絶縁物質であり，活動電位が軸索を効率よく伝導することに貢献しています (**図1, 7**).

　神経細胞には髄鞘のある有髄神経と，髄鞘のない無髄神経とがあります.

　有髄神経の軸索には一定間隔で髄鞘が存在しない箇所があり，そこをランヴィエ絞輪といいます. 有髄神経では活動電位はランヴィエ絞輪からランヴィエ絞輪へととびとびに軸索を伝わっていきます. これを跳躍伝導といいますが，これを発見したのは慶應義塾大学の生理学者の田崎一二 (たさき・いちじ) です (1939年). 田崎は第二次世界大戦中も実験を続け，その論文を潜水艦でドイツに送りドイツの学術誌に掲載したとのエピソードが残っています. 跳躍伝導の結果として，有髄神経では無髄神経よりも伝導速度がはるかに急速になります. 有髄神経の髄鞘が破壊される脱髄疾患では深刻な神経症状を生じることになります. 中枢神経系の脱髄疾患は乏突起膠細胞が損傷されることが原因となり，末梢神経の脱髄はシュワン細胞の障害によって生じます.

　小膠細胞は脳内のマクロファージとして免疫機能に関与します. 脳組織が障害を受けた時に活性化して死滅した細胞を貪食したり，さまざまなサイトカイン (免疫系の情報を伝える物質) を産生したりします.

2 神経系の形態と機能

● 中枢神経系と末梢神経系

　神経系の構造は，中枢神経系 (central nervous system) と末梢神経系 (peripheral nervous system) とに分けられます (**図8**).

　さらに中枢神経系は，脳 (brain) と脊髄 (spinal cord) に分けられます.

　脳からは脳神経 (12対，この脳神経にはローマ数字でⅠからⅫまでの番号がついています) が末梢神経系として出ており，脊髄からは脊髄神経 (31対) が末梢神経系として出ています. ただし脳神経の中でも嗅神経 (第Ⅰ脳神経) と視神経 (第Ⅱ脳神経) の髄鞘は乏突起膠細胞によって形成されるので，形としては末梢神経ですが，性質としては中枢神経系に属しています. したがって中枢神経系の脱髄疾患である多発性硬化症では視神経の脱髄を起こします.

　中枢神経系と末梢神経系をつなぐ経路は遠心路と求心路に分けられます. 中枢神経系 (脳や脊髄) から末梢神経の方に伝わる経路を遠心路といい，逆に末梢から中枢に向かう経路を求心路といいます.

　遠心路は主に身体の筋肉を動かすための情報を伝えています.

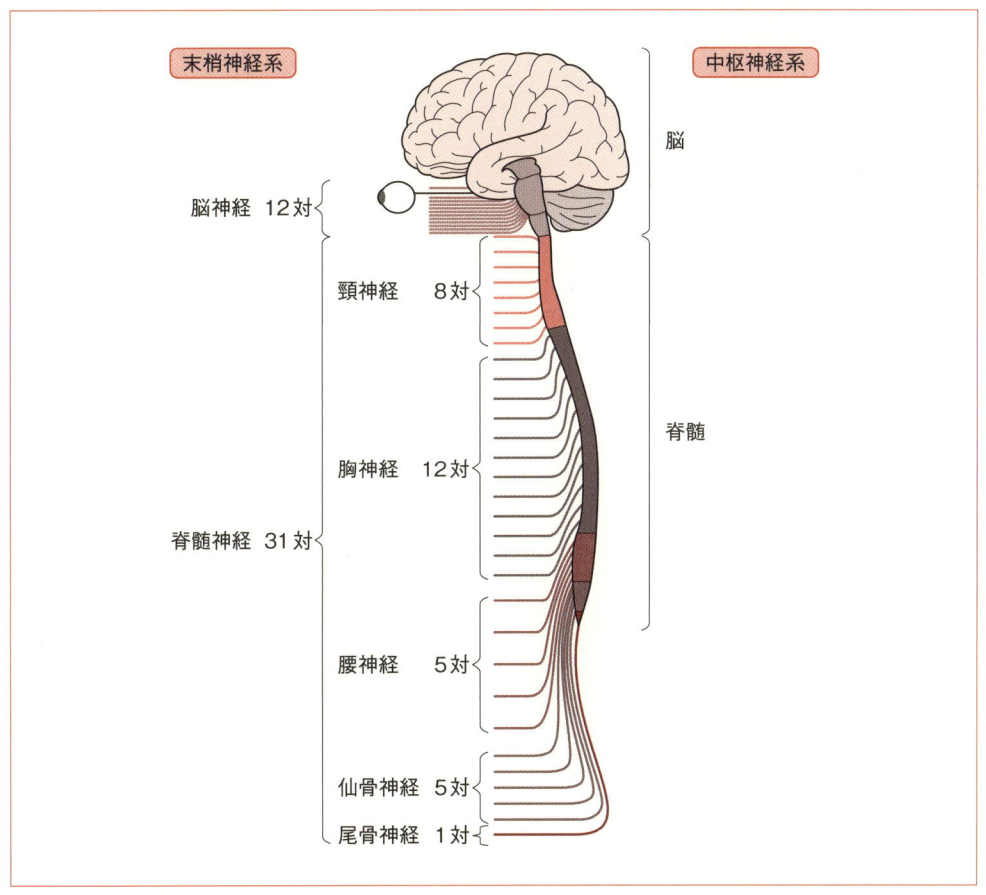

図8　中枢神経系と末梢神経系
中枢神経系は脳と脊髄から成る．脳からは左右12対の脳神経，脊髄からは左右31対の脊髄神経が末梢神経として出ている．

　筋肉は大きく2種類に分けられます．1つは骨に結合している骨格筋であり，これは横紋筋とも呼ばれ，神経系からの指令により自分の意志によって，その筋肉を動かすことができます（「随意的」といいます）．私たちが四肢（手足）を自分の意志で動かすことができるのはこの経路のおかげです．この随意筋の運動を生じさせる遠心性神経を体性運動ニューロン（somatic motor neuron）といいます．

　これに対し，内臓（胃や腸など）の筋肉を平滑筋といいますが，これは自分の意志によって動かすことはできない筋肉です．この筋肉の動きを支配している遠心路を自律神経遠心路といいます．なお心筋だけは自律神経の支配を受けていても組織学的には横紋筋に属しています．自律神経系はさらに，交感神経系と副交感神経系に分けられます（後述，p.40）．

　求心路はさまざまな感覚細胞で捉えられた外部の情報を中枢神経系に運ぶ作用をしています．感覚にも2つの種類があり，1つは体性感覚（somatic sensation）であり，もう

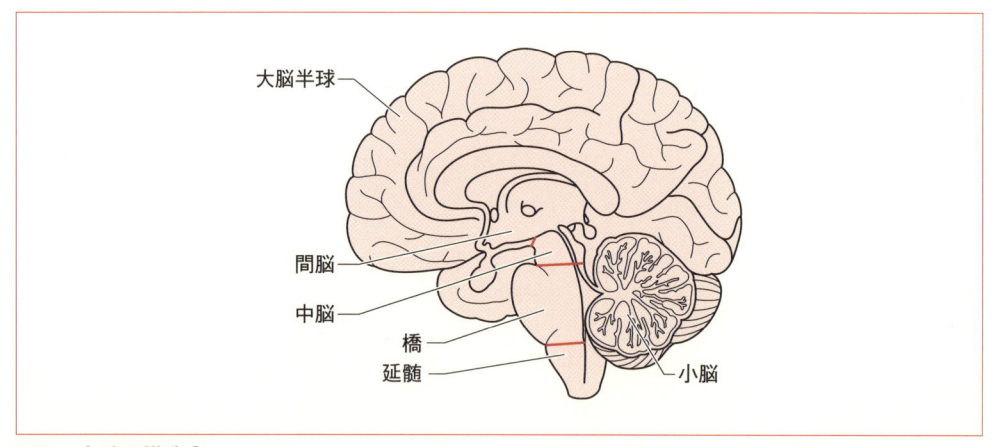

図9　人脳の構造①
脳を正中部で切って（矢状断）内側から見た図．間脳には視床と視床下部が含まれる．延髄の下は脊髄につながる．

1つは内臓感覚（visceral sensation）です．

　体性感覚はさらに次の2つの感覚にわけられます．温度覚，痛覚，触覚などの皮膚や粘膜で感じる表在感覚（superficial sensation）と，位置覚，振動覚などの骨膜や関節で感じる深部感覚（deep sensation）です．

　内臓感覚とは内臓からの感覚で自律神経求心路が伝えています．腹痛などはこの自律神経が伝える感覚です．内臓痛（visceral pain）は体性感覚（表在感覚）とは異なり，局在（痛む場所）がはっきりしない漠然とした痛みになります．しかし，脊髄内で内臓痛を伝える経路と表在感覚を伝える経路が接近しているために，内臓の痛みを皮膚の痛みとして感じてしまうことがあり，これを関連痛といいます．例えば心筋梗塞の時，背中や肩が痛いと感じるようなことが起こります．

　さらに視覚，嗅覚，聴覚，味覚，平衡感覚は特殊感覚（special sensation）と呼ばれ，それぞれ独自の求心路（脳神経）で中枢神経に運ばれます．なお平衡感覚とは身体がどちらに傾いているかを感じとる感覚のことです．

脳の構造と機能

　脳の構造を図9と図10に示しました．図9には中枢神経系（脊髄を除く）を矢状断（正中で切ること）にして内側から見た図をのせてあります．図10の上図には脳の表面が描かれ，下図には内部の構造が見えるように脳が透けて描かれています．

●大脳

　大脳（終脳；cerebrum）は左右の大脳半球（cerebral hemisphere）から成り，その表面に大脳皮質（cerebral cortex）があります．大脳の奥には大脳基底核（basal ganglia）

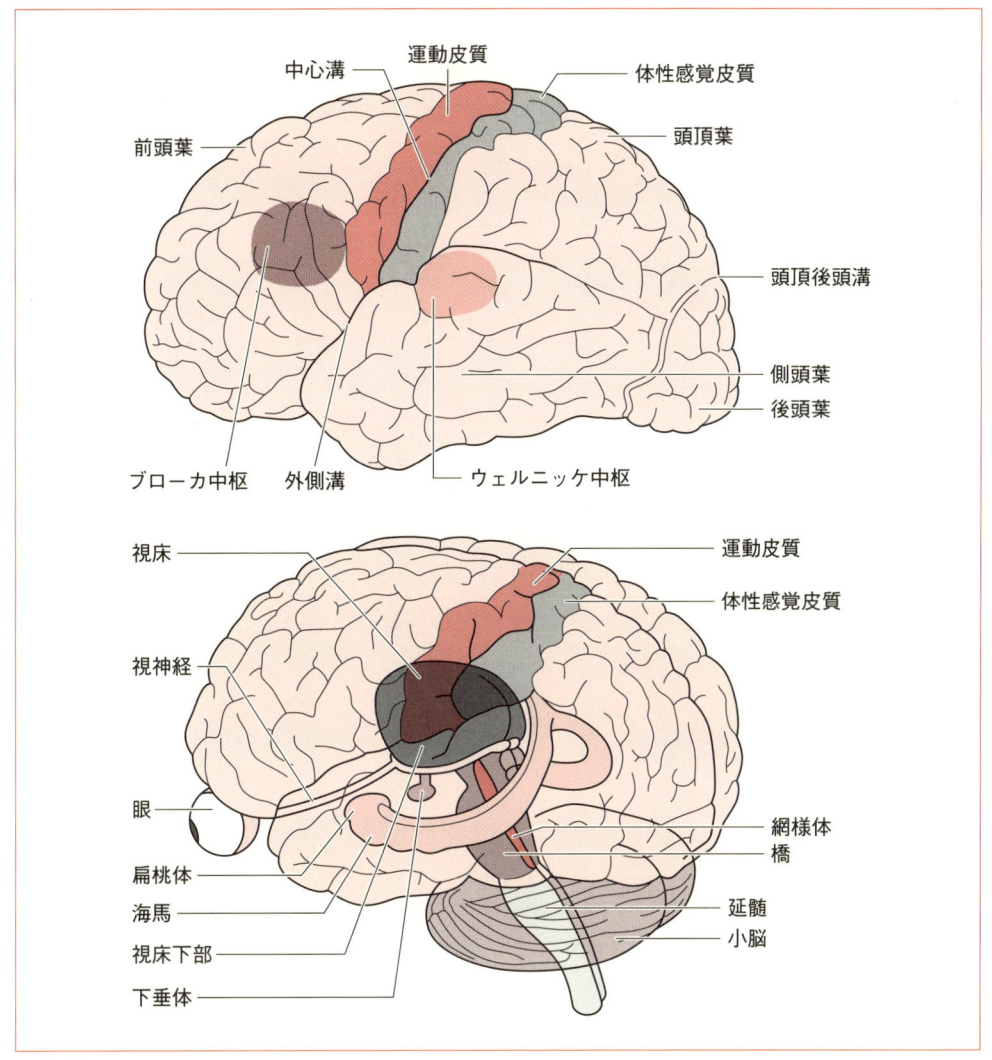

図10　人脳の構造②

上は左側から見た脳（特に大脳）の表面，下は内部の構造を透かして見たもの．

大脳は前頭葉，頭頂葉，側頭葉，後頭葉に分けられる．外側溝は前頭葉と側頭葉の境界，中心溝は前頭葉と頭頂葉の境界，頭頂後頭溝は頭頂葉と後頭葉の境界となる．運動皮質は一次運動野ともいい，随意運動（自分の意志で身体を動かす）の指令を発している．体性感覚皮質は一次体性感覚野ともいい，末梢からの体性感覚を知覚する部位である．ブローカ中枢は発語の中枢であり，ウェルニッケ中枢は言語理解を司る．扁桃体と海馬は大脳辺縁系に属し，原始的精神活動に関与する．視床は主に感覚情報の中継地点であり，視床下部は内分泌と自律神経の中枢である．視床下部はその下の下垂体を介して全身のホルモン分泌をコントロールする．

や大脳辺縁系（limbic system）があります．大脳基底核は図9と図10には記されていません．扁桃体と海馬（図10）は大脳辺縁系に含まれます．

●間脳

　間脳（diencephalon）には視床（thalamus）と視床下部（hypothalamus）があります．

● 小脳

　小脳 (cerebellum) は，大脳の下，脳幹の後方に存在しています．大脳と小脳や脳幹を隔てるようにテントという硬膜が存在しています．

● 脳幹

　脳幹 (brain stem) には中脳 (midbrain) と橋 (pons)，および延髄 (medulla oblongata) があります．

● 灰白質と白質

　中枢神経系はまた，灰白質と白質とに分けられます．

　中枢神経系内で神経細胞体の多い部分は肉眼的にも灰色に見えるので灰白質 (gray matter) といい，軸索 (神経線維) が多い場所は肉眼で見ると白く見えるので白質 (white matter) と呼んでいます．大脳では表面の大脳皮質 (cerebral cortex) が灰白質であり，内部は白質となっています．しかし，大脳内部にあっても神経細胞体の多い神経核は灰白質ということになります (例えば大脳基底核など)．ところが脊髄では表面に白質 (神経線維がある) があり，内部に灰白質 (神経細胞体がある) が存在するという，大脳とは逆の構造になっています．

A. 大脳 (終脳)

● 構造

　前述したように大脳半球 (cerebral hemispheres) は左右に2つあり，その左右の半球は主に脳梁 (corpus callosum) という神経線維の束で結合されています．

　さらに，大脳は外側溝 (シルビウス溝)，中心溝，頭頂後頭溝によって，前頭葉 (frontal lobe)，頭頂葉 (parietal lobe)，側頭葉 (temporal lobe)，後頭葉 (occipital lobe) に分けられます (図10)．

　昔，ブロードマンという学者が大脳表面の細胞の構造の違いから大脳皮質の各場所に番号をつけていきました．これをブロードマン野 (Brodmann areas) といいます (図11)．この番号 (ブロードマン領域) は，大脳の営むさまざまな個別の機能と対応しています．大脳では場所の違いによって，営まれる神経学的あるいは心理的機能が異なっています (後述)．

　大脳も含めて中枢神経系の各部位では，その部位に特徴的な機能が営まれているので，ある部位が損傷されるとその場所が本来営んでいた機能が脱落症状として出現してきます．そこで，このような神経学的症状を調べることによって，神経系のどの場所が障害されているのかを知ることが可能になります．それが神経学的診察であり，昔，画像診断が発達していなかったころはこのような診断が極めて重要でした．もちろん現在でも大切な診断技術です．

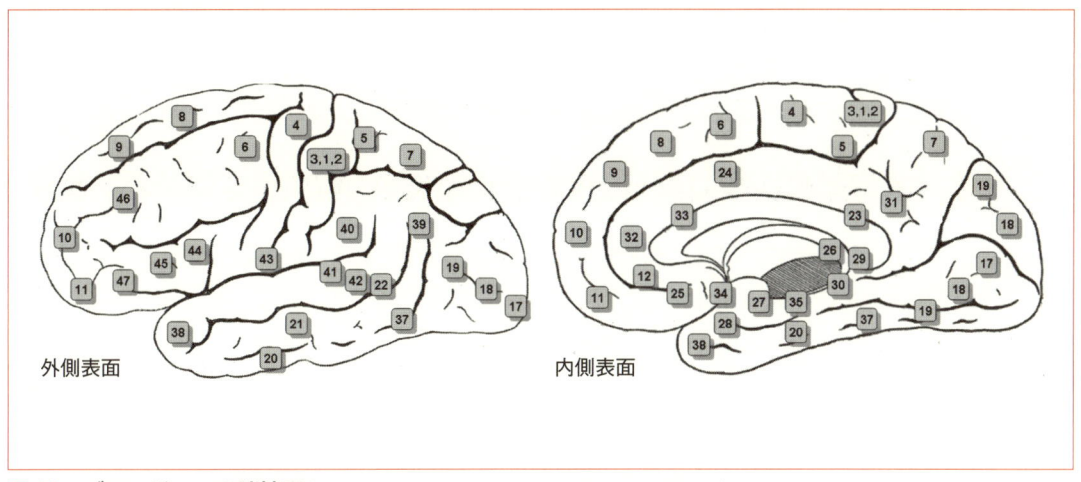

図11 ブロードマンの脳地図（Gray H. Anatomy of the Human Body. 1918 より）
44・45野はブローカ中枢，8野は前頭眼野，6野は運動前野，4野は一次運動野，3・1・2野は一次体性感覚野，17野は一次視覚野，41・42野は聴覚野，22野の後部と40野，39野の一部はウェルニッケ中枢である．

前頭葉には能動的側面の強い機能野が存在しており，一次運動野（ブロードマン4野），運動前野・補足運動野（6野），前頭眼野（8野），運動性言語野（左半球の44・45野，ブローカの中枢）などがあります．

頭頂葉には体性感覚野（3・1・2野）などがあります．側頭葉には聴覚野（41・42野），感覚性言語野（左半球の22野後部，39・40野の一部，ウェルニッケの中枢）などがあります．

後頭葉には一次視覚野（17野）などがあり視覚系と関係しています．

以下に神経学的に重要な大脳が関係する個々の機能について述べていきます．

● 精神活動

記憶，知能，思考，推理，道徳，学習などの精神活動はもっぱら大脳によって営まれています．

この精神活動は大脳皮質が営む高等な精神活動と，大脳辺縁系が営む原始的な精神活動に分けることができます．

大脳皮質は主に高等な精神活動と関連しています．大脳皮質では，機能局在といって，部位によって営まれる心理機能が異なっています．大脳の一部が損傷されると，その部位が関わっている心理機能が特徴的に障害されることがあります．そのような症状を高次脳機能障害ないし神経心理学的症状といいます．具体的には，遂行（実行）機能障害，失語，失行，失認などがあげられます．これらの症状については，後で詳しく述べます．

大脳辺縁系は大脳の奥にある神経細胞の集まりです．この大脳辺縁系には帯状回

(cingulate gyrus)，海馬 (hippocampus)，扁桃体 (amygdala) などがあり，本能，情動，賞罰，記憶などの原始的な精神活動と関連していると考えられています．特に，扁桃体は不安感の発現と関係しており，海馬は短期記憶の形成に関与しています．

随意運動機能（自分の意志で身体を動かす機能）に関わる機構

この系が損傷されると，運動麻痺（随意的な運動ができない状態）を生じます．この随意運動系に関する機構は神経内科では特に重要ですので以下に詳述します．

随意運動系は図12のような経路から成立しています．

● 上位運動ニューロンと下位運動ニューロン

一次運動野 (primary motor area／前頭葉の中心前回〈precentral gyrus〉のブロードマン4野) に存在するベッツ細胞（錐体細胞）が，随意筋収縮の指令を発しています．

運動野では身体のさまざまな箇所の筋肉を動かす指令を発する場所が決まっています．人間では口，顔，手の動きが重要なのでそのような部位を動かす指令場所は運動野の中で大きな部分を占めています．大脳皮質上で，顔が下で手足が上になるような分布をしていて，小人が逆立ちしたような位置関係になっています．

錐体細胞の神経線維（軸索）は下記の経路で脊髄前角細胞にまで到達します．

運動野→放線冠（大脳皮質下の白質部分）→内包後脚→中脳大脳脚→橋底部→延髄下部錐体で反対側へ交叉（錐体交叉という）→脊髄側索（外側皮質脊髄路〈lateral cortico-spinal tract〉，脊髄外側面に位置する，大脳皮質から出発して脊髄に到達する経路という意味）→支配髄節の脊髄前角細胞．

ここまでが1個のニューロンであって，これを上位（一次）運動ニューロン (upper motor neuron) あるいは錐体路 (pyramidal tract) といいます．上位運動ニューロンすなわち錐体路が損傷されて生じる神経学的症状を錐体路徴候 (pyramidal sign) といい，これは臨床上，重要な用語です．

なお，一部（10%）の上位運動ニューロンは延髄では交叉せず，同側の脊髄前索を下行し（前皮質脊髄路という），脊髄レベルに至ってから反対側へ交叉します．

上位運動ニューロンは脊髄の前角細胞とシナプスを作っています．

脊髄前角細胞 (anterior horn cell) は下位（二次）運動ニューロン (lower motor neu-ron) であり，この神経線維は脊髄前根から出て，脊髄神経となり，末梢神経となって筋肉を支配しています．支配という意味はその筋肉を随意的に（自分の意志で）動かせるという意味です．この下位運動ニューロンと筋肉のつなぎ目のことを神経筋接合部といいます．下位運動ニューロンの末端からはアセチルコリンが放出され，筋肉のアセチルコリン受容体に結合すると筋肉が収縮する仕組みになっています．1つの下位運動ニューロンとその支配下の複数の筋線維を神経筋単位（運動単位）といいます．

このように大脳の一側の随意運動系はその反対側の半身の運動機能を支配していま

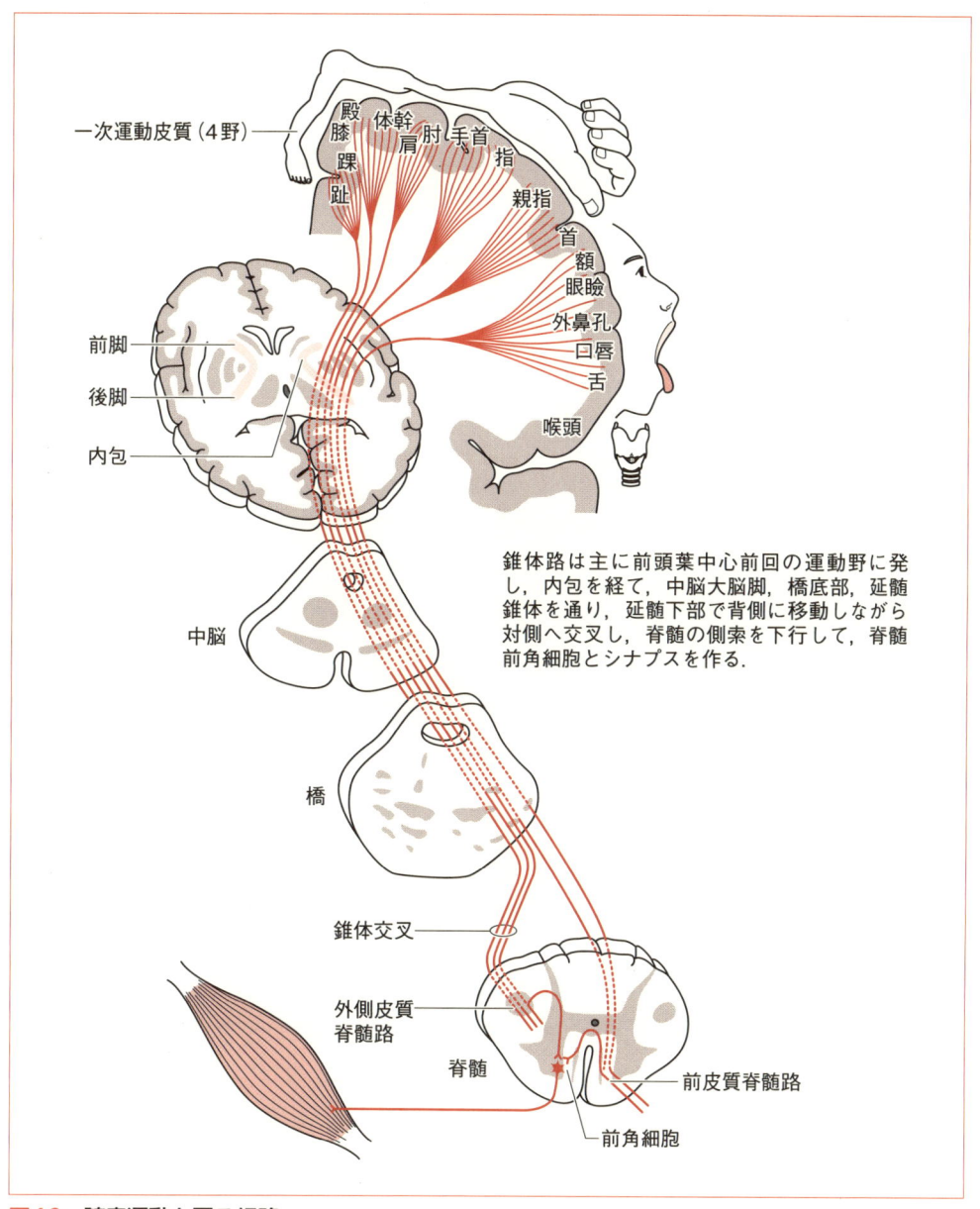

図12　随意運動を司る経路

一次運動野から上位運動ニューロン（錐体路）が発し，脊髄前角細胞（下位運動ニューロン）を介して随意筋に至る．

（篠原幸人，水野美邦 編〈日本医師会生涯教育シリーズ〉「脳神経疾患のみかた ABC」，日本医師会：1993 より）

す．

　　随意運動系に限らず，神経疾患では症状の左右差の有無が極めて重要です．

　　上位運動ニューロン，下位運動ニューロン，そして，これらによって支配されている随意筋が身体の随意運動（自分の意志で身体を動かす）を引き起こすことに関係してい

ます．これらの3つの部分のどれか1つでも障害されると，筋力が低下し，その結果，自分の意志で骨格筋を動かすことができなくなります．これを運動麻痺(motor paralysis)といいます．

上位運動ニューロン，下位運動ニューロンそして筋肉の3部位の障害で発症する運動麻痺にはそれぞれに特徴的な症状があり，その症状の違いから3部位のどの障害で生じた麻痺かを臨床的に区別することができます．そのことについては，後で述べます．

なお人の運動にはこの随意運動系以外にも，大脳基底核と小脳とがその調節に関与しています．大脳基底核や小脳の損傷では筋力は正常に保たれていて運動麻痺は起こさないのですが，運動の調節がうまくいかなくなります．小脳損傷では小脳性運動失調を起こし，大脳基底核損傷では不随意運動(自分の意志と関係なく筋肉が動いてしまうこと)などを生じます．これについても後述します．

● 上位運動ニューロン(錐体路)の障害

延髄の錐体交叉よりも上の大脳や脳幹の障害では，障害部位の反対側に麻痺を生じます．脳卒中の多くは錐体交叉よりも上の部分で生じます．そのため例えば，左脳内に脳卒中を起こすと，右半身の麻痺を生じます．

大脳運動野は範囲が広いので，運動野全体が障害されることは少ないのです．したがって運動野の障害では，多くの場合，障害の反対側の単麻痺(monoplegia；上肢あるいは下肢のみの麻痺)を生じます．

内包(internal capsule)は視床と線条体とに挟まれた場所で，内包の後脚という部位には随意運動に関連する錐体路(皮質脊髄路)が密に集まっていることに加えて，視床から皮質感覚野に向かう感覚路，視覚に関する視放線などの重要な経路が通っています(図13)．脳卒中ではこの内包が損傷されることが多く，障害の反対側の片麻痺(hemiplegia；上肢と下肢がともに麻痺する)に加えて，視野障害や障害の反対側の感覚障害なども引き起こします．

(延髄の)錐体交叉よりも下の脊髄の障害では，障害部位と同側に麻痺を生じることになります．

● 皮質延髄路(皮質核路)

前述のように，皮質脊髄路(錐体路)とは大脳皮質の運動野が頸から下(手足の運動)の随意運動を支配している上位運動ニューロンのことです．

これに対して，大脳皮質の運動野が頸から上の筋肉の随意的な動き(眼球を動かしたり，咬んだり，顔の表情筋を動かしたり，嚥下する時に咽喉の筋肉を動かしたり，舌を動かしたりする)を支配している上位運動ニューロンを，皮質延髄路(皮質核路)といいます(図14)．皮質延髄路(皮質核路)は英語ではcorticobulbar tractといいますが，これを直訳すると皮質球路です．球とは延髄のことを意味しています．つまり，皮質延髄路も皮質核路も皮質球路も同じものを指しています．大脳皮質の運動野から脳幹の運動

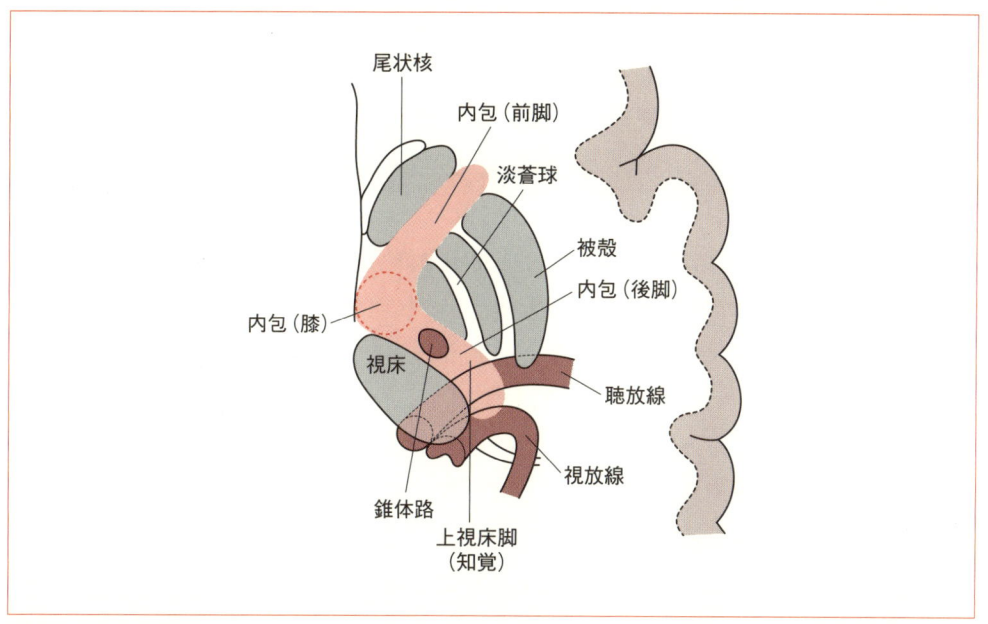

図13 内包の構造
内包は前脚,膝,後脚に分かれる.内包後脚には皮質脊髄路(錐体路),上視床脚(視床から体性感覚野への経路),視放線(視床の外側膝状体から視覚野への経路),聴放線(視床の内側膝状体から聴覚野への経路)が含まれている.内包膝には皮質延髄路が通る.

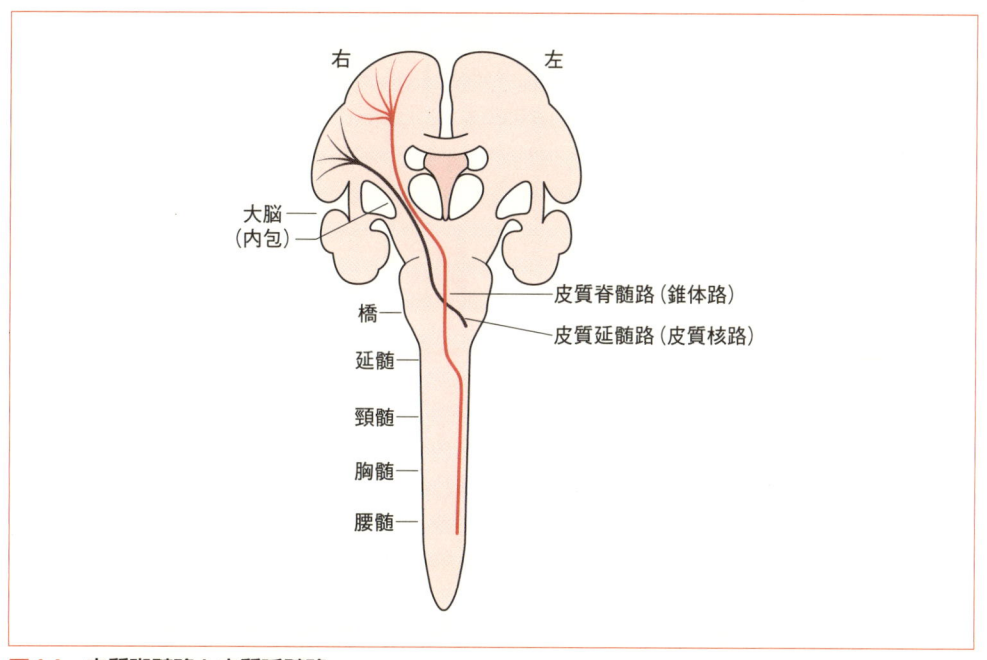

図14 皮質脊髄路と皮質延髄路
皮質脊髄路(錐体路)は大脳皮質の運動野が頸から下(手足の運動)の随意運動を支配している上位運動ニューロンのことであり,皮質延髄路(皮質核路)は運動野が頸から上の筋肉の随意的な動きを支配している上位運動ニューロンのことである.

神経核に至る経路という意味です.

　皮質延髄路の支配を受ける脳幹の運動系の脳神経核には以下のものがあります. 動眼 (Ⅲ), 滑車 (Ⅳ), 三叉 (Ⅴ), 外転 (Ⅵ), 顔面 (Ⅶ), 舌咽 (Ⅸ), 迷走 (Ⅹ), 副 (Ⅺ), 舌下 (Ⅻ) の諸核です. これらの脳神経核 (下位運動ニューロン) からの神経線維は脳幹から出て, 脳神経 (末梢神経) となり, これらが頸から上の筋肉の動きを支配しています.

　これをさらに詳しく述べると, 動眼神経 (Ⅲ), 滑車神経 (Ⅳ), 外転神経 (Ⅵ) は外眼筋 (眼球を動かす筋肉) を, 三叉神経 (Ⅴ) は咀嚼筋を, 顔面神経 (Ⅶ) は顔面筋を, 舌咽神経 (Ⅸ) と迷走神経 (Ⅹ) は咽頭筋と喉頭筋を, 副神経 (Ⅺ) は胸鎖乳突筋と僧帽筋を, 舌下神経 (Ⅻ) は舌筋を支配しています.

　皮質延髄路や上記の運動系の脳神経核および脳神経が損傷されると, その支配を受ける筋肉の運動麻痺を起こします. その場合に脳神経に対する直接的な障害に加えて, 大脳と脳神経核を連絡する経路が障害されても脳神経麻痺が起こります. 脳神経への直接的な障害によるものを核下性 (あるいは末梢性) 脳神経障害といい, 大脳と (脳幹の) 脳神経核を結ぶ神経路 (皮質延髄路) の障害によるものを核上性 (あるいは中枢性) 脳神経麻痺といいます. 核下性 (あるいは末梢性) 脳神経障害は脳内あるいは脳外の病変で起こりますが, 核上性脳神経麻痺は脳内病変に限られます.

　ところで, 皮質延髄路の脳幹での運動神経核支配と, 皮質脊髄路の脊髄前角細胞支配では異なっている面があります. 四肢の動きを支配する脊髄の前角細胞は, 前述したように, 反対側の大脳運動野からの上位運動ニューロンの支配を受けています. 例えば, 右の手足を動かすための脊髄前角細胞は左の大脳運動野の支配だけを受けています.

　これに対し, 大脳皮質から始まった皮質延髄路 (皮質核路) は, 内包膝部を経てから, 脳幹の各レベルで「交叉あるいは交叉することなく」, 脳幹の運動核に連絡しています. つまり, 脳幹のさまざまな運動核は左右両側の上位運動ニューロンの支配を受ける場合と, 反対側からだけの支配を受ける場合があるのです.

　例えば, 顔の下の方の筋肉 (下部顔面筋) を支配する顔面神経核は, 反対側の大脳運動野からだけの支配を受けています. しかし, それ以外の運動核, 例えば上部顔面筋の動きや咽喉の動きなどに関与する神経核は左右両側の運動野から発する上位運動ニューロンの支配を受けているのです.

　片側支配の場合には片側の皮質延髄路の支配が断たれれば, それだけで運動麻痺を起こします. これは皮質脊髄路 (錐体路) 障害の場合と同じです. ところが, 両側支配の場合には片側の皮質延髄路の支配が断たれても, もう片方の支配が損傷されなければ麻痺は生じないのです. しかし, 両側からの皮質延髄路支配がともに損傷されれば麻痺を生じることになります.

　したがって, 一側の内包障害では, 障害部位の反対側, つまり片麻痺 (病巣反対側の手足の麻痺) を生じているのと同じ側に顔面神経の中枢性 (核上性) 麻痺を生じることに

なります．その場合には両側大脳皮質からの支配を受けている上部顔面筋の動きは保たれます（額のしわ寄せは左右両側で可能です）が，片側支配を受ける（病巣反対側の）下部顔面筋は麻痺を生じ，麻痺側の口角がたれさがる状態となります．

咽喉の動きは延髄にある疑核（nucleus ambiguus）という運動核から発する舌咽神経および迷走神経によって支配されています．疑核からの下位運動ニューロンが損傷されれば，咽喉の動きが悪くなる球麻痺（bulbar palsy）という状態になります．この運動核は左右両側の運動野から発する上位運動ニューロンの支配を受けているので，皮質延髄路の一側だけの損傷では咽喉の動きは損なわれません．しかし，なんらかの原因で，皮質延髄路が両側で損傷されると咽喉の動きが悪くなり強い嚥下障害，構音障害を生じます．これを偽性球麻痺（pseudobulbar palsy）といいます．

脳幹障害では，障害部位の反対側の片麻痺（手足の麻痺）と，障害部位と同側の脳神経麻痺を起こすことがあり，これを交叉性片麻痺（alternate hemiplegia）といいます．つまり交叉性片麻痺があれば脳幹の障害があることが示唆されるのです．

● 体性感覚・特殊感覚に関する機構

● 体性感覚

体性感覚（表在感覚〈温度覚，痛覚，触覚〉，深部感覚〈振動覚，位置覚〉）と特殊感覚（視覚，聴覚，味覚，嗅覚，平衡感覚など）の認知は大脳の営む重要な神経学的機能です．

体性感覚についての検査所見も病巣が神経系のどこに存在するのかを判別するために神経学では重要です．

頭頂葉の前部，中心後回（postcentral gyrus）のブロードマンの3・1・2野に一次体性感覚野（primary somatosensory area）が存在しています．

一次体性感覚野では体性感覚を受けとり，体性感覚を引き起こす刺激が身体のどこに与えられたかの判断を行う機能があります．体性感覚には表在感覚（superficial sensation）と深部感覚（deep sensation）とがあります．

表在感覚は皮膚や粘膜で感じる感覚であって，温度覚，痛覚，触覚があります．温度覚は身体の皮膚がお湯や水にさわって熱い，冷たいと感じる感覚であり，試験管に入れた冷水や温水を皮膚にあてて調べます．痛覚は尖った物が刺さると皮膚が痛いと感じる感覚です．痛覚の検査は爪楊枝などを皮膚にあてて調べます．触覚は皮膚に何かが触っているという感覚です．脱脂綿やティッシュペーパーなどで皮膚を触ることで調べることができます．

深部感覚は骨膜，筋，関節の感覚であり，振動覚と位置覚があります．位置覚は手や足が今どの位置にあるかがわかる感覚です．被検者に眼をつぶらせて，検者が被検者の手や足あるいは関節を動かして，どの方向にまがっているかを尋ねて調べます．振動覚は被検者の骨のある部位（下肢なら外踝）に振動する音叉の柄をあてて，その振動を，

どの程度感じることができるかで調べます.

　なお，手に触れた物体が何であるかの判断 (立体認知)，2点の識別，皮膚書字 (皮膚に字を書いて何を書いたのかをあてる) を複合感覚 (combined sensation) といいますが，これは頭頂葉の機能です. 頭頂葉の損傷があると，温痛覚や触覚などの表在感覚は保たれていても，この複合感覚が障害されることがあります.

　皮膚における体性感覚を感知する感覚受容器には以下のようなものがあります.
- 振動覚——パチニー小体で感知
- 位置覚——筋紡錘で感知
- 触覚——マイスナー小体で感知
- 温度覚，痛覚———自由神経終末で感知

　これらの皮膚感覚受容器で感じ取られた体性感覚は次の経路で中枢の頭頂葉まで伝わります (図15, 16).

　感覚神経は後根神経節 (dorsal root ganglion) に細胞体があります. 後根神経節細胞からは末梢側と脊髄 (中枢神経) 側の両方に軸索が出ていて，感覚刺激は末梢から後根を通って脊髄の後角に入ります.

　ここで，温痛覚を司る神経はシナプスを替えて次のニューロンとなり，脊髄中心管の前を通って反対側に行き，そこから外側脊髄視床路に入って上行します (図15).

　これに対し，位置覚，振動覚を伝える神経線維はシナプスを作ることなく，そのまま同側の脊髄後索 (posterior column of spinal cord) に入って上行します (図16).

　触覚には原始性 (単純) 触覚 (粗い触覚) と識別性 (複合) 触覚 (細かい触覚) の2種類があり，これらはそれぞれ脊髄視床路と後索の経路で別々に伝えられます.

　四肢と体幹の表在感覚 (温度覚，痛覚，原始性触覚〈粗い触覚〉) の伝わる経路は以下のとおりです. これを脊髄視床路 (spinothalamic tract，脊髄から出発して感覚の中継地点である視床に到達する経路という意味) といいます (図15).

　皮膚感覚受容器→脊髄神経→脊髄後根神経節 (感覚神経一次ニューロンの細胞体) →後角 (ニューロンを替えて二次ニューロンとなる) →脊髄中心管の前を通って脊髄反対側に交叉→反対側の外側脊髄視床路 (側索) を上行→視床の後外側腹側核 (VPL核，ニューロンを替えて三次ニューロンとなる) →内包後脚→放線冠→頭頂葉の一次体性感覚野 (中心後回，ブロードマンの3・1・2野)

　なお原始性触覚 (粗い触覚) は，脊髄では前脊髄視床路 (脊髄前索) を通って伝えられます.

　深部感覚 (振動覚と位置覚) および触覚の一部 (識別性触覚，細かい触覚) の伝わる経路は次のとおりです (図16). これを後索・内側毛帯路といいます.

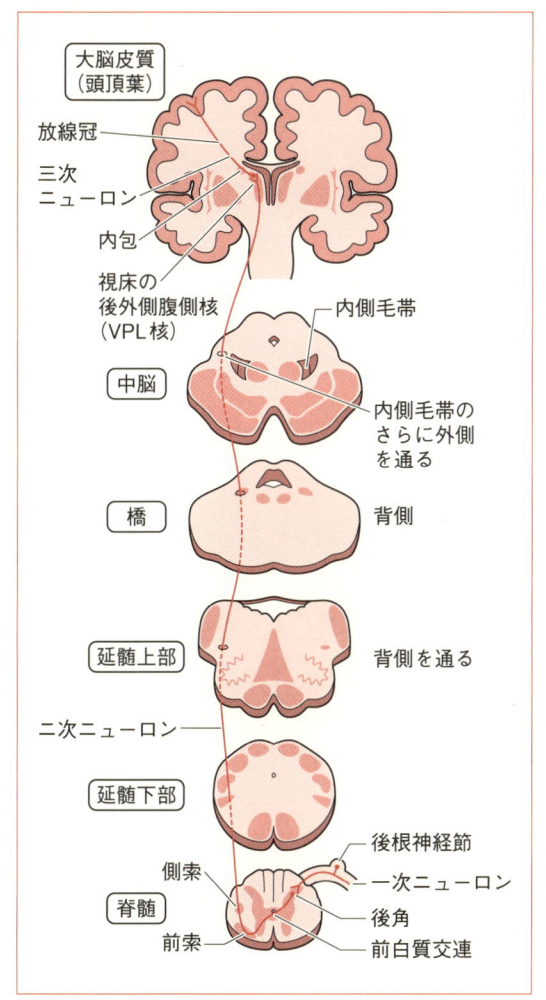

図15　脊髄視床路

温痛覚と粗い触覚を伝える経路である．脊髄に入るとすぐに反対側に交叉した後で上行し，視床の後外側腹側核（nucleus ventralis posterolateralis：VPL核），内包後脚を経て，頭頂葉の一次体性感覚野に到達する．

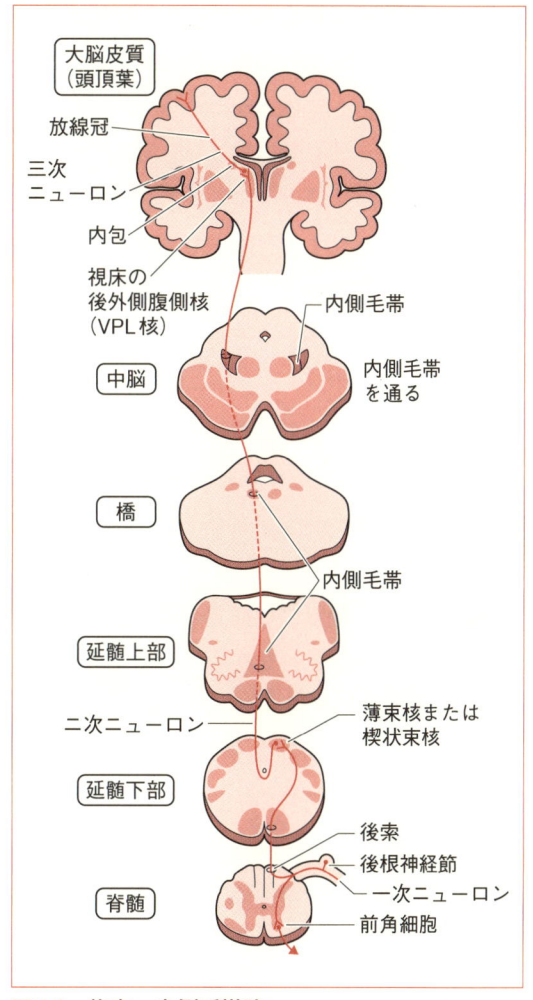

図16　後索・内側毛帯路

深部感覚と細かい触覚を伝える経路である．同側の後索を上行し，延髄で反対側に交叉し，内側毛帯，視床の後外側腹側核（VPL核），内包後脚を経て，頭頂葉の一次体性感覚野に到達する．

感覚受容器→脊髄神経→脊髄後根神経節（感覚神経一次ニューロンの細胞体）→（同側の）脊髄後索（薄束〈仙髄，腰髄，胸髄下部1/2からの入力〉，楔状束〈胸髄上部1/2と頸髄からの入力〉）→延髄下部背側の後索核（薄束核〈下半身の感覚〉，楔状束核〈上半身の感覚〉，ニューロンを替えて二次ニューロンとなる）→延髄で反対側に交叉→反対側の内側毛帯（lemniscus medialis）→視床の後外側腹側核（VPL核，ニューロンを替えて三次ニューロンとなる）→内包後脚→放線冠→頭頂葉の一次体性感覚野（中心後回，ブロードマンの3・1・2野）

　上記のように脊髄から橋までは，表在感覚（温度覚，痛覚）と深部感覚の走行経路が

異なっています．したがって脊髄から橋までの間で障害が生じた場合に，表在感覚（温度覚，痛覚）と深部感覚のどちらか一方だけが障害されることがあり，これを解離性感覚障害 (dissociated sensory loss) といいます．

例えば脊髄の前2/3を灌流している前脊髄動脈閉塞が起こると，脊髄視床路の障害のため障害部以下の両側性の温痛覚障害を生じますが，後索は健常なので深部感覚は正常に保たれます．つまり解離性感覚障害を生じます．

また前述したように，触覚は脊髄では，後索と前脊髄視床路（前索）の両方の経路で伝達されます．そのために脊髄の障害では触覚障害は他の感覚障害と比較すると少なくなります．

なお身体の体性感覚は上記の経路で伝わりますが，顔面の体性感覚は三叉神経（第V脳神経）という脳神経で伝えられます．

視床や内包の障害では，反対側の顔面を含む半身の感覚障害を生じることになります．

また視床には痛覚を抑制する機構があるので，視床の損傷のある人は感覚低下部に持続性の強い自発痛を生じることがあり，これを視床痛といいます．

● 聴覚野

聴覚の中枢は側頭葉のブロードマン41野，42 野に存在します．聴覚情報は聴神経（Ⅷ）から脳幹の蝸牛神経核に入りますが，その後は両側性に側頭葉の聴覚中枢に到達するので中枢神経系内の損傷で聴覚障害の起こることは稀です．しかし，ごく稀に側頭葉の聴覚中枢が両側で損傷されると聾を生じることがあり，これを皮質聾といいます．

● 視覚野

視覚の中枢は後頭葉のブロードマン17野に存在します．片側の視覚中枢が損傷されると，両眼の反対側の視野欠損を生じ，両側の視覚中枢が損傷されると全盲となりこれを皮質盲といいます．網膜から後頭葉視覚中枢までの経路は神経学的に重要なので，後で詳しく述べます．

大脳基底核

大脳皮質運動野から発する随意運動系以外に，小脳と大脳基底核 (basal ganglia) も運動機能に関係しています．

小脳は大脳皮質から情報を受け取り，次いで視床を介して大脳皮質に送り返す統御回路として働き，運動機能のコントロールを行っています．小脳については後で記します．

小脳と同じように，大脳基底核にも大脳皮質から情報が入力され，次いで視床を介して大脳皮質に送り返す回路が形成されています．

錐体外路系 (extrapyramidal system) という言葉があります．これは錐体路（随意運

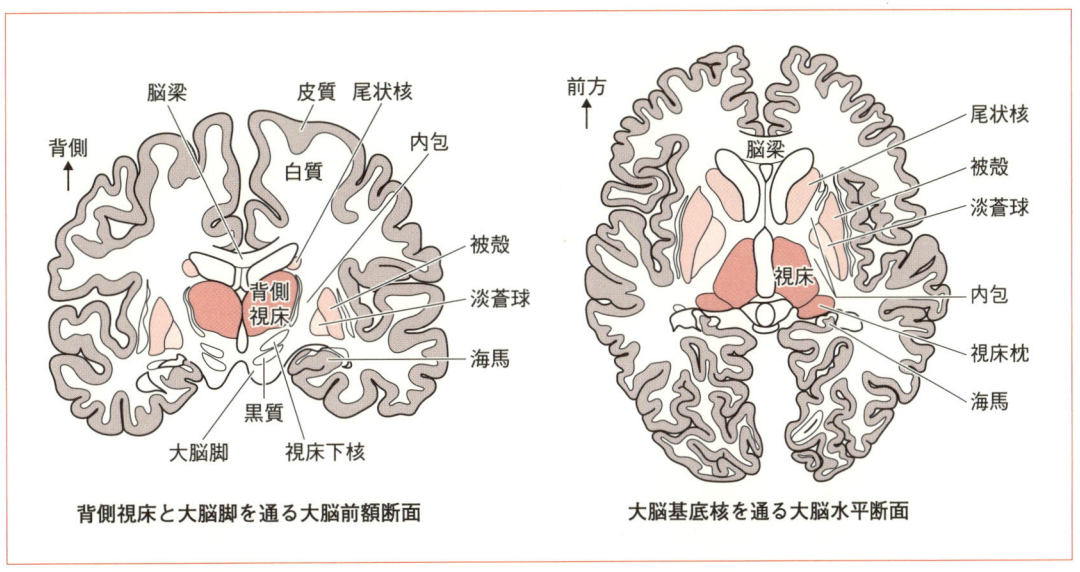

背側　　脳梁　　皮質　尾状核
内包
白質
被殻
背側
視床　　淡蒼球
海馬
黒質
大脳脚　　視床下核

背側視床と大脳脚を通る大脳前額断面

前方
脳梁
尾状核
被殻
淡蒼球
視床
内包
視床枕
海馬

大脳基底核を通る大脳水平断面

図17　大脳基底核（錐体外路系）
大脳の奥にある神経細胞群であり，運動の不随意的（自分の意思とは関係のない）調節すなわち錐体外路系の機能を営む.

動系に関する経路，前述）と小脳系以外の運動調節に関与する系のことで，この錐体外路系の中心となっているのが大脳基底核です（**図17**）.

　大脳基底核とは大脳の奥にある神経細胞の集まりで，尾状核（caudate nucleus），被殻（putamen），淡蒼球（globus pallidus）に加えて，視床下核（subthalamic nucleus：STn，ルイ体〈Luys body〉ともいう，視床に存在），黒質（substantia nigra，中脳に存在），赤核（red nucleus，中脳に存在）などが含まれます.

　尾状核と被殻は同一の機能をもっており，両方をあわせて線条体（striatum：Str）といいます．また被殻と淡蒼球の二つを合わせたものをレンズ核（nucleus lentiformis）ともいいます．このレンズ核を栄養するレンズ核線条体動脈は脳出血を起こしやすいので脳卒中動脈ともよばれます.

　大脳基底核は随意運動を円滑に行う機能に関与しており，この系が障害されると，パーキンソン症状や不随意運動（自分の意志でコントロールできない動き）を生じます.

　前述のように，尾状核と被殻は同じ組織が内包によって隔てられたもので，両方を合わせて線条体と呼びますが，線条体は大脳皮質から情報の入力を受けており，この線条体からは淡蒼球と黒質網様部とに情報を出力しています.

　淡蒼球（globus pallidus：GP）は，内節（internal segment：GPi）と外節（external segment：GPe）に分けられ，黒質（substantia nigra：SN）は黒質網様部（pars reticulata：SNr）と黒質緻密部（pars compacta：SNc）に分けられます.

　淡蒼球の内節と外節は解剖学的には近接しているものの機能が異なります．黒質の網

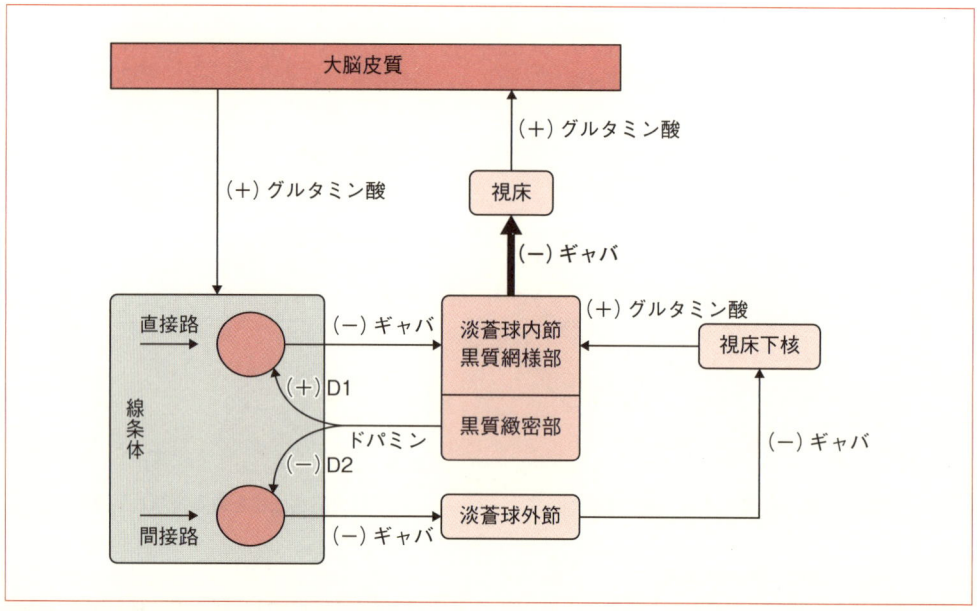

図18　大脳基底核の運動に関する回路

大脳皮質から大脳基底核を経て，視床さらには大脳皮質へと回帰するループが存在する．直接路は運動の開始に，間接路は運動の終了の機能に関わる．ドパミン系は直接路および間接路に作用して運動機能を引き起こす方向に作用する．

様部と緻密部も解剖学的には近接していても機能が異なります．

　淡蒼球内節 (GPi) と黒質網様部 (SNr) とは細胞の形も機能も同じであって同一のものと考えてよく，ともに大脳基底核からの出力部位となっていて，ここからは視床の運動核（前腹側核と外側腹側核，ventral anterior-ventral lateral nuclear complex：VA-VL核）に出力しています．

　さらに視床からは大脳皮質に出力しています．

　これをまとめると以下の2つのループ（直接路と関節路）になります（**図18**）．各部位のニューロンの伝達物質も合わせて記します．

● **直接路**

　大脳皮質（グルタミン酸興奮系）→線条体（ギャバ抑制系）→淡蒼球内節・黒質網様部（強いギャバ抑制系）→視床腹側核（グルタミン酸興奮系）→大脳皮質というループ．

　このように，大脳皮質から線条体へは興奮性のグルタミン酸系が出力しており，線条体から淡蒼球内節・黒質網様部へは抑制性のギャバ系が出力しています．淡蒼球内節・黒質網様部はギャバ作動性の抑制性ニューロンから成り立っていて，そこからは自発的に視床に対していつも強い抑制をかけています．視床からは大脳皮質に興奮性のグルタミン酸系が出力しています．

　大脳皮質からの入力によって線条体ニューロン（ギャバ抑制系）が活性化されると，

淡蒼球内節・黒質網様部のギャバ作動性の抑制性ニューロンが抑制されることになります．その結果は脱抑制となって視床ニューロンが活性化し，ひいては，それが大脳皮質を興奮させ，必要な運動が引き起こされるのです．

● **間接路**

大脳皮質（グルタミン酸興奮系）→線条体（ギャバ抑制系）→淡蒼球外節（ギャバ抑制系）→視床下核（グルタミン酸興奮系）→淡蒼球内節・黒質網様部（強いギャバ抑制系）→視床（グルタミン酸興奮系）→大脳皮質というループ．

この経路では大脳皮質が興奮すれば，淡蒼球内節・黒質網様部（強いギャバ抑制系）の抑制性作用をより強めて，運動を起こしにくくする方向に作用しています．

このように直接路は運動を開始させ，間接路は運動を終わらせる方向に作用しています．

ハンチントン病では，舞踏病という身体が過剰に動きすぎる不随意運動を生じます．このハンチントン病では線条体内の間接路に関わるニューロンが変性脱落し，そのため間接路の機能が低下して運動過多になると考えられています．バリズムは身体の半側の上下肢に投げ出すような強い運動過多を生じる不随意運動ですが，これは視床下核が損傷されて間接路機能が障害されるために生じます．

● **ドパミン系**

さらにドパミン系が重要な役割を演じています．

黒質緻密部にドパミン神経細胞体が存在し，その軸索が線条体に投射しています．線条体の中で，ドパミンニューロンの一部はD1ドパミン受容体をもつ神経細胞に接続し，他のドパミンニューロンはD2ドパミン受容体をもつ神経細胞とシナプス形成をしています．線条体内の神経細胞にはこのようにD1受容体をもつものと，D2受容体をもつものとがあります．

線条体内のD1受容体をもつニューロンは，（最終的に運動を引き起こす）直接路に関与します．（D1受容体をもつ）線条体ニューロン（ギャバ抑制系）は，淡蒼球内節・黒質網様部（強いギャバ抑制系）に連結しています．ドパミンがD1受容体を刺激するとD1受容体はGs蛋白質を介して，直接路の線条体（ギャバ抑制系）ニューロンをより興奮させるように働きます．その結果は淡蒼球内節・黒質網様部（強いギャバ抑制系）をより強く抑制し，そのため淡蒼球内節・黒質網様部から視床への抑制がより強く抑えられて（より強い脱抑制），いっそうの運動機能増強を引き起こします．

これに対し，線条体内のD2受容体をもつニューロンは，（最終的に運動を終わらせる）間接路に関与します．（D2受容体をもつ）線条体（ギャバ抑制系）→淡蒼球外節（ギャバ抑制系）→視床下核（グルタミン酸興奮系）→淡蒼球内節・黒質網様部（強いギャバ抑制系）の経路となっています．ドパミンがD2受容体を刺激するとD2受容体はGi蛋白質を介して間接路の線条体（ギャバ抑制系）ニューロンを抑制します．その結果，淡蒼球外節

(ギャバ抑制系)の活性化を生じ，それが視床下核(グルタミン酸興奮系)を抑制し，その結果，淡蒼球内節・黒質網様部(強いギャバ抑制系)が抑制されます．その結果脱抑制が起こり，視床ひいては大脳皮質を興奮させるので，最終的には，運動機能を引き起こすことになります．

　このように生理的にはドパミンは線条体内のD1受容体を介しても，D2受容体を介しても，ともに運動機能を引き起こす方向に働いています．

　パーキンソン病は黒質緻密部のドパミン神経細胞が変性し消失していく疾患なので，線条体のドパミンが減少し，D1およびD2受容体へのドパミン刺激が減少して，運動機能の減弱が引き起こされるのです．パーキンソン病の治療は欠損しているドパミン系を賦活する治療法が主になっています．しかし，ドパミン系以外に作用するユニークな作用機序をもった薬剤があります．イストラデフィリンはアデノシンA_{2A}受容体拮抗作用をもったパーキンソン病治療薬です．間接路に関与する線条体内のD2ドパミン受容体の存在する細胞(ギャバ神経細胞)には，アデノシンA_{2A}受容体も発現しています．アデノシンA_{2A}受容体はGs蛋白質と共役しており，アデノシンがこの受容体に結合すると線条体内のギャバ神経細胞を活性化して間接路の機能を高め，結果として運動を停止させる方向に作用しています．アデノシン受容体拮抗薬はこの間接路に作用して運動機能を亢進させることによってパーキンソン症状を改善するものと考えられます．

　ハンチントン病は，前述のように間接路が損傷され，相対的に直接路が亢進して舞踏病という運動過多を生じます．テトラベナジンという薬物は線条体内のドパミンを減少させてドパミンD1受容体を介する直接路の機能を抑えて舞踏病への治療効果を発揮します．

　統合失調症の治療薬である抗精神病薬はD2受容体遮断作用があるので，副作用としてパーキンソン症状を引き起こします．

皮質下白質

　神経線維が豊富で肉眼的にも白く見えます．ここには脳，脊髄のさまざまな部位を連結している経路が存在します．

　連合線維(弓)は同一半球の異なる部位を結ぶものです．

　交連線維は2つの半球を結ぶ経路で，これには脳梁などがあります．

　投射線維は大脳皮質と皮質下の核や脊髄とを結合しています．内包(図13)は特に重要で，大脳皮質に出入するすべてのインパルスは内包を通過します．内包膝部には運動野からの皮質延髄路が通ります．内包後脚には，運動野からの皮質脊髄路，視床から皮質感覚野への線維，視放線(視覚情報を伝える経路)，聴放線(聴覚情報を伝える経路)が通ります．

B. 間脳

視床

　感覚器官からの感覚入力の中継地点として重要です．嗅覚を除く他のすべての感覚情報は大脳皮質に至る前に，いったんここで中継され，次いで大脳皮質に送られています．

　例えば，視床の後外側腹側核には内側毛帯（身体の深部感覚や識別性触覚の伝導路），脊髄視床路（身体の痛覚や温度覚，原始性触覚の伝導路），三叉神経視床路（顔面の体性感覚を伝える）の前神経線維が入り，ここでシナプスを替えた後，大脳の体性感覚野に投射します．

　内側膝状体は聴覚の中継核であり，中脳の下丘からの入力を受け，そこからは側頭葉の一次聴覚野に投射します．

　外側膝状体は視覚の中継核であり，網膜からの情報が視索を介して入力され，そこからは視放線として後頭葉の一次視覚野に出力します．

　視床には大脳皮質，大脳基底核，小脳などからの入力もあります．

　大脳基底核からは視床運動核（前腹側核と外側腹側核，ventral anterior-ventral lateral nuclear complex：VA-VL核）に投射しています．

　小脳からは視床の外側腹側核（VL核）に入力し，そこからはさらに運動皮質へと投射しています．

視床下部

　視床下部（hypothalamus）には体内恒常性（homeostasis）の維持機能があります．自律神経系および内分泌系（ホルモン）の中枢であり，下垂体を介して全身のホルモン分泌を支配しています．

C. 小脳

　小脳（図19）は，系統発生的に，まず前庭迷路（内耳の平衡感覚を司る器官）から分化し，次いで，脊髄や大脳皮質との連絡経路が発達したとされています．

　小脳は同側の半身の運動を協調させる機能があります．例えば左側の小脳は左半身の運動協調を行う機能があります．この点で，大脳皮質の運動野がその反対側の身体の随意運動機能を支配していることと異なっています．

　小脳は正中にある虫部と，外側の左右の小脳半球とから形成されていて，上中下の3つの小脳脚を介して脳幹と連結しています．上小脳脚は中脳と小脳，中小脳脚は橋と小脳，下小脳脚は延髄と小脳とを連結しています．小脳には多くの情報がこの小脳脚を介

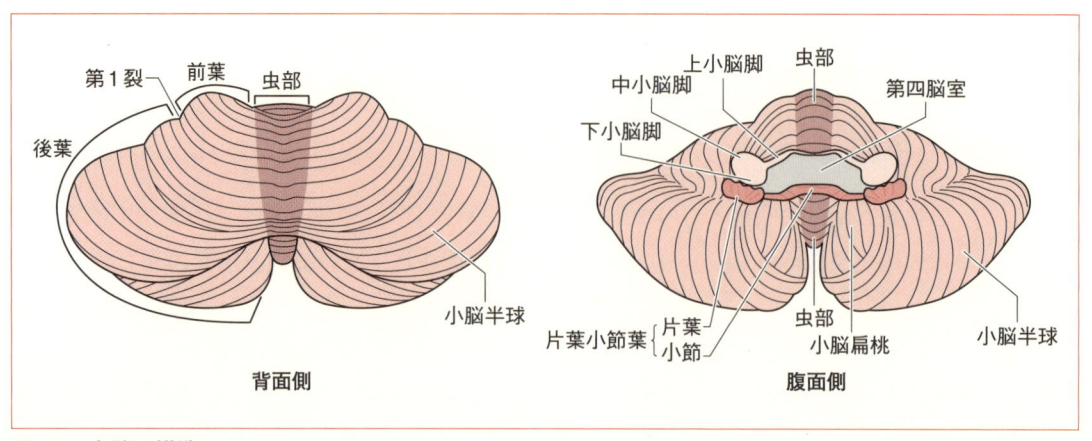

図19　小脳の構造

上小脳脚，中小脳脚，下小脳脚で脳幹と結合する．これらを介して平衡感覚や体性感覚および大脳皮質からの情報が小脳に入力され，また小脳からの出力は視床を介して大脳皮質に至る．虫部が損傷されると体幹運動失調を起こし，小脳半球が損傷されると四肢の協調運動障害を生じる．

して入力されています．

　内耳の前庭迷路からの前庭感覚（平衡感覚）情報は，脳幹の前庭神経核を通り，次いで下小脳脚を介して小脳（片葉小節葉と虫部）に入ります．脊髄からの体性感覚情報は脊髄小脳路を通り，次いで上小脳脚と下小脳脚を経由して小脳（上部虫部と小脳半球）に入力されます．

　このようにして小脳は前庭からの情報を得て平衡の維持を行い，脊髄からの情報を得て起立や歩行のための姿勢・運動の制御を行います．

　また大脳からの情報は皮質橋路を経て橋核に達し，その後，交叉してから中小脳脚を経由して小脳に入力されます．この経路は大脳から発せられる随意運動機能の協調に小脳が必要な調節を行うことと関係しています．

　以上が小脳への入力です．

　これに対して，小脳からの主な出力は小脳の歯状核から上小脳脚を通って反対側に交叉し視床の外側腹側核（ventral lateral nucleus；VL核）に連絡し，そこからさらに大脳の運動野へと投射しています．つまり小脳遠心路（小脳からの出力）は反対側の運動野に作用して随意運動を調節しています．また周知のように，運動野からの皮質脊髄路（錐体路）は延髄錐体で反対側に交叉して身体半分の随意運動を支配しています．このように小脳からの出力は2回交叉して脊髄に至るので，小脳損傷では損傷部位と同側の運動失調を起こすのです．

　小脳との連絡がある前頭葉，視床（外側腹側核），脳幹の障害でも運動失調を起こすことがあります．例えば，延髄背外側の損傷で生じるワレンベルク症候群では下小脳脚が損傷されるために小脳失調を起こします．

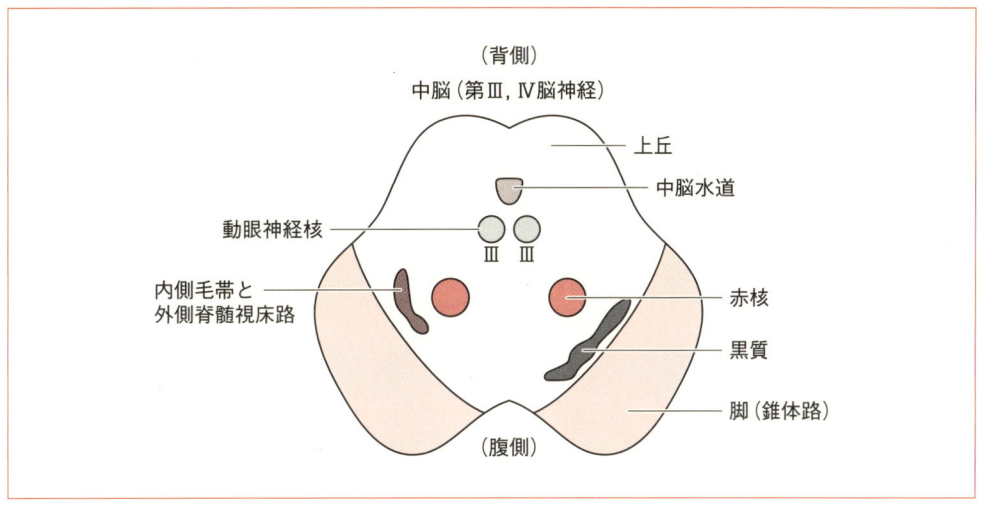

（背側）
中脳（第Ⅲ，Ⅳ脳神経）

上丘
中脳水道
動眼神経核
Ⅲ　Ⅲ
内側毛帯と
外側脊髄視床路
赤核
黒質
脚（錐体路）
（腹側）

図20　中脳の横断面
第Ⅲ（動眼），第Ⅳ（滑車）神経が出る．上丘は視覚と関連する．

　小脳虫部の障害が起こると，起立時でも座位時でも体幹が動揺する体幹運動失調を生じます．

　小脳半球や歯状核の病変があると四肢の協調運動障害を生じ（四肢失調），企図振戦（物をつかもうとすると手がふるえる）や測定障害（目標物にうまく手が届かない）を生じます．

　また小脳は前庭系と連絡しているので，小脳の障害では回転性めまいを生じることが多くみられます．眼振も生じやすくなります．

D. 脳幹

　脳幹は，上行・下行の神経線維の通り道です．さらに脳幹からは，脳神経が出て，顔面や咽喉に達し，さまざまな機能を営んでいます．

中脳

　中脳（**図20**）には，動眼神経（Ⅲ），滑車神経（Ⅳ）の神経核があり，これらの脳神経が出ています．上丘は視覚の中継，下丘は聴覚の中継地点です．赤核は運動と姿勢の制御に関与し，黒質緻密部にはドパミン神経があり，大脳基底核と関係して運動制御を行っています．腹側の大脳脚には錐体路が通っています．

橋

　橋（**図21**）は，三叉神経（Ⅴ），外転神経（Ⅵ），顔面神経（Ⅶ），聴神経（Ⅷ）が出る部位です．内側縦束（medial longitudinal fasciculus，外転神経（Ⅵ）核と動眼神経（Ⅲ）核と

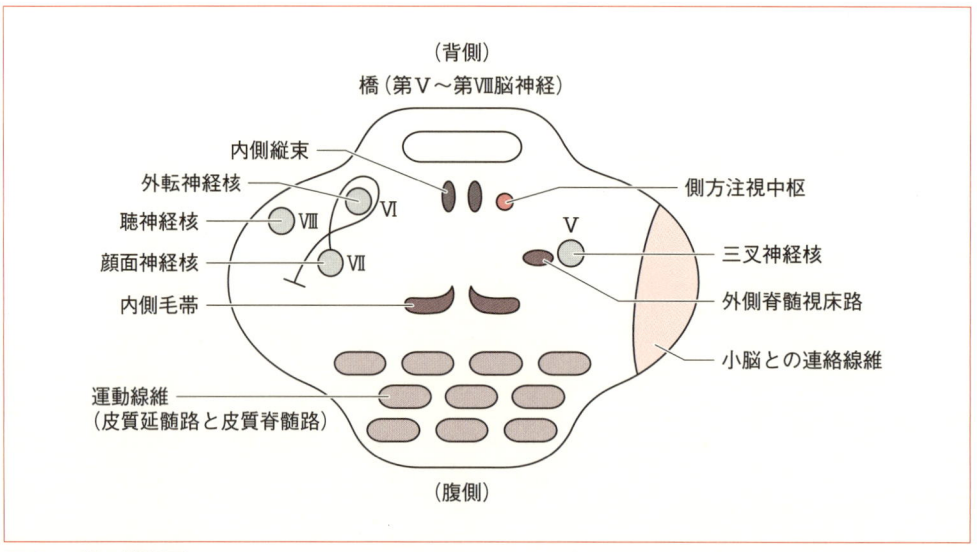

図21　橋の横断面
第Ⅴ（三叉），第Ⅵ（外転），第Ⅶ（顔面），第Ⅷ（聴）神経が出る．側方注視中枢（傍正中橋網様体）や内側縦束
（外転神経核と動眼神経核とを結合する）が存在する．

を結合する役割をもつ）や側方注視中枢が存在します．

● 延髄

　延髄（**図22**）からは，舌咽神経（Ⅸ），迷走神経（Ⅹ），副神経（Ⅺ），舌下神経（Ⅻ）が出
ており，また呼吸，循環，嚥下の中枢機能があります．延髄の背外側には前庭神経核，
下小脳脚，第Ⅸ（舌咽），第Ⅹ（迷走）脳神経核，三叉神経脊髄路，交感神経下行線維，
脊髄視床路が存在しますが，この部位に梗塞が起こりやすく，その結果，独特なワレン
ベルク症候群を生じます（後述）．

― 脊髄の構造と機能

● 脊髄の構造

　脊髄（spinal cord）は，中心に灰白質があり，周囲が白質という構造になっています
（**図23**）．
　灰白質はH字状で，そこは神経細胞が存在する場所です．灰白質には前角と後角が
あります．前角には下位運動ニューロンが存在しており，前角から出る神経線維が前根
（ventral root）を形成します．後角は温痛覚を伝える感覚神経がシナプス形成をして，
ニューロンを替える場所です．脊髄後根神経節（dorsal root ganglion）には感覚神経の

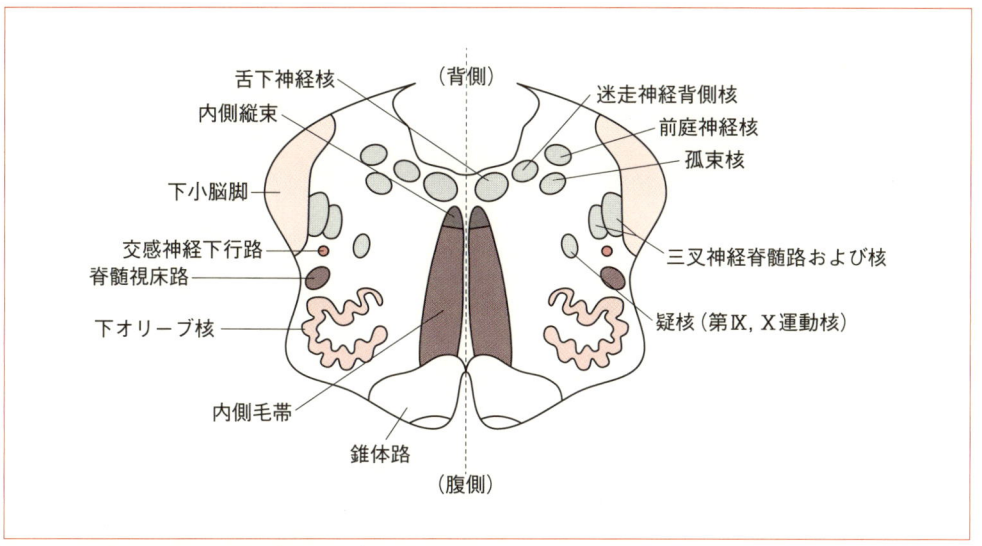

図22　延髄の横断面（第四脳室下1/3のレベル）

第IX（舌咽），第X（迷走），第XI（副），第XII（舌下）神経が出る．延髄背外側に脳梗塞が起こると，ワレンベルク症候群（前庭神経核の障害によるめまい，吐き気，眼振，舌咽・迷走神経運動核の障害による嚥下困難，構音障害，下小脳脚の障害による同側の小脳性運動失調，交感神経下行路の障害による同側のホルネル症候群，三叉神経脊髄路の障害による同側の顔面温痛覚脱失，脊髄視床路の障害による反対側の身体の温痛覚脱失）を生じる．

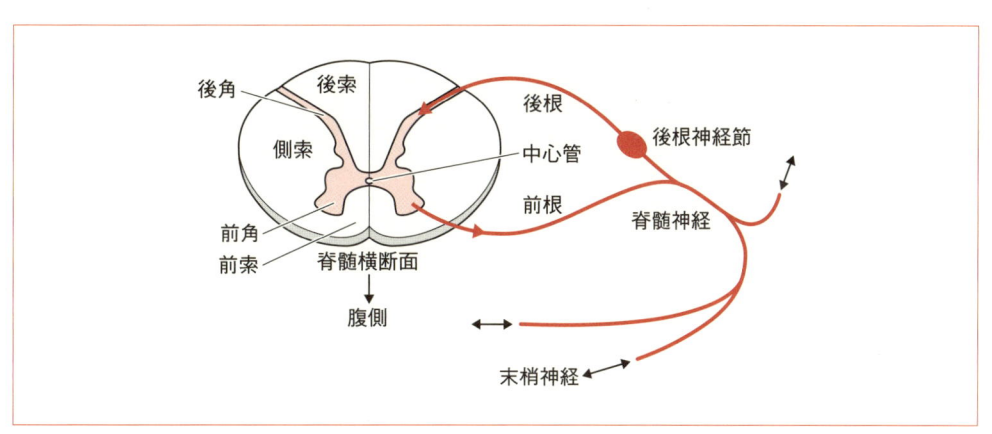

図23　脊髄と脊髄神経

脊髄の中心部は灰白質であり，周辺は白質である．脊髄の後根からは感覚情報が入力され，脊髄の前根からは運動の指令が出力する．これをベル・マジャンディーの法則（Bell-Magendie law）という．前根と後根とが合流して脊髄神経となり末梢神経として末梢組織へと分布する．

神経細胞体が存在しています．前根と後根（dorsal root）が合わさり脊髄神経（末梢神経）となります．

　脊髄の白質には縦走する神経線維が存在し，前索，側索（lateral column），後索（posterior column）という場所に分けられます．

　縦走する神経線維は上行線維と下行線維とがあります．

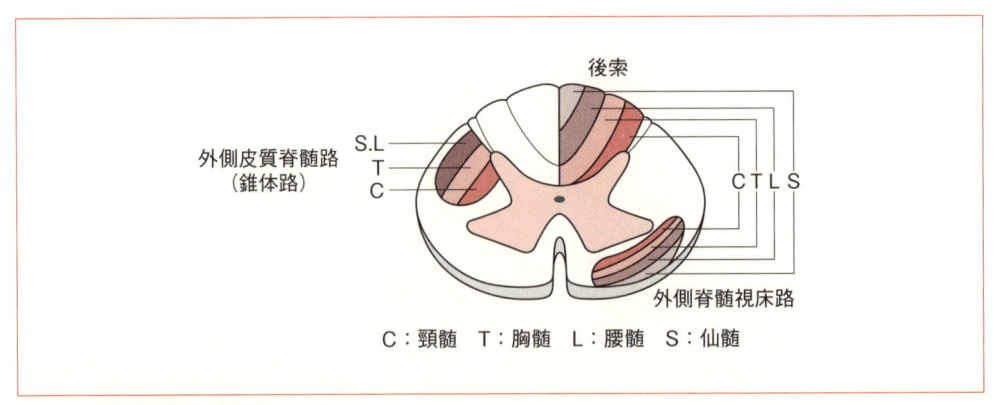

後索

外側皮質脊髄路
（錐体路）

S.L
T
C

C T L S

外側脊髄視床路

C：頸髄　T：胸髄　L：腰髄　S：仙髄

図24　脊髄横断面（頸髄レベル）
温痛覚を伝える脊髄視床路は，頸髄，胸髄，腰髄，仙髄からの経路が内側から外側にと規則正しく並んでいる．随意運動系の皮質脊髄路（錐体路）も同様に，頸髄，胸髄，腰髄，仙髄への経路が内側から外側にと規則正しく並んでいる．

　上行線維は，脊髄から脳へと感覚情報を伝える経路です．後索は同側の深部感覚（振動覚，位置覚）と触覚の一部（識別性触覚）を伝えます．脊髄視床路（spinothalamic tract）は反対側の表在感覚（温度覚，痛覚，原始性触覚）を伝える経路で，脊髄の前索と側索にまたがって上行します．

　下行線維は脳からの運動機能を伝える経路が主です．皮質脊髄路（corticospinal tract）すなわち錐体路（pyramidal tract）は随意運動の指令を伝えます．錐体路は上位運動ニューロンであり，大脳皮質運動野から出発して，（大多数は）反対側の側索を下行し，脊髄前角の下位運動ニューロンを支配しています．これを外側皮質脊髄路といいます．下位運動ニューロンは対応する体節の骨格筋を支配し身体の随意運動を引き起こします．

　このように，脊髄の側索には，錐体路ならびに脊髄視床路の一部（温痛覚を伝える）が存在しており，前索には脊髄視床路の一部（原始性触覚を伝える）と前皮質脊髄路（上位運動ニューロンの一部）が存在しています．

● 白質を縦走する神経線維の特徴

　より下へ行く線維，あるいは，より下からのぼる線維ほど脊髄の外側を走る特徴があります（図24）．したがって，脊髄が外側から障害されると，足から症状が出現して上へ向かうことが多く，脊髄が内側から障害されると，症状が上から下へと進行する現象がみられます．

脊髄の損傷部位と出現する症状

●側索の障害

障害部以下のいわゆる錐体路徴候（上位運動ニューロン障害時の症状）が出現します．つまり，障害部以下の同側の痙性麻痺，腱反射亢進，腹壁反射消失，病的反射出現を起こします．

●後索の障害

障害部以下の同側の深部感覚（振動覚，位置覚）の障害が出現します．

●側索の前部（脊髄視床路）の障害

障害部以下の反対側の温痛覚の障害が出現します．

●前角ないし前根の障害

障害部以下の下位運動ニューロン障害の症状が出現します（弛緩性運動麻痺，筋萎縮，線維束性収縮〈皮膚の表面から見て，筋肉がピクピクと動くこと〉など）．

●後角の障害

温痛覚障害が出現します．

●後根の障害

全感覚の障害，神経根痛が出現します．

中枢神経の髄鞘は乏突起膠細胞が形成し，末梢神経の髄鞘はシュワン細胞によって形成されます．その境目は脊髄レベルでは前根と後根の存在する場所であり，そこでは髄鞘が生理的に薄くなっていて損傷されやすくなっています．そのために末梢神経障害などでは前根と後根の損傷を起こしやすくなります．

脊髄髄節

脊髄は上から下まで以下の髄節（spinal segment）に分けられます（図25）．

頸髄（cervical cord）8分節，胸髄（thoracic cord）12分節，腰髄（lumbar cord）5分節，仙髄（sacral cord）5分節，尾髄（coccygeal cord）1分節の31髄節です．

各分節から神経根（前根と後根）が出て，両方が合流して脊髄神経（spinal nerve）という末梢神経となります．

したがって脊髄神経には以下の31対があります．

頸神経（cervical nerves）8対，胸神経（thoracic nerves）12対，腰神経（lumbar nerves）5対，仙骨神経（sacral nerves）5対，尾骨神経（coccygeal nerve）1対．

神経根の分布は脊髄の髄節と一致しています．したがって脊髄髄節と後根の損傷は皮膚分節（dermatome）に沿った感覚障害を起こすことになります．皮膚の上の髄節性支配の図を見ると，ヒトもかつては四足動物であったものが進化して二足歩行になったことが示唆されるのです（図26）．

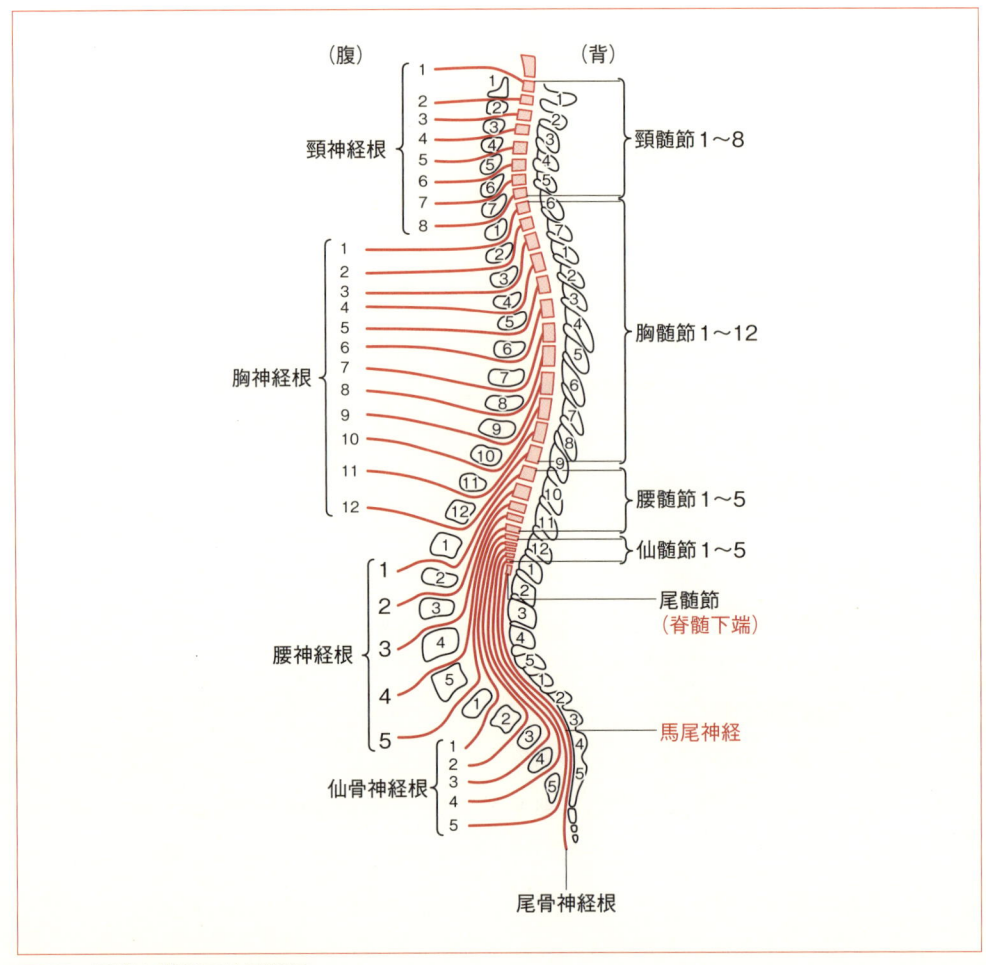

図25　脊椎と脊髄の位置関係
脊髄は第1〜2腰椎の間で終わる．脊髄の下端にみられる脊髄神経の束を馬尾という．腰神経，仙骨神経，尾骨神経の脊髄神経の根は脊柱管の中を下行し馬の尾のように見えるのでこのように呼ばれる．

　脊髄は手足の運動に関係する頸髄と腰髄では太くなっています．これを頸膨大および腰膨大といいます．

　脊髄神経は頸髄部と腰髄部では複数の脊髄神経が合流していったん腕神経叢，腰仙骨神経叢を形成し，そこからさらに末梢神経が分かれ出て四肢の運動と感覚を支配します．

　図27に腕神経叢(brachial plexus)を示します．

　腕神経叢はC5(第5頸神経)からT1(第1胸神経)の5本の脊髄神経から構成されています．C5とC6が上神経幹を形成し，C7は中神経幹，C8とT1は下神経幹を形成します．次いで外側，内側，後側の3つの神経束となり，そこからさらに筋皮神経(上腕二頭筋支配)，正中神経，橈骨神経，腋窩神経(三角筋支配)，尺骨神経が分かれ出ます．

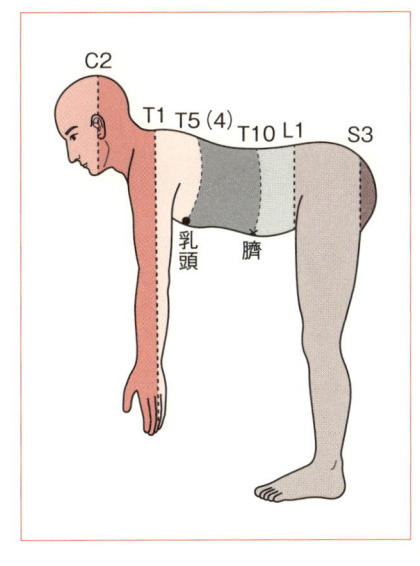

図26　感覚の皮膚分節
頭頂と下顎を結ぶ線は三叉神経と第2頸髄（C2）との境界である．上肢のほぼ中央よりも，やや尺骨側の境界は第1胸髄（T1），乳頭を通る線は第5胸髄（T5），臍は第10胸髄（T10），下肢のつけね前端は第1腰髄（L1），下肢のつけね後端は第3仙髄（S3）である．

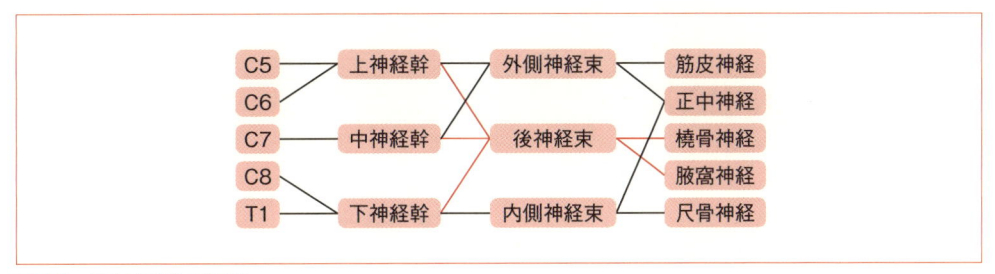

図27　腕神経叢の構造

　腰仙骨神経叢から出る主な末梢神経には，大腿神経，坐骨神経（脛骨神経，総腓骨神経）があります．

　前述のように脊髄髄節と神経根の障害ではともに，皮膚分節に相当する感覚障害が起こりますが，その分布は末梢神経の支配領域とは一致しません．

　したがって体表面の感覚障害を調べるときは，神経根支配の分布と末梢神経支配の分布とが異なるので，その両方の分布をよく考えながら調べていく必要があります．

　図28に主な末梢神経の感覚障害例を示します．

● 脊髄と脊椎との関係

　脊髄と脊椎との関係を**図25**に示します．大人では脊髄髄節は，それに対応する椎体よりも高い位置にあります．胸髄，腰髄では椎体とのズレが顕著になります．第1〜2腰椎のレベルで脊髄は円錐として終わり，第2腰髄（L2）以下の神経根は馬尾神経となります．

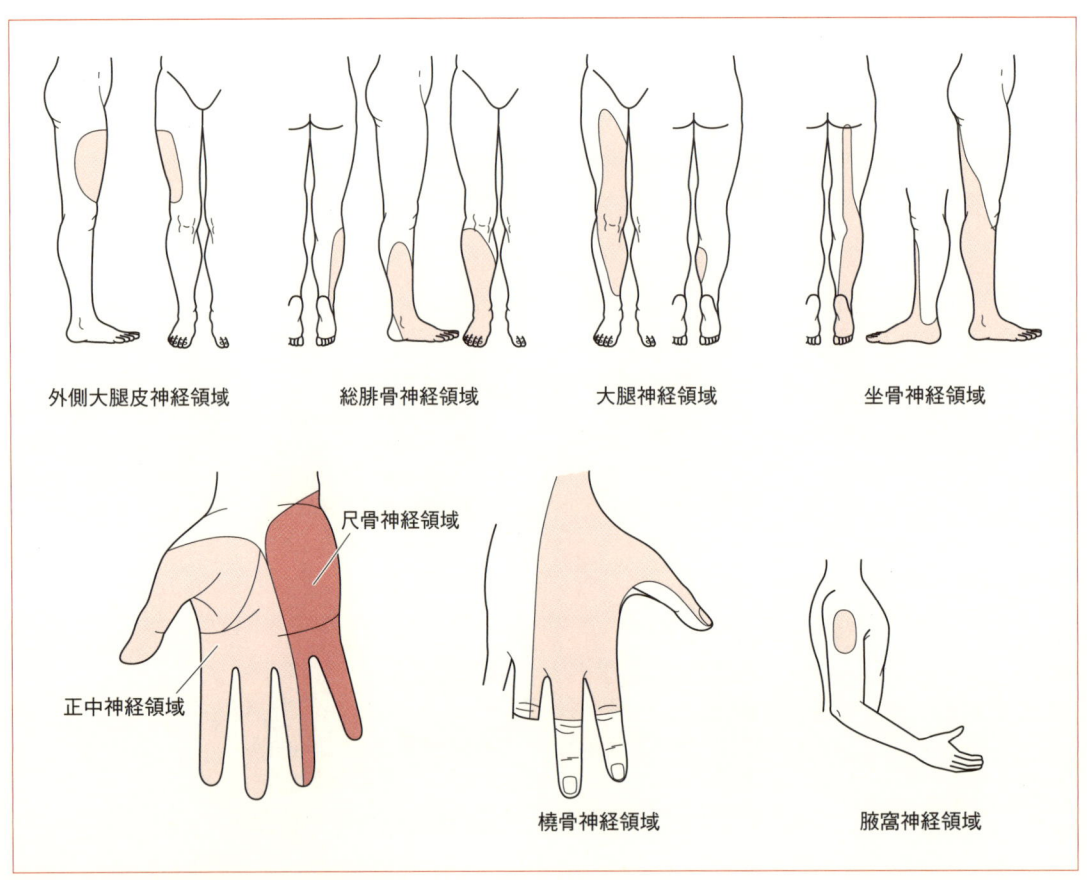

図28　主要な末梢神経の感覚障害の例

自律神経

　　交感神経系と副交感神経系とがあります．中枢から出て，末梢神経（脊髄神経や脳神経）に入り，全身の内臓の活動を不随意的に（自分の意志とは関係なく）支配しています．

　　交感神経系と副交感神経系の中枢（視床下部に存在）から各臓器に至る経路は次の通りです（**図29**）．

● 交感神経系と副交感神経系の経路

　　交感神経は下記のように脊髄神経を経て末梢に至ります．

　　視床下部（一次ニューロン）→延髄網様体→脊髄（第1胸髄から第2腰髄までの中間外側核で二次ニューロンとなる，節前ニューロン）→脊髄前根→脊髄神経→交感神系幹の神経節（三次ニューロン，節後ニューロン）→（ノルアドレナリン）→効果器

　　脳神経を経由する交感神経は存在しません．この点で下記の副交感神経とは異なります．

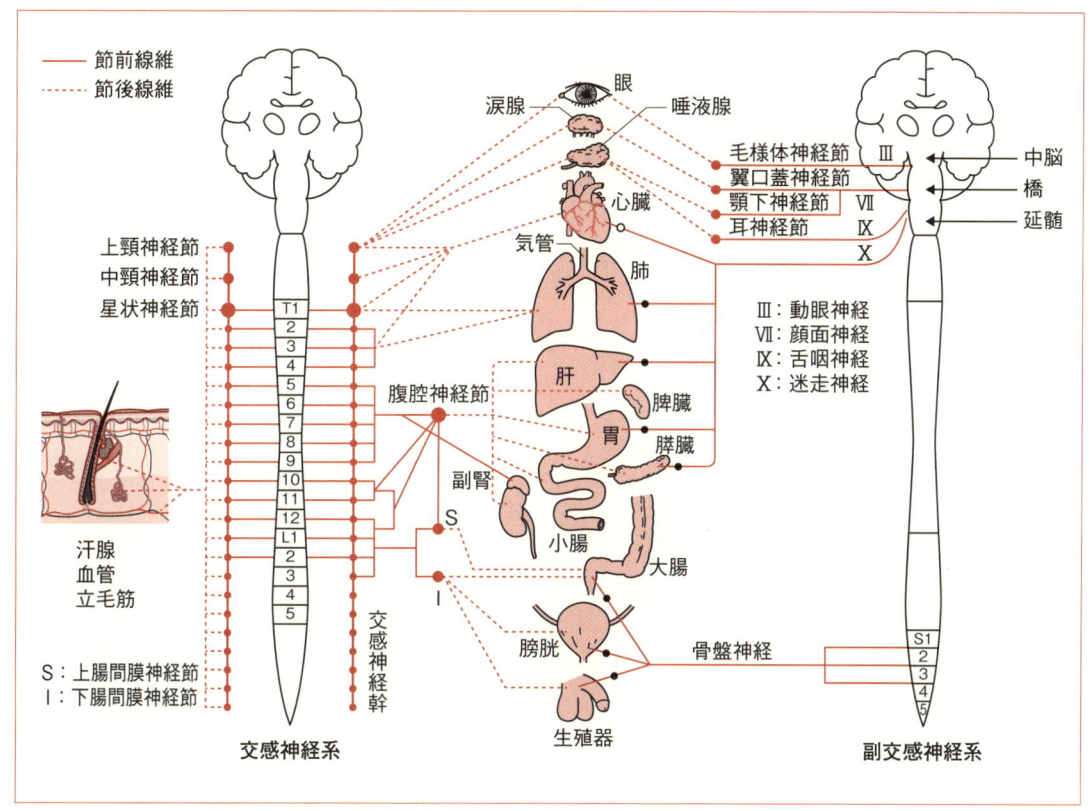

図29　交感神経と副交感神経の経路
（佐藤昭夫ほか 著「自律機能生理学」, 金芳堂；1995, p319より）

　　副交感神経の経路は下記になります.

　　視床下部（一次ニューロン）→脳幹部と仙髄（二次ニューロン, 節前ニューロン）→副交感神経節（三次ニューロン, 節後ニューロン）→（アセチルコリン）→効果器

　　脳幹部にはいくつかの副交感神経の核が存在し, そこから脳神経に入り込むものがあります. たとえば, エディンガー・ウエストファル核（E-W核）からは動眼神経（Ⅲ）へ, 上唾液核からは顔面神経（Ⅶ）へ, 下唾液核からは舌咽神経（Ⅸ）へ, 迷走神経背側核からは迷走神経（Ⅹ）へ, などです.

　　仙髄からの経路は, 仙髄の中間質外側核→仙髄前根→骨盤内臓神経へ, となります.

● 交感神経系と副交感神経系の機能

　　交感神経系と副交感神経系の機能の比較を**表2**に示します.

　　交感神経系と副交感神経系は内臓の働きを自分の意志とは関係なく調節している神経系です. 両者は内臓に対して互いに拮抗し合うような作用を及ぼします.

　　交感神経は身体が活発に運動している時に活性化し, 副交感神経は身体が休息してい

表2　自律神経系の機能

	交感神経系の刺激	副交感神経系の刺激
瞳孔	散大	縮小
毛様体	放射状筋の収縮によりレンズは遠くをみるのに調節	輪状筋の収縮によりレンズは近くをみるのに調節
涙腺	血管収縮	血管拡張と分泌亢進
唾液腺	血管収縮と酵素の少ないムチン産生	血管収縮と酵素に富んだ水分の多い分泌亢進
消化管消化腺	分泌抑制	分泌亢進
気管および消化管平滑筋	弛緩	収縮
心洞結節	心拍数増加	心拍数減少
心房室結節および伝導系	伝導速度増加	伝導速度減少
心筋	収縮力増加	収縮力軽度減少?
末梢血管	収縮	拡張
汗腺	発汗亢進	(神経支配なし)
立毛筋	収縮	(神経支配なし)
膀胱直腸平滑筋	トーヌス低下	収縮
膀胱肛門括約筋	トーヌス上昇?	弛緩

(水野美邦. 自律神経系. 「神経病学」第3版, 医学書院；1988, p155より)

る時に優位になります.

　太古の昔, 猛獣に遭遇するような危機に陥った時に, 人は闘争か逃走(fight or flight)の行動を起こすことでその危機を脱してきました. そういった非常事態で活性化するのが交感神経系です. そのような時, 周囲がよく見えるように瞳孔は散大し, 発汗は促進され, 心拍は高まり, 末梢血管は収縮して血圧は増加し, 気道は弛緩, 拡張して空気を多く吸い込むようになります. その時, 消化器や排泄機能は抑制されています.

　これに対し, 危機が去ってリラックスしている時に働くのが副交感神経系です. 瞳孔は縮小し, 心拍は減少し, 末梢血管は拡張して血圧は低下し, 気道は収縮して空気をあまり取り込まなくなります. 他方, 食事をとるための消化器系は活性化し, 唾液は分泌され, 胃腸の運動は高まります. また排泄も行われるようになるのです.

　なお, 男性機能については勃起を引き起こすのは副交感神経であり, 射精は交感神経の機能です.

　臨床的に多くみられる自律神経症状には便秘, 排尿障害, 起立性低血圧, インポテンスなどがあります.

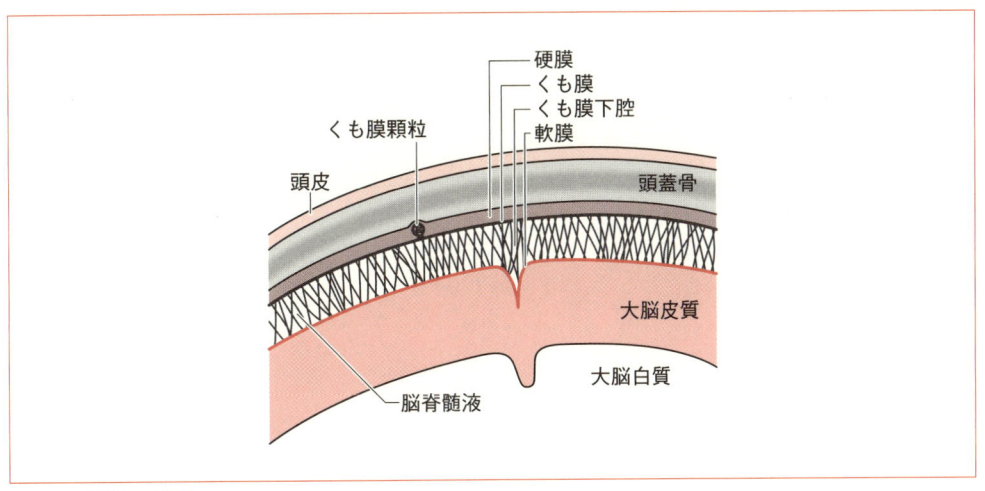

図30　髄膜の構造
外側から硬膜, くも膜, 軟膜から成る. くも膜下には脳脊髄液が存在する.

末梢神経

　脳や脊髄に出入りする神経を末梢神経といいます. 脳に出入りする末梢神経を脳神経 (第I, 第II脳神経は例外として中枢神経系の性質をもっています) といい, 脊髄に出入りするものを脊髄神経 (**図23**) といいます.

　この脊髄神経の中には運動神経, 感覚神経, 自律神経が混在して含まれています.

脊髄神経

　運動神経は脊髄前根から発し, 感覚神経は後根を経て脊髄に入ります. 前根は運動性で, 神経細胞体は脊髄前角に存在します. 後根は感覚性で, 神経細胞体は後根神経節 (神経細胞体のかたまり) に存在します.

　前述したように, 脊髄神経は頸髄部と腰髄部では複数の脊髄神経が合流していったん腕神経叢, 腰仙骨神経叢を形成し, そこからさらに末梢神経が分かれ出て四肢の運動と感覚を支配しています.

髄膜

　脳は大切な臓器であり, しかも柔らかく壊れやすいので, 硬い頭蓋骨などで大切に守られています, 頭蓋骨と中枢神経系との間には3枚の髄膜 (meninx) があり, 外側から硬膜 (dura), くも膜 (arachnoid), 軟膜 (pia mater) といいます (**図30**).

　硬膜には左右の大脳半球を分ける矢状 (正中にあるという意味) の大脳鎌や, 大脳と

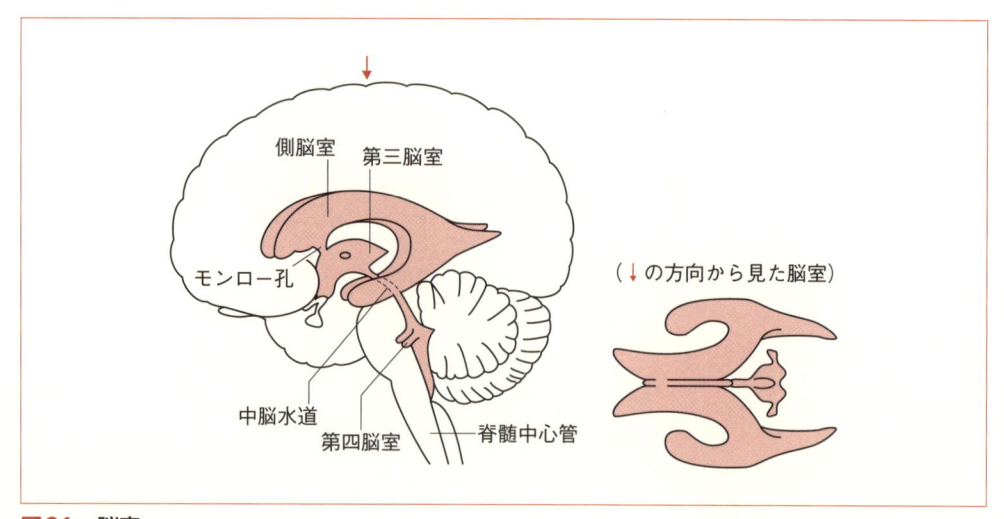

図31 脳室
脳室内にも脳脊髄液が存在する．

小脳とを分ける小脳テントが含まれます．

　くも膜下腔には脳脊髄液（cerebrospinal fluid）が存在し，その中を多数の太い血管が走っています．くも膜下腔に存在する動脈に瘤ができることがあり，この動脈瘤が破裂すると，くも膜下出血という重大な脳卒中発作を起こします．

　軟膜は脳や脊髄に密着しています．

脳室

　脳室（ventricle, 図31）は中枢神経系内の隙間であり，そこには脳脊髄液が存在しています．

　大脳半球内には左右の側脳室があり，間脳には第三脳室があり，脳幹と小脳との間には第四脳室があります．第三脳室と第四脳室との間には細い中脳水道があります．

　脳室内には脈絡叢があり，そこから脳脊髄液が産出されています．脳脊髄液は第四脳室から連絡孔を通ってくも膜下に流れ込み，そこにある，くも膜顆粒から静脈内へと排出されています．このように，くも膜下および脳室内を満たしている脳脊髄液は停留しているのではなく絶えず循環しています．この脳脊髄液の吸収が悪くなり，その結果，脳脊髄液が貯留して脳実質を圧迫して起こる病気を正常圧水頭症といいます．

Ⅱ　神経系の診察

1　意識障害，認知症，高次脳機能障害

━━ 意識障害

● 意識障害とは何か

　意識（consciousness）とは自分の状態や周囲の状況を，はっきりと認識できる能力をいいます．

　重症の脳や身体疾患の急性期の症状として意識障害（disturbance of consciousness）が出現します．例えば，脳卒中，脳炎，脳外傷，肝不全，腎不全などです．意識障害は基礎疾患が改善すれば，回復し得る状態です．しかし，意識障害から回復後，意識障害であった間のことは覚えていません．これを健忘といいます．睡眠は生理的意識障害と考えることができます．

● 意識を保つ生理機能

　脳幹にある上行性網様体賦活系（ascending reticular activating system）が意識水準を保つ役割をしています（図32）．脳幹には神経細胞とその軸索が網目状に入り組んだ構造をしているところがあり，それを脳幹網様体といいます．この網様体賦活系は体性感覚，内臓知覚，聴覚，視覚などのさまざまな感覚系から情報を受け取り，次いで，視床を介して大脳全体を賦活し，意識を覚醒させる方向に働いています．

　この上行性網様体賦活系と大脳皮質とが健常であることが意識を清明に保つために重要です．そのために，脳幹の障害や大脳の広汎な障害があると，意識障害を生じることになります．

● 脳ヘルニア

　脳幹から離れた部位の局所病変でも脳浮腫や脳ヘルニア（cerebral hernia）などがあ

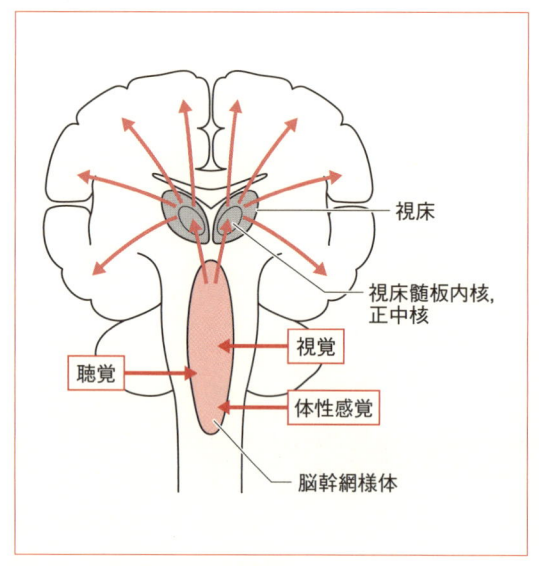

図32　意識を保つ生理機構

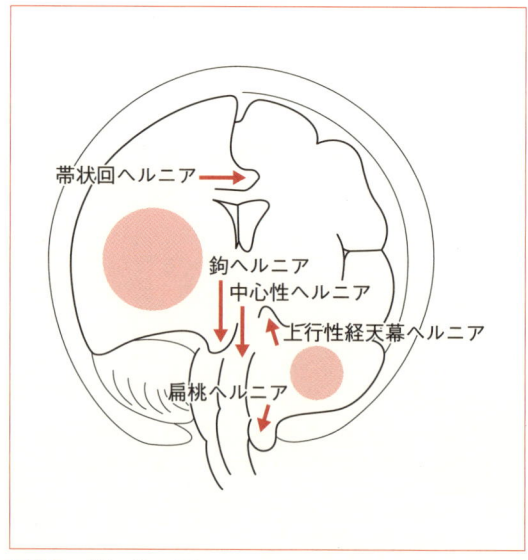

図33　脳ヘルニア

ると，意識障害を生じることになります.

　脳ヘルニア (**図33**) とは，頭蓋内占拠病変によって脳組織の一部が圧抵抗の低い方向へ移動し，狭い隙間や穴に押し出されることです. "ヘルニア"とは飛び出すという意味です. そのために，脳幹が圧迫されて意識障害を生じ，死亡の原因となる危険な状態を起こします.

　脳ヘルニアにもいくつかの種類があります.

●帯状回ヘルニア

　左右の大脳半球の間で圧の差がある時に生じます.

●鉤ヘルニア

　テント (大脳と小脳を仕切る硬膜) 切痕上の病変が片側にある場合に，大脳側頭葉内側部 (鉤回) がテント切痕に落ち込み脳幹を圧迫するもので，進行すると脳死に至ります.

●中心性ヘルニア

　テント上の病変が両側にある場合に生じるもので，進行すると脳死に至ります.

●(小脳) 扁桃ヘルニア

　テント下の病変で生じ，小脳下部が延髄を圧迫するものです. 延髄が圧迫されるので直ぐに死亡します.

意識障害の評価法

　臨床現場では患者に意識障害があるのかどうか，あるとすれば軽症なのか重症なのか

表3　Japan Coma Scale

Ⅲ．刺激をしても覚醒しない状態（3桁の点数で表現） 　　（deep coma，coma，semicoma）
300．痛み刺激に全く反応しない 　　200．痛み刺激で少し手足を動かしたり顔をしかめる 　　100．痛み刺激に対し，払いのけるような動作をする
Ⅱ．刺激すると覚醒する状態（2桁の点数で表現） 　　（stupor，lethargy，hypersomnia，somnolence，drowsiness）
30．痛み刺激を加えつつ呼びかけを繰り返すと辛うじて開眼する 　　20．大きな声または体を揺さぶることにより開眼する 　　10．普通の呼びかけで容易に開眼する
Ⅰ．刺激しないでも覚醒している状態（1桁の点数で表現） 　　（delirium，confusion，senselessness）
3．自分の名前，生年月日が言えない 　　2．見当識障害がある 　　1．意識清明とは言えない
R：Restlessness（不穏），I：Incontinence（失禁），A：Apallic state または Akinetic mutism

たとえば　30Rまたは　30　不穏とか，20Iまたは　20　失禁として表す。
（太田富雄ほか．急性期意識障害の新しい grading とその表現法（いわゆる3-3-9度方式）．「第3回脳卒中の外科研究会講演集」1975，pp61-69より）

を的確に判別する必要があります．意識の清明度には，軽度の何となくぼんやりしている程度のものから，うとうとしていて刺激しないと覚醒しなくなる場合，刺激しても覚醒しなくなるほど重症である場合など，軽いものから重いものまでレベルの違いがあります．

　その量的判定には Japan Coma Scale（ジャパン・コーマ・スケール，**表3**）あるいは Glasgow Coma Scale（グラスゴー・コーマ・スケール，**表4**）が使用されます．なお"coma（コーマ）"とは日本語では「昏睡」と訳され，最も重い意識障害の状態をさす用語です．

　意識障害などの神経学的検査を行っていく場合に，患者が検査に協力的か非協力的かもチェックしておきます．

　意識障害の原因として，てんかんなどのけいれん発作が原因の場合もあります．てんかん発作は脳腫瘍などが原因のことがあります．したがって，本人や付き添いからけいれんの有無を確認することが重要です．

● 特殊な意識障害および意識障害と鑑別を要する状態

　意識障害には上述の意識清明度で示される単純な意識混濁に加えて次のような特殊な意識障害があります．さらに意識障害に似てはいても意識障害ではない状態もあります．

表4　Glasgow Coma Scale (GCS)

1. 開眼 (eye opening, E)	E
自発的に開眼	4
呼びかけにより開眼	3
痛み刺激により開眼	2
なし	1
2. 最良言語反応 (best verbal response, V)	**V**
見当識あり	5
混乱した会話	4
不適当な発語	3
理解不明の音声	2
なし	1
3. 最良運動反応 (best motor response, M)	**M**
命令に応じて可	6
疼痛部へ	5
逃避反応として	4
異常な屈曲運動	3
伸展反応 (除脳姿勢)	2
なし	1

正常ではE, V, Mの合計が15点, 深昏睡では3点となる.
(Teasdale G, Jennett B. *Lancet* 1974；2：81-84 より)

● せん妄

　せん妄 (delirium) とは, 意識水準の軽度の低下を基にして, 失見当識 (時間や場所がわからない), 錯覚や幻覚, 妄想, 不安や恐れ, 精神運動興奮, 睡眠覚醒リズムの乱れが生じる状態です. 高齢者に夜間生じることが多く, これを夜間せん妄といいます.

● 無動性無言

　無動性無言 (akinetic mutism) は一種の意識障害と考えられます. 患者はまったく身体を動かさず, また無言で, 眼球運動以外に身体の動きがありません. 目の前で物を動かすと, その対象を注視したり, 追視したりします. 嚥下反射は保たれます. 脳幹網様体に病変があるとこのような状態を起こします.

● 失外套症候群

　失外套症候群 (apallic syndrome) は, 無動性無言と同じような症状を示します. しかし, これは両側大脳半球機能の廃絶によるもので, 意識障害ではありません. 脳幹の機能は保たれているので, 呼吸・循環は保たれています. このような状態を植物状態ということもあります.

　失外套とは大脳両半球を脳全体の外套 (コート) に例え, その機能が廃絶したという意味があります. アルツハイマー病の末期にこのような状態になることがあります.

● 脳死

　脳死 (brain death) は, 大脳機能の消失に加えて, 脳幹の機能も廃絶した状態です.

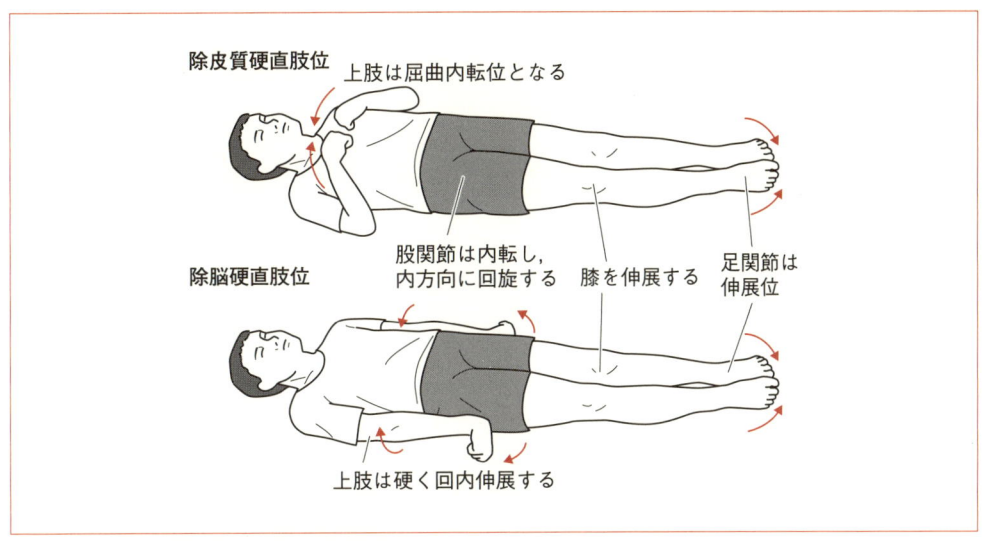

図34　除皮質硬直肢位と除脳硬直肢位

このような状態でも人工呼吸器を使用するとしばらくの間，心臓だけが活動し続けることがあります．脳死は人の死と認められていて，脳死患者から心臓を摘出して移植手術を行うことがあります．

●閉じこめ症候群

　閉じこめ症候群（locked in syndrome）も無動，無言の状態ですが，意識は清明で精神活動も正常です．眼の随意運動（開閉眼，垂直眼球運動）以外に意思を伝える手段がなくなった状態です．脳幹の運動神経核と錐体路の損傷が原因となってこのような状態に陥ります．脳底動脈血栓が原因のことが多く，脳幹の腹側（両側の橋や中脳大脳脚）の損傷で生じます．フランスの作家デュマの『モンテ・クリスト伯』という小説に，この状態の病人が登場人物として描かれています．筋萎縮性側索硬化症（ALS）の末期にも，これに類似する状態になることがあります．

　意識障害時などに見られる特徴的姿勢

　意識障害時に両側性の錐体路障害のため独特な姿勢をとることがあります（図34）．患者に疼痛刺激を与えて，その反応を見ることがありますが，その時に，その特有の姿勢が誘発されることがあります．

●除皮質硬直

　上肢を屈曲し，下肢は伸展する姿勢を示すことを除皮質硬直（decorticate rigidity）といいます．間脳など大脳の障害で起こります．除皮質という意味は，間脳やさらにその上の大脳皮質が障害されているという意味です．この場合は脳幹に異常はありません．

● 除脳硬直

四肢が伸展する姿勢を示すことを除脳硬直（decerebrate rigidity）といいます．除脳とは脳全体が除かれるという意味になり，脳幹の中脳ないし橋が両側性に障害されて生じます．

このような特有な姿勢を示すメカニズムとして次のようなことが考えられます．

四肢のトーヌス（筋緊張）には，赤核脊髄路と前庭脊髄路という錐体外路に属する経路が関与しています．

赤核脊髄路は中脳の赤核から発して脊髄前角細胞に到達する経路で，上肢の屈筋の活動を高める機能があります．

前庭脊髄路は（橋から延髄にかけて存在する）前庭神経核から発して脊髄前角細胞に達し，四肢の伸筋の活動を高めています．

正常な状態では大脳が赤核脊髄路と前庭脊髄路の両方を支配していて抑制をかけています．

しかし，もしも，間脳レベルの障害で大脳からの抑制が消失すると，赤核脊髄路の活動が高まり上肢が屈曲します．また，大脳から前庭脊髄路への抑制もなくなっているので，下肢は伸展します．これが除皮質硬直です．

一方，中脳ないし橋が損傷されると赤核脊髄路自体が損傷され，上肢の屈曲は消失します．大脳皮質から前庭脊髄路への抑制は消失したままなので四肢が伸展します．これが除脳硬直です．

除皮質硬直から除脳硬直に進行した場合は，病変が間脳から上位脳幹にまで進んだことを意味しています．

脳卒中で内包が損傷されて上位運動ニューロン（錐体路）障害が生じると，障害の反対側の片麻痺を起こしますが，その時，麻痺した手足が独特の"ウェルニッケ・マンの肢位（Wernicke-Mann posture）"を生じることがあります．これは上肢を屈曲し，下肢を伸展させた状態です．このような状態を生じる理由も，除皮質硬直を生じるメカニズムと同じように説明できます．内包レベルの障害で大脳からの抑制が消失すると，赤核脊髄路の活動が高まり上肢が屈曲します．その時，大脳からの前庭脊髄路への抑制もなくなっており，下肢は伸展するのです．

認知症

認知症とは，人の精神活動の基盤である大脳の器質的病変（脳やその構成要素である神経細胞の形が壊れてくる病気）によって記憶力が低下し，人格の変化を生じるような状態をさします．

　認知症は正常に発達した知能が成人後に何らかの器質的な脳の病気で障害されるものですが，これに対し，幼小児期から何らかの原因で知的能力の発達が障害される場合には知的障害といいます．

　意識障害と認知症は区別する必要があります．意識障害では短期間のうちに症状が変動し，時には回復することもあります．これに対し，認知症の症状は持続的かつ固定的で回復困難であり，年月とともに徐々に進行します．他方，認知症患者が意識障害（せん妄など）をあわせもっていることはよくあります．

　近年，高齢者人口の増加とともに，老年期の認知症は激増しています．

　認知症のスクリーニングには，改訂長谷川式簡易知能評価スケール（**表5**）とMini-Mental State Examination（MMSE；ミニメンタル・ステート・イグザミネーション，**表6**）の2つのスケールがよく使用されています．

　時間についての見当識（今は何月，何日の何時頃かわかっているか），場所についての見当識（今いる場所はどこかわかっているか），人物についての見当識（周囲の人と自分との関係がどのようなものかわかっているか）を確かめておくことは，意識障害や認知症の有無を調べるうえで重要です．意識障害の評価スケール（Japan Coma ScaleやGlasgow Coma Scale）や認知症のスクリーニングスケール（改訂長谷川式簡易知能評価スケールやMini-Mental State Examination）の評価項目の中にも見当識の有無を調べる項目が入っています．

　さらに，次に示すような記憶の検査や簡単な計算は認知機能障害を調べるうえで重要です．認知症のスクリーニングスケールの評価項目の中にもこれらの項目が入っています．

- 「これから言う3つの言葉を繰り返してください．（例）桜（サクラ），猫（ネコ），電車（デンシャ）」．
- 数字を逆唱させる（3桁，次いで4桁）—これは記銘力検査として優れています．
- 100から7を順に引き算をしてもらう．

高次脳機能障害

　大脳は機能局在といって，部位によって営まれる精神機能が異なっています．大脳の一部が損傷されると，その部位が関わっている精神機能が特徴的に障害されることがあります．そのような症状を高次脳機能障害ないし神経心理学的症状といいます．これには，遂行（実行）機能障害，失語，失行，失認などがあげられます．このような障害は認知症に伴って生じることもあれば，認知症とは無関係に生じることもあります．多くは大脳皮質連合野の障害が原因となります．

表5　改訂長谷川式簡易知能評価スケール（HDS-R）

（検査日：　　年　　月　　日）　　　　　　　　　　　　　　（検査者：　　　　　　　　　　）

氏名：	生年月日：　　年　　月　　日	年齢：　　歳
性別：　男／女	教育年数（年数で記入）：　　年	検査場所
DIAG：	（備考）	

1	お齢はいくつですか？（2年までの誤差は正解）		0	1	
2	今日は何年の何月何日ですか？　何曜日ですか？ （年月日，曜日が正解でそれぞれ1点ずつ）	年	0	1	
		月	0	1	
		日	0	1	
		曜日	0	1	
3	私たちがいまいるところはどこですか？（自発的にでれば2点，5秒おいて，家ですか？　病院ですか？　施設ですか？　のなかから正しい選択をすれば1点）		0	1	2
4	これから言う3つの言葉を言ってみてください．あとでまた聞きますのでよく覚えておいてください． （以下の系列のいずれか1つで，採用した系列に○をつけておく） 1：a）桜　b）猫　c）電車 2：a）梅　b）犬　c）自動車		0 0 0	1 1 1	
5	100から7を順番に引いてください．（100−7は？，それからまた7を引くと？　と質問する．最初の答が不正解の場合，打ち切る）	(93) (86)	0 0	1 1	
6	私がこれから言う数字を逆から言ってください．（6-8-2，3-5-2-9を逆に言ってもらう，3桁逆唱に失敗したら打ち切る）	2-8-6 9-2-5-3	0 0	1 1	
7	先ほど覚えてもらった言葉をもう一度言ってみてください． （自発的に回答があれば各2点，もし回答がない場合以下のヒントを与え正解であれば1点） a）植物　b）動物　c）乗り物	a：0 b：0 c：0	1 1 1	2 2 2	
8	これから5つの品物を見せます．それを隠しますのでなにがあったか言ってください． （時計，鍵，タバコ，ペン，硬貨など必ず相互に無関係なもの）		0 3	1 4	2 5
9	知っている野菜の名前をできるだけ多く言ってください． （答えた野菜の名前を右欄に記入する．途中で詰まり，約10秒間待っても答えない場合にはそこで打ち切る） 0〜5＝0点，6＝1点，7＝2点，8＝3点，9＝4点，10＝5点		0 3	1 4	2 5

合計得点：

認知症（痴呆）重症度別平均得点

重症度	平均得点±SD
非認知症	24.27±3.91
軽度	19.10±5.04
中程度	15.43±3.68
やや高度	10.73±5.40
非常に高度	4.04±2.62

※認知症（痴呆）鑑別のカットオフポイントを20/21とすると検出力が高い．
（加藤伸司ほか．老年精神医学雑誌1991；2：1339-1347より）

表6　Mini-Mental State Examination (MMSE)

検査日：　　　年　　月　　日　　曜日　　　　　検査者：

| 氏名 | | | | 男・女　生年月日：　　年　　月　　日生　　歳 | | |

	質問内容		回答	得点
1	今年は何年ですか.		年	
	いまの季節は何ですか.			
	今日は何曜日ですか.		曜日	
	今日は何月何日ですか.		月	
		(5点)	日	
2	ここはなに県ですか.		県	
	ここはなに市ですか.		市	
	ここはなに病院ですか.			
	ここは何階ですか.		階	
	ここはなに地方ですか.（例：関東地方）	(5点)		
3	物品名3個（相互に無関係） 検者は物の名前を1秒間に1個ずつ言う. その後, 被検者に繰り返させる. 正答1個につき1点を与える. 3個すべて言うまで繰り返す（6回まで）. 何回繰り返したかを記せ＿＿＿回	(3点)		
4	100から順に7を引く（5回まで）, あるいは「フジノヤマ」を逆唱させる.	(5点)		
5	3で提示した物品名を再度復唱させる.	(3点)		
6	（時計を見せながら）これは何ですか. （鉛筆を見せながら）これは何ですか.	(2点)		
7	次の文章を繰り返す. 「みんなで, 力を合わせて綱を引きます」	(1点)		
8	（3段階の命令） 「右手にこの紙を持ってください」 「それを半分に折りたたんでください」 「机の上に置いてください」	(3点)		
9	（次の文章を読んで, その指示に従ってください） 「眼を閉じなさい」	(1点)		
10	（何か文章を書いてください）	(裏面)(1点)		
11	（次の図形を書いてください）	(裏面)(1点)		
			合計	

裏面

10.　何か文章を書いてください.

_____

11.　次の図形を書いてください.

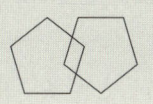

（日本語版：森悦朗ほか. 神経心理学1985；1：82-90より）

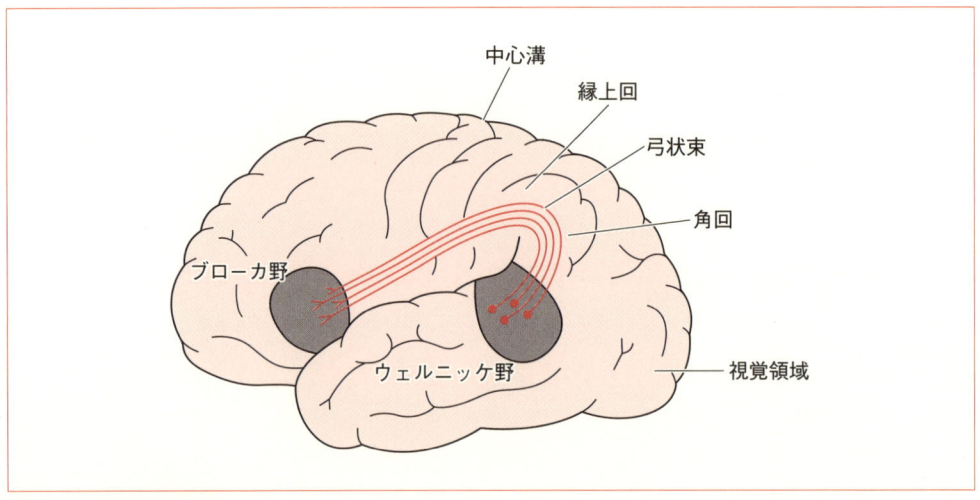

図35 大脳言語領域

ブローカ野は運動性言語中枢であり，ウェルニッケ野は感覚性言語中枢である．ウェルニッケ野は弓状束によってブローカ野と連絡している．
(細川武，原元彦 編〈コメディカルのための専門基礎分野テキスト〉「神経内科学」2版，中外医学社；2015. p64より)

大脳半球の優位性

　右利きでは左大脳半球が言語優位半球であり，主に言語を中心とした象徴的，分析的機能と関係し，右大脳半球(劣位半球)は主に非言語的，空間的機能と関連し，身体空間，外界空間を認識する役割をもっています．左利きでは右半球優位の人，左半球優位の人などがあって不規則です．したがって患者には利き手をたずねておく必要があります．

遂行(実行)機能の障害

　遂行(実行)機能(executive function)には次の4要素があります．①目標設定，②計画の立案，③目標に向かい計画を行う，④効果的に行動を行う．

　前頭前野(前頭連合野)の損傷があると上記の機能低下を生じます．

失語

　大脳皮質の言語領域(図35)の損傷による言語機能の選択的な障害を失語(aphasia)といいます．発語に関係する末梢神経や筋肉の障害(構音障害)によるものではありません．

　言語障害に加えて，書字，読字障害も伴うことが多くみられます．その際，日本人では，かな文字よりも漢字のほうが理解しやすいことがあります．失語には以下のタイプがあります．

● 運動性失語（ブローカ失語）

運動性失語（motor aphasia，ブローカ失語〈Broca aphasia〉）は，他人の言うことはほぼ理解できるのに，自分からは発語できない状態です．自発言語の障害があり，口数が減少します．模倣言語（復唱）も障害されます．

優位半球の下前頭回後部（ブローカ中枢，運動性言語中枢，ブロードマン44・45野）の損傷が原因となります．

ブローカ中枢の近くを錐体路が通っているので，運動性失語には右片麻痺を伴うことが多くみられます．

● 感覚性失語（ウェルニッケ失語）

感覚性失語（sensory aphasia，ウェルニッケ失語〈Wernicke aphasia〉）は，言語の理解が悪くなり，母国語であるにもかかわらず，未知の外国語を聞いているような感じになるものです．自発言語は可能ですが，言い間違い（錯語）が多いという特徴があり，時に何を話しているのか全く意味が通じない"ジャーゴン（jargon）"といわれる状態になります．模倣言語（復唱）も障害されます．

優位半球の第1側頭回後部（ウェルニッケ中枢，感覚性言語中枢，ブロードマン22野の後部，39・40野の一部）の損傷が原因です．

ウェルニッケ中枢の近くを視覚経路が通っているので，右同名性半盲（両眼の右視野が欠損すること，後述）を伴うことがあります．

● 全失語

全失語（total aphasia）は運動性失語（ブローカ失語）と感覚性失語（ウェルニッケ失語）が合わさった状態で，言語理解も発語もともに障害される状態です．左大脳半球の広範な損傷が原因になります．強い右片麻痺，右半身感覚障害，右同名性半盲を伴います．

● 健忘失語

健忘失語（amnestic aphasia）は物品の名称が思い出せない（換語困難）状態のことです．病変部位は明確ではありません．

● 伝導性失語

伝導性失語（conduction aphasia）は模倣言語（復唱）の障害が目立つもので，感覚性言語中枢と運動性言語中枢の間の伝導（弓状束）が遮断されることによると考えられています．

● 超皮質性運動性失語

超皮質性運動性失語（transcortical motor aphasia）は自発言語の障害がありブローカ失語に似ていますが，模倣言語（復唱）は保持されている状態です．

運動性言語中枢と言語概念中枢の連絡の遮断と理解されています（後述）．実際の責任病巣はよくわかってはいませんが，前頭葉に存在するようです．

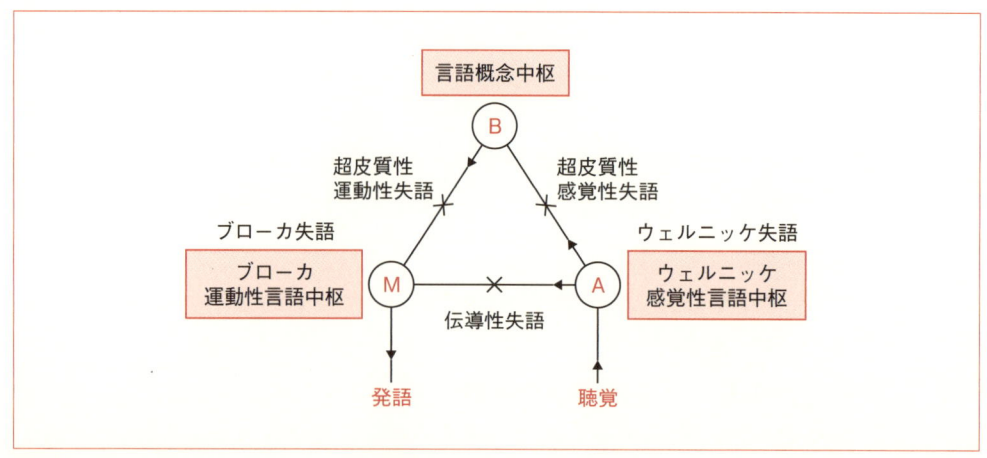

図36　ウェルニッケ・リヒトハイム図式
聴覚刺激として脳に入力された言語は，側頭葉のウェルニッケ中枢(A)を介して，言語概念中枢(B)に到達することによって理解される．発語は言語概念中枢からブローカ中枢(M)を経由し，咽喉の発声器官の運動を介して行われる．

● 超皮質性感覚性失語

　超皮質性感覚性失語(transcortical sensory aphasia)は，言語理解の障害があり，ウェルニッケ失語に似ているものの，模倣言語(復唱)は保持されている状態です．感覚性言語中枢と言語概念中枢の連絡の遮断と理解されます(後述)．これも実際の病巣はよくわかっていませんが，側頭葉に存在するようです．

● ウェルニッケ・リヒトハイム図式

　これらのような失語の成り立ちを説明するものとして"ウェルニッケ・リヒトハイム図式(Wernicke-Lichtheim diagram)"が提唱されています(図36)．

　この図式では「言語概念中枢」というものを仮定しています．

　言語理解は聴覚刺激として脳に入力され，側頭葉のウェルニッケ中枢(A)を介して，「言語概念中枢(B)」に到達することによって言語理解がなされます．発語は「言語概念中枢」から発せられ，ブローカ中枢(M)を経由してから，咽喉の発声器官の運動を介して発声が行われます．

　復唱は聴覚刺激がウェルニッケ中枢に入り，「言語概念中枢」に入ることなく，弓状束というウェルニッケ中枢とブローカ中枢を連結する経路を通って，ブローカ中枢に至り，次いで発声器官の運動を引き起こすことによって可能となります．つまり，復唱では「言語概念中枢」を経由する必要はないと解釈されます．

　そこで弓状束が破壊されれば，復唱が特に障害される伝導性失語を生じます．

　ブローカ中枢が破壊されると，自発的発語も復唱も不可能になります．しかし言語理解については，聴覚刺激がウェルニッケ中枢を介して「言語概念中枢」に到達するので可能になります．これがブローカ失語です．

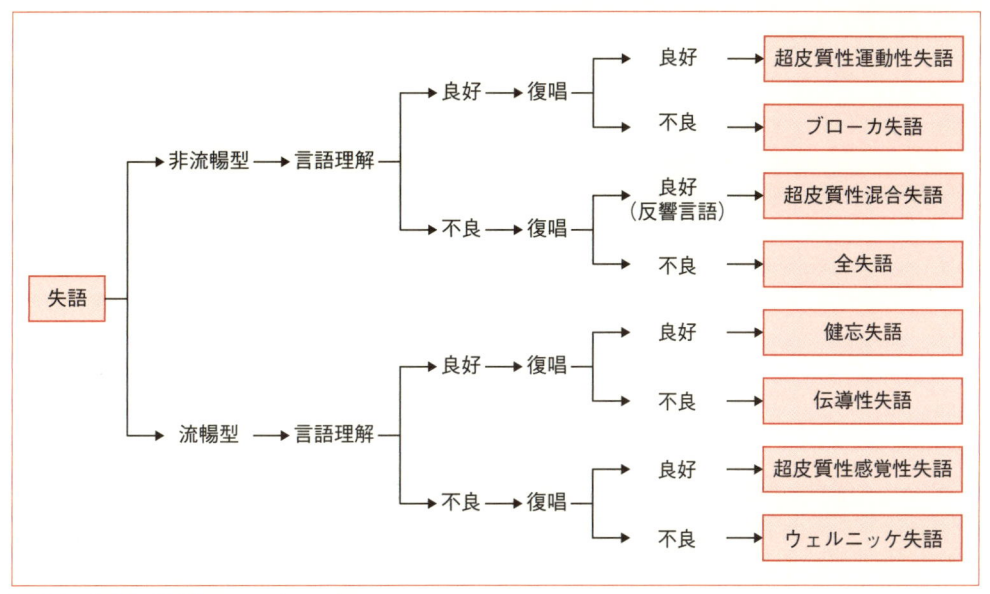

図37　失語の診断フローチャート
（細川武，原元彦 編〈コメディカルのための専門基礎分野テキスト〉「神経内科学」2版，中外医学社；2015．p65より）

　「言語概念中枢」とブローカ中枢との間が損傷されると自発的発語はできません．しかし，復唱の課題では，聴覚刺激からウェルニッケ中枢，さらに弓状束，次いでブローカ中枢を通り，最終的に発声器官に至る経路は保たれているので，復唱は可能になります．これが超皮質性運動性失語です．

　ウェルニッケ中枢が破壊されると，言語理解も復唱も不可能になりますが，自発的発語は「言語概念中枢」とブローカ中枢が健全なので可能です．これがウェルニッケ失語です．

　ウェルニッケ中枢と「言語概念中枢」との間が損傷されると言語理解はできません．しかし，復唱の課題を与えると，そのための経路は保たれているので，復唱は可能です．これが超皮質性感覚性失語です．

　このようにウェルニッケ・リヒトハイム図式では「言語概念中枢」を導入して色々なタイプの失語症状の成り立ちを理解しやすくしています．しかし，ブローカ中枢，ウェルニッケ中枢，さらに弓状束は実態として存在する解剖部位ですが，「言語概念中枢」というものは現実には存在しません．これはあくまでも便宜的なものです．

● 失語のスクリーニング

　実際には以下のような手順で失語のスクリーニングを行います．

　まず日常よく使用する3つの物品（時計，眼鏡，財布，鍵など）を見せて呼称してもらいます．

　次に，言語理解の検査として「右手で左の耳を触ってください」などの命令をして，

そのように施行してもらいます.

次に，単文を言ってそれを復唱できるかどうかを確かめます.

例：「今日の天気は晴れです」

図37に各種失語の診断フローチャートを示します.

失語と合わせて構音障害の有無も記載します. 構音障害とは発語に関係する末梢神経や筋肉の障害のため，呂律がまわらなくなり，発語が困難になることを意味しています. これは大脳皮質の言語中枢の損傷による失語症とは異なる状態です. 構音障害は球麻痺，偽性球麻痺のほかに，小脳性運動失調，パーキンソン病などの錐体外路障害，重症筋無力症などの筋障害で生じます.「パタカ，パタカ」などの言葉を言わせて調べます.

嗄声，開鼻音の有無もチェックします. 嗄声はかすれ声のことで反回神経麻痺で生じます. 開鼻音は音声が鼻に漏れることで，この症状は軟口蓋の動きの悪いことを示唆します.

● 失認

失認(agnosia)は，大脳の損傷のために，感覚を統合して対象を認識できないことです. 末梢感覚器官の障害によるものではありません.

● 視覚失認

視覚失認(visual agnosia)は，よく知っているはずの物品を見ても何であるか認識できず，視覚以外の感覚を使うと認識できる状態です. 両側後頭葉の障害が原因となります.

● 相貌失認

相貌失認(prosopagnosia)は，よく知っている人の顔を見ても，顔だとはわかるのですが，誰の顔だかわからなくなる状態です. 劣位半球後頭葉の障害が原因です.

● 視空間失認

視空間失認(visual-spatial agnosia)は，物体が空間の中に占める位置が適切に把握できない状態です.

半側空間無視

半側空間無視(hemispatial neglect)は，空間の左半側にあるものが無視され，模写させると左半側が脱落する状態です. 体の左半分を物にぶつけやすかったり，食事の時，自分の左側に置かれた食物を食べ残したりします. 劣位(右)半球頭頂葉の損傷が原因で，右半球の損傷患者にかなり多くみられます.

図の模写，線分抹消試験などのテストがあります(図38).

地誌的失見当

地誌的失見当(topographical disorientation)はよく知っている道や居場所がわからな

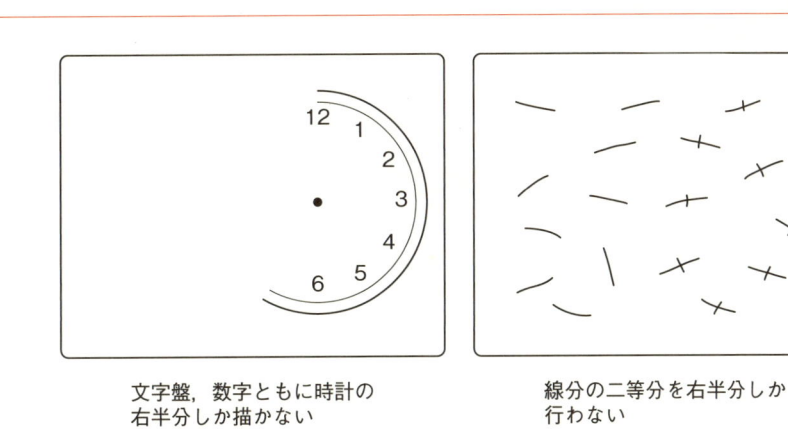

文字盤，数字ともに時計の
右半分しか描かない

線分の二等分を右半分しか
行わない

図38　半側空間無視の検査
図の模写，線分抹消（線分を二等分するように指示）などの検査法がある．

い状態で，病巣は劣位（右）半球頭頂・後頭葉ないし海馬傍回とされます．アルツハイマー型認知症で起こりやすい状態です．

● バーリント症候群

　バーリント症候群（Bálint syndrome）は，視覚性注意障害（一度に一つの対象にしか注意を向けないこと），精神性注視麻痺（正しく一つの物を注視できないこと），視覚失調（目の前の対象を手でつかもうとする時に正確に定位できずつかめないこと）の症状を示す状態で，両側の頭頂-後頭領域の損傷で生じます．

● 身体失認

　身体失認（asomatognosia）は，自分の身体についての空間像（身体図式）の認識ができない状態です．

ゲルストマン症候群

　ゲルストマン症候群（Gerstmann syndrome）は，手指失認（手指の名前がわからない），左右障害（左右の別がわからない），失書（字が書けなくなる），失計算（計算ができなくなる）から成る症候群です．優位（左）半球頭頂・後頭移行部（角回）の障害によって起こります．

病態失認

　病態失認（anosognosia）は，自分の病気を認識できない状態のことです．
　（左側）片麻痺の患者がその存在を認めようとしないことがあり，これは劣位半球頭頂葉の障害で起こります．
　視覚中枢である後頭葉の広範な損傷のために盲目となることがあり，これを皮質盲といいます．その時に患者が自らの盲目の症状を否認することがあり，アントン症候群（Anton syndrome）と呼ばれます．

● 触覚性失認

触覚性失認 (tactile agnosia) は，物品を手で触っても，それが何かがわからない状態で，頭頂葉損傷が原因となります．立体覚消失 (astereognosis) ともいいます．

失行

失行 (apraxia) は，大脳の損傷で，ある一定の運動ないし行動がうまくできない状態ですが，運動麻痺，運動失調，錐体外路症状によるものではないとの定義になっています．

● 肢節運動失行

肢節運動失行 (limb-kinetic apraxia) は，運動の拙劣化で，ボタンをとめるといった一定の行動がうまくできなくなります．反対側の運動野近辺の障害によります．

● 観念運動失行

観念運動失行 (ideomotor apraxia) は，動作を自動的に行えても，命じられるとできない状態で，優位半球の頭頂葉下部の障害が原因です．

● 観念失行

観念失行 (ideational apraxia) は，ハサミで紙を切るなどの日常の物品 (道具) を使用した動作がうまくできない状態で，優位半球頭頂葉の広い病変が原因です．

● 構成失行

構成失行 (constructional apraxia) は，空間形態を形づくれないことで，例えば一定の図形を描くことができません．優位あるいは劣位半球の頭頂葉の損傷によって生じます．

● 着衣失行

着衣失行 (dressing apraxia) は着衣が困難になるもので，劣位半球の頭頂・後頭葉障害が原因です．

● 失行のスクリーニング

数多い失行の中で，まず観念運動失行と観念失行を調べます．

「さようならと手を振ってください」と伝えて，それを行えるかどうかを調べます．これは観念運動失行の検査です．

歯ブラシや歯みがき粉チューブを手渡して，「これらを使って歯みがきをする真似をしてください」と指示します．これは観念失行の検査です．

2 脳神経の診察

脳に直接出入りする12対の末梢神経を，脳神経 (cranial nerves) と呼びます．

表7　脳神経の一覧

種類	機能
Ⅰ　嗅神経 olfactory nerve	嗅覚
Ⅱ　視神経 optic nerve	視覚（視力，視野）
Ⅲ　動眼神経 oculomotor nerve	眼球運動（眼球内転，内転時の上転，外転時の上転，下転），上眼瞼挙筋，副交感神経成分（瞳孔収縮）
Ⅳ　滑車神経 trochlear nerve	眼球運動（内転した眼球の下転）
Ⅴ　三叉神経 trigeminal nerve	顔面の体性感覚，咀嚼筋などの運動
Ⅵ　外転神経 abducens nerve	眼球運動（眼球外転）
Ⅶ　顔面神経 facial nerve	顔面の表情筋の動き，味覚（舌の前3分の2），副交感神経成分（唾液腺分泌，涙腺分泌）
Ⅷ　聴神経 acoustic nerve	聴覚（蝸牛神経），平衡感覚（前庭神経）
Ⅸ　舌咽神経 glossopharyngeal nerve	咽喉の運動，味覚（舌の後ろ3分の1），副交感神経成分（唾液腺分泌）
Ⅹ　迷走神経 vagus nerve	咽喉の運動，副交感神経成分（一般内臓への出力）
Ⅺ　副神経 accessory nerve	僧帽筋・胸鎖乳突筋の運動
Ⅻ　舌下神経 hypoglosal nerve	舌の運動

　各神経にはローマ数字で番号がついています．この脳神経の覚え方として，次のような意味不明の語呂合わせがあります．

　嗅（嗅神経）いで見る（視神経），動（動眼神経）く車（滑車神経）の三（三叉神経）の外（外転神経），顔（顔面神経），耳（聴神経），のど（舌咽神経）に迷（迷走神経）う副（副神経）舌（舌下神経）

　脳神経の名前と機能を**表7**に記します．
　Ⅰ（嗅神経）とⅡ（視神経）は大脳に入ります．Ⅲ（動眼神経）とⅣ（滑車神経）は中脳から，Ⅴ（三叉神経），Ⅵ（外転神経），Ⅶ（顔面神経），Ⅷ（聴神経）は橋から，Ⅸ（舌咽神経），Ⅹ（迷走神経），Ⅺ（副神経），Ⅻ（舌下神経）は延髄から神経線維が出ています．
　第Ⅰおよび第Ⅱ脳神経は形の上では脳の外に出ていて末梢神経ですが，その軸索の髄鞘を乏突起膠細胞が形成しているので，中枢神経系の性質をもっています．その他の脳神経は脊髄神経と同じように髄鞘をシュワン細胞が形成していて末梢神経としての性質をもっています．

第Ⅰ脳神経（嗅神経 olfactory nerve）

　嗅覚を検査します．においのする物（コーヒーなど）を鼻孔に近づけ，そのにおいが

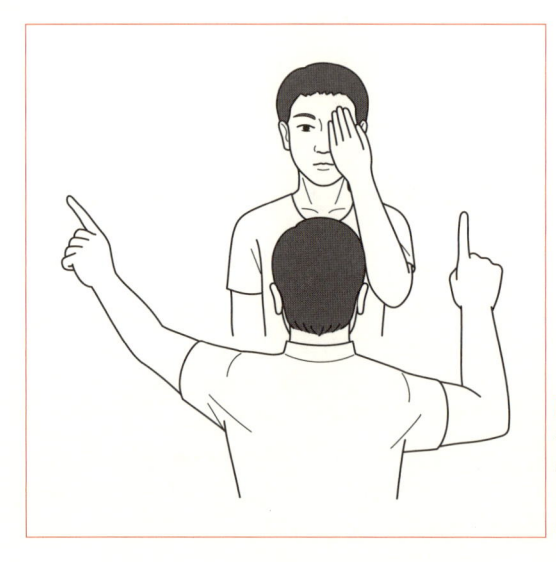

図39　視野の検査法 (対座法)
被検者に片眼を覆わせ，もう一方の眼で検者の相対する眼を見つめさせる．その状態で，検者は自分の手を自分の視野いっぱいに広げて，示指を動かし，患者に指が動いたかを答えさせる．

わかるかを調べます．近年，嗅覚障害は，アルツハイマー病やパーキンソン病の初期症状であることが指摘されています．

第II脳神経 (視神経 optic nerve)

視力検査

　まず視力 (visual acuity) の検査を行います．身近にある書物の字を読ませるなどして調べます．おおよその視力として，指数弁 (検者の示した指の本数がわかるか)，手動弁 (手を動かしていることがわかるか)，光覚弁 (明暗を区別できるか) などを区別します．

視野検査

　次に視野 (visual field) の検査をします．視野とは目の前のどの程度の範囲が見えているかということです．

　脳神経疾患ではさまざまな視野欠損を生じることがあり，そのことが病変の局在を診断する手がかりになります．

　視野検査は対座法で行うことが一般的です (図39)．対座法では患者に片眼をおおわせ，もう一方の眼で検者の相対する眼を見つめさせます．その状態で，検者は自分の手を自分の視野いっぱいに広げて，示指を動かし，患者に指が動いたかを答えさせます．

　視野の右上，右下，左上，左下の4か所を調べます．

　意識障害のある患者の場合は，ハンマー (打鍵器) の先端などを視野の外から患者の

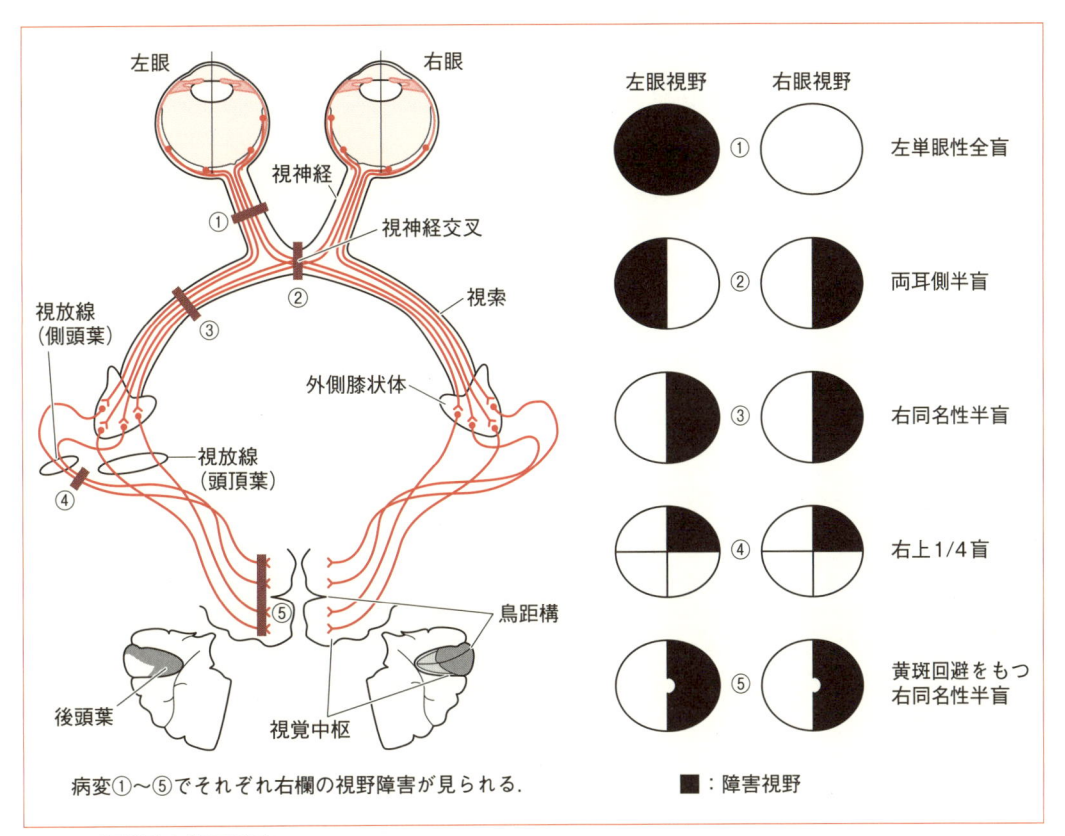

図40　視覚路と視野障害

眼球に急に近づけて，まばたきをするかを観察して視野欠損があるかを判定します．例えばハンマーを左側から近づけた時にまばたきをせず，右側から近づけた時にまばたきをすれば，その患者には両眼の左側の視野欠損があることが推測されます．

　視野障害を理解するためには，網膜からの情報がどのような経路で後頭葉の視覚中枢まで伝えられるかを知っておく必要があります．

　図40に視覚刺激の伝達経路を示してあります．さらに，この視覚路が障害された場合に，損傷部位の違いによってどのようなタイプの視野障害を生じるかも示してあります．

　視覚情報は以下の経路で，最終的に後頭葉にまで伝えられます．

　網膜の視細胞→視神経→視神経交叉→視索→外側膝状体（視床にある）→内包後脚→視放線（側頭葉，頭頂葉）→視覚野（後頭葉）

　網膜の鼻側半分から発する視神経の情報は，交叉して反対側の視覚野に到達し，網膜の耳側半分からの視覚情報は同側の視覚野に到達します．

　したがって，右眼でも左眼でも視野の左半分の視覚情報は右の脳に入力され，また両眼の視野右半分の情報は左の脳に入力されます．

また視神経の一部は視索から別れて中脳上丘のエディンガー・ウェストファル核（Edinger-Westphal〈E-W〉nucleus，後述）に連絡し，対光反射（後述）を引き起こします．

視神経交叉前の視神経に障害があれば当然のことですが，障害のある側の片眼の盲を生じます．

視神経交叉の障害では，両側の網膜鼻側から発する視神経が損傷されるので両耳側半盲（両眼とも耳側の半盲）を生じます．視神経交叉の近くには脳下垂体があり，下垂体腫瘍の症状として両耳側半盲を生じることはよく知られています．

視神経交叉よりも後方の視索以降の障害では，同名性半盲（homonymous hemianopsia，両眼ともに，損傷される部位の反対側半分の視野欠損）を生じます．同名性半盲とは両眼ともに同じ側が見えない視野障害という意味です．左脳が損傷されれば両眼の右側の視野欠損が起こり，右脳が損傷されれば両眼の左側の視野欠損を生じます．

しかし，側頭葉から頭頂葉にわたって広く走行している視放線はその一部だけが損傷されることが多いので，側頭葉病変では同名性上四半盲（上1/4の盲），頭頂葉病変では同名性下四半盲（下1/4の盲）を生じます．

後頭葉の損傷で半盲を生じる場合に，中心部の視野が保たれることがありこれを黄斑回避といいます．この原因として2つの説があります．

1つは，黄斑は眼底の中心部にあり，そこからの視覚情報は後頭葉の広い場所に投射しています．したがって後頭葉が虚血に陥った場合に，後頭葉のすべてが完全に損傷されなければ，ある程度の中心視野は残るものと考えられます．

もう1つは血流が関係しているというものです．中心視野に関わる視覚野は後頭葉極にあり，そこでは側副血行路が発達しています．したがってその場所は血管障害が生じても血流が保持されやすいので，中心部の視野の障害は生じにくいというものです．

● 眼底検査

眼底鏡を使って瞳孔の中に光を入れて覗き込み，眼底（ocular fundus）の検査を行います．

視神経乳頭（視神経そのもの）を見ることができます．視神経炎では，乳頭浮腫（papilloedema，乳頭の発赤，腫脹）を生じます．脳腫瘍などで頭蓋内圧亢進が起こると，うっ血乳頭（choked disc）という乳頭浮腫に似た異常が起きます．視神経萎縮では乳頭が蒼白になります．

眼底を見ることによって，動脈硬化の程度や糖尿病性変化も観察することもできます．

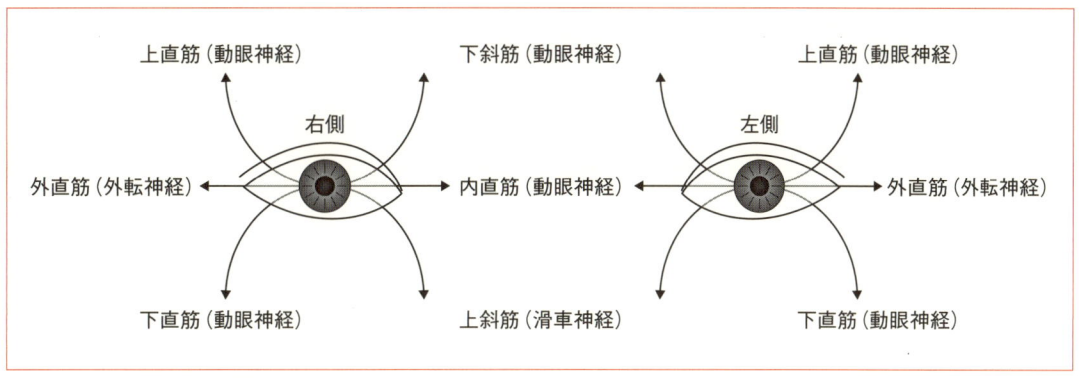

図41 眼球運動の脳神経支配

第Ⅲ脳神経（動眼神経 oculomotor nerve），第Ⅳ脳神経（滑車神経 trochlear nerve），第Ⅵ脳神経（外転神経 abducens nerve）

　眼球運動の中枢は前頭葉の第8野（前頭眼野）と後頭葉の17，18，19野に存在し，これらの皮質中枢から出た神経線維は内包膝部を通って脳幹の動眼（Ⅲ），滑車（Ⅳ），外転（Ⅵ）神経核に到達します．

　これらは主に外眼筋を支配し，眼球の運動を行う脳神経です（**図41**）．

　Ⅲ（動眼神経）は，外眼筋（内直筋，上直筋，下直筋，下斜筋）支配に加えて，上眼瞼挙筋支配と副交感神経支配とを含み，下記の眼球運動を行います．

　　内直筋——内転

　　上直筋——外転時の上転

　　下直筋——外転時の下転

　　下斜筋——内転時の上転

　Ⅳ（滑車神経）は上斜筋を支配し眼球の内転時の下転を行い，Ⅵ（外転神経）は外直筋を支配し眼球の外転を行います．

眼球運動の検査

　眼球の動きを調べます．患者に「頭を動かさず，眼だけ動かすように」と伝えます．検者が指を動かし，それを患者に追視させて眼球の動きの制限があるかを観察します．その時，検者の指が二重に見えるか（複視）もたずねてみます．

　図41に動眼神経，滑車神経，外転神経の支配する眼球の動きを図示してあります．

瞳孔の大きさや眼瞼下垂の観察

　眼球の動きを見ると同時に，瞳孔の大きさやその左右差を観察し，さらに瞼(まぶた)が垂れ下がっているかも観察します．

　脳神経は大脳からの支配を受けています．脳神経麻痺は脳幹にある脳神経核(下位運動ニューロン)および脳神経に対する直接的な障害に加えて，大脳と脳神経核を連絡する経路(皮質延髄路，上位運動ニューロン)が障害されても起こることになります．脳神経への直接的な障害によるものを核下性(あるいは末梢性)脳神経障害といい，大脳と脳神経核を結ぶ神経路の障害を核上性(あるいは中枢性)脳神経麻痺といいます．核下性(あるいは末梢性)脳神経障害は脳内あるいは脳外の病変で起こりますが，核上性脳神経麻痺は脳内病変に限られます．

　核下性眼球運動障害は動眼神経，滑車神経および外転神経麻痺によって生じ，複視(物が二重に見えること)を伴います．

　外転神経は脳幹を出た後の走行が長いので，遠隔部の脳腫瘍が頭蓋内圧亢進を生じた場合には，核下性外転神経麻痺を生じやすくなります．

　また動眼神経麻痺では眼筋麻痺に加えて，眼瞼下垂，瞳孔異常(散瞳，対光反射消失)を伴うことが多くみられます．

　なぜなら，動眼神経は外眼筋(眼球を動かす筋)を支配する以外にも，上眼瞼挙筋(文字どおり上瞼を挙げる筋)も支配し，さらに副交感神経成分(縮瞳を起こす)も含んでいるからです．したがって動眼神経麻痺では眼球運動障害に加えて，眼瞼下垂と散瞳も起こすことになるのです．

　動眼神経麻痺はさまざまな疾患で生じる症状ですが，糖尿病および脳動脈瘤が原因となることが多くみられます．

　副交感神経の瞳孔中枢は中脳上丘のエディンガー・ウェストファル核(E-W核，**図42**)にあり，その軸索は動眼神経の一部として毛様体神経節に終わります．そこからさらに短いニューロンが出て瞳孔括約筋を支配し縮瞳を起こすように働いています．そのために動眼神経麻痺が起こると，(縮瞳を引き起こす)副交感神経機能が損なわれて散瞳を生じることになります．

　エディンガー・ウェストファル核(E-W核)からの副交感神経成分は，動眼神経の最も外側を走っています．したがって動脈瘤による外側からの圧迫があるとまず散瞳が起こります．これに対して動眼神経を栄養する血管は神経の中心から栄養しており，糖尿病のためこの血管が損傷される場合は，最外側の副交感神経は障害を受けにくく，その結果，散瞳のない動眼神経麻痺を生じることになります．

　上述した，散瞳を伴う動眼神経麻痺は脳動脈瘤が原因であり，散瞳を伴わない動眼神経麻痺は糖尿病が原因のことが多いという事実はよく知られています．

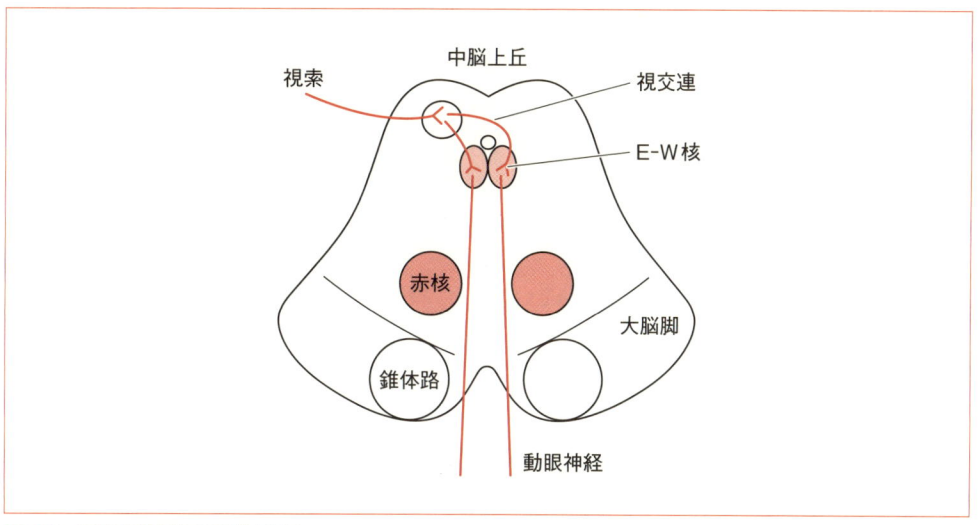

図42　副交感神経の瞳孔支配

　アトロピンのような抗コリン薬（アセチルコリン受容体遮断作用がある）は副交感神経の機能を抑制して散瞳を起こします．眼科で眼底を詳しく調べるために散瞳させる時にアトロピンを使うことがあります．

　散瞳はほかにアディー瞳孔（後述），パリノー症候群（後述）による副交感神経障害で生じます．

　上述したように眼瞼下垂を起こす原因の一つに動眼神経麻痺がありますが，それ以外には，ホルネル症候群（Horner syndrome）や重症筋無力症なども眼瞼下垂の原因になります．

　ホルネル症候群は交感神経の障害で生じる症状です．

　交感神経の瞳孔支配の走行は以下のとおりです．

　視床下部に一次ニューロン，第1胸髄の中心灰白質中間外側核に二次ニューロン，上頸交感神経節に三次ニューロンがあります．その三次ニューロンの軸索が瞳孔散大筋と瞼板筋（瞼の動きに関与）を支配しています．

　この経路の障害は障害と同側の縮瞳，眼瞼下垂，眼裂狭小を生じることになり，それをホルネル症候群といいます．

　橋出血では針先瞳孔（pin point pupil）という両側の顕著な縮瞳を起こすことが特徴的で，これは交感神経一次ニューロンの障害によって起こります．

🔴　対光反射

　対光反射（light reflex）は，瞳孔に光を入れて縮瞳するか否かを調べる反射です．

　その求心路は視神経で，遠心路は動眼神経です．光が網膜に入ると視神経，視索を介

して中脳上丘視蓋を通って両側のエディンガー・ウェストファル核（E-W核，**図42**）に入力され，その結果として，両側の縮瞳が起こります．光を入れた瞳孔が収縮することを直接対光反射といい，光を入れた瞳孔の反対側の瞳孔も収縮するのが間接対光反射です．上記経路のいずれかに損傷があれば対光反射が消失します．

輻輳反射，調節反射

輻輳反射（convergence reflex）ないし調節反射（accommodation reflex）は，両眼を内方に向けて，寄り目をさせると，縮瞳する反射です．近見反射（near reflex）ともいいます．

輻輳反射の経路は複雑で，脳幹にあるペルリア（Perlia）核が輻輳中枢となっており，さらに後頭葉が関与しています．対光反射の経路と輻輳反射の経路とは異なるため，対光反射で縮瞳せず，輻輳反射では縮瞳することがあります．そのような例としてアーガイル ロバートソン瞳孔（Argyll Robertson pupil）とアディー瞳孔（Adie pupil）があります．

● アーガイル ロバートソン瞳孔

両側の縮瞳，対光反射の消失，輻輳反射の保持（正常）が基本となる症状で，中脳上丘視蓋付近の対光反射の求心路の障害で生じるものです．昔，多かった神経梅毒の症状として有名でした．しかし神経梅毒以外にも多発性硬化症などで出現することがあります．

● アディー瞳孔

一側の散瞳，対光反射消失，輻輳では徐々に縮瞳するといった症状を示し，若い女性に多く出現します．アディー瞳孔に加えて，腱反射消失，自律神経症状があればアディー症候群とよばれます．

● マーカス ガン瞳孔

マーカス ガン瞳孔（Marcus Gunn pupil）は，一側の眼に軽度の視神経障害がある場合に生じる症状です．健側の眼に数秒間光をあてた後で患側の眼に光をあてると，患側の眼がわずかに縮瞳した後でむしろ散瞳が起こる現象のことです．健側の眼に光が入ると間接対光反射で患側の眼の縮瞳が生じますが，次いで患側の眼に光が入っても視神経障害（対光反射の求心路）があるので患側眼の縮瞳を生じないのです．多発性硬化症などでこの症状がみられます．

このように神経学では瞳孔異常を症状として捉えることが診断において重要です．日本人のようないわゆる有色人種は日常生活で他人の瞳孔を意識することはありません．しかし，私は若いころ，北米に留学したことがありますが，その時，白人で色素のうすい目の人では瞳孔の形や大きさがはっきりとわかることに驚いたことがあります．このようなことが，瞳孔異常が西洋の神経学で早くから重要視されるきっかけになったので

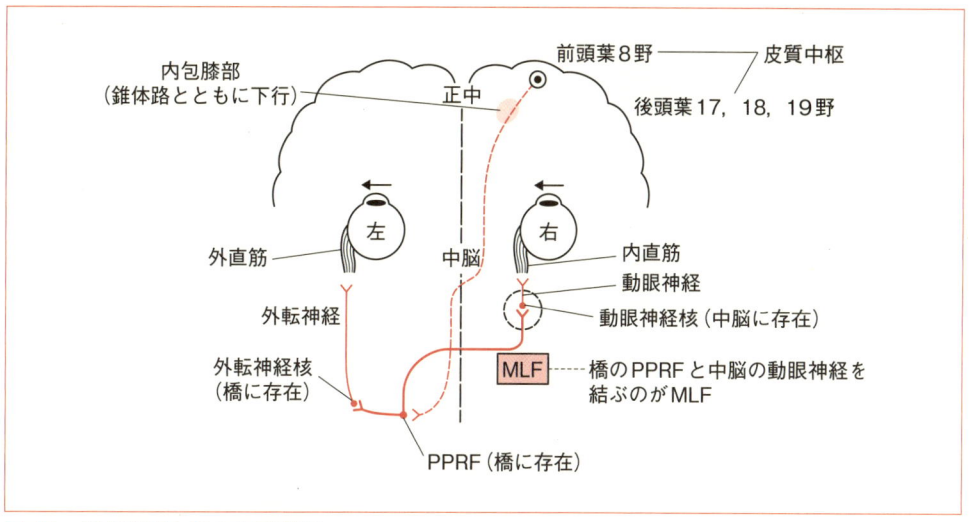

図43　側方注視中枢と内側縦束
（村川裕二 総監修〈新・病態生理できった内科学〉「7. 神経疾患」第3版，医学教育出版社；2011. p119より）

はないかと思ったことがありました．臨床神経学は医学の他の分野と同様，ヨーロッパで発展した歴史があります．

注視麻痺

　核上性眼球運動障害では，ある特定の方向を見つめることができなくなる注視麻痺（gaze palsy）を生じます．この場合は核下性眼球運動障害とは異なり，両眼の麻痺の程度が同じなので複視は生じません．

　注視麻痺には側方注視麻痺と垂直注視麻痺とがあり，側方注視麻痺は前頭葉と橋の損傷で生じ，垂直注視麻痺は中脳の障害が原因となります．

　側方注視中枢は前頭葉（前頭眼野，ブロードマン8野）と，橋の傍正中橋網様体（paramedian pontine reticular formation：PPRF）とに存在します（**図43**）．前頭葉の側方注視中枢は反対側の橋PPRFを介して両方の眼球を，前頭葉から見て反対側方向に動かします．橋PPRFにとっては同側へ動かしていることになります．これらの側方注視中枢が損傷されると，元来の注視方向とは逆方向に両眼球が偏倚（偏るという意味）することになります．

　前頭眼野から橋のPPRFへと向かう注視路は中脳レベルで交叉します．したがって前頭眼野の注視中枢あるいは，この皮質中枢とPPRFとの連絡が障害されると，両方の眼球が病巣側をにらむ方向に偏倚します．このように両眼がそろって特定の方向を向いている現象を共同偏倚（conjugate deviation）といいます．

　橋PPRFの損傷の場合には，病巣の反対側をにらむ方向に両方の眼球が偏倚します．

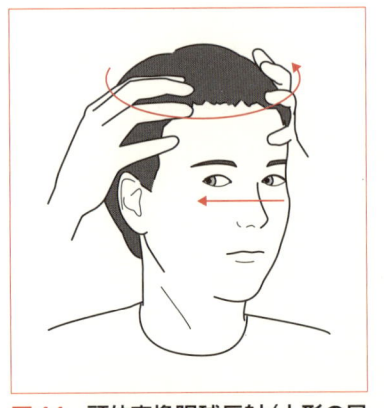

図44　頭位変換眼球反射 (人形の目現象)

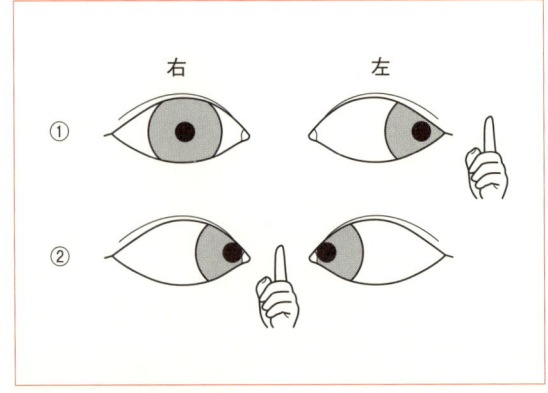

図45　核間性眼筋麻痺
①左方に側方注視させた場合に (患者の右眼の) 内転ができない.
②輻湊 (内側への寄り目) 時には (患者の右眼の) 内転が可能である.

頭位変換眼球反射

　眼筋麻痺が核上性か核下性かを区別するためには, 頭位変換眼球反射 (oculocephalic reflex：OCR) を行います (図44). 例えば, 両眼が右方向に動かない場合には, 頭部を左方向に急速に回転させてみます. (脳幹に異常のない) 核上性麻痺の場合にはこの反射が陽性となり, 眼球は正中を越えて右に移動しますが, (脳幹に障害のある) 核下性麻痺ではこの反射が陰性となり, 眼球は固定したままで動きません.

　このように頭を急速に左右に動かすと, 眼球が頭の運動方向とは反対の方向に動く現象を「人形の目現象」陽性ともいいます. 眼の動く人形で見られる現象と同じなのでこのようにいうのです.

　この現象は意識障害時の脳幹障害の有無をみるための検査としても重要です. 意識障害があっても, 脳幹に異常がない場合は人形の目現象は陽性になります.

　これに対して, 脳幹に障害のある意識障害の場合は, 両側性に人形の目現象は陰性となります. 脳死の判定にもこの検査は使用されます.

核間性眼筋麻痺

　眼球運動障害については核間性眼筋麻痺 (internuclear ophthalmoplegia) も重要な症状です (図43, 45).

　橋の背側に縦に長く延びる内側縦束 (medial longitudinal fasciculus：MLF) という構造物が存在します. これは外転神経 (Ⅵ) 核と動眼神経 (Ⅲ) 核とを結合する役割をもっています.

　脳幹の側方注視中枢は前述のように橋のPPRFです．PPRFは同側の外転神経と反対側の動眼神経の両方に指令を出して，同側の眼球の外転（外転神経の機能）と，反対側の眼球の内転（動眼神経の機能）を生じさせて，側方を注視させます．つまり，PPRFの存在する側への両眼の側方注視を行わせます．PPRFと反対側の動眼神経核とを結び，反対側の眼球を内転させる指令を伝達しているのが内側縦束（MLF）です．

　一側の内側縦束（MLF）が損傷された場合に，側方注視を行わせると，内側縦束（MLF）病変と同側の眼球の内転は不可能になりますが，反対側の眼球を外転（眼振を生じるものの）させることは可能です．しかし，側方注視時には内転ができない眼球でも，輻輳（両眼を内方に寄り目をさせる）時には内転させることが可能です．この理由としては，内側縦束（MLF）が障害されても，輻輳中枢であるペルリア核は損傷されないからであるとされます．このように側方注視をさせた時には眼球の内転障害が生じるものの，輻輳をさせた時には内転障害が生じない状態を核間性眼筋麻痺とよび（**図45**），この症状は内側縦束（MLF）が損傷されている証拠になります．外転神経核と動眼神経核との間を結ぶ内側縦束（MLF）の障害で起こる眼筋麻痺なので，核間性眼筋麻痺と呼ばれています．

　多発性硬化症という病気では両側の核間性眼筋麻痺を生じるのが極めて特徴的な症状とされています．内側縦束（MLF）は第四脳室に近く，多発性硬化症の病巣は脳室周囲に起こりやすいからです．

● パリノー症候群

　パリノー症候群（Parinaud syndrome）は，散瞳，対光反射と輻輳反射の消失，上方注視障害を生じるもので，中脳上丘の障害で起こり，松果体腫瘍で出現します．これは中脳上丘に垂直方向の注視中枢が存在するためです．

● 毛様体脊髄反射

　毛様体脊髄反射（ciliospinal reflex）は痛み刺激によって散瞳する反射であり，意識障害時の脳幹障害の有無の判断に役立ちます．

● 眼振

　眼球運動の検査の時は眼振（nystagmus）の有無を調べておくことも重要です．

　眼振とは眼球の規則的往復運動のことで，小脳，脳幹，末梢前庭系（内耳迷路，聴神経〈第Ⅷ脳神経〉，前庭神経核）の障害で生じます．

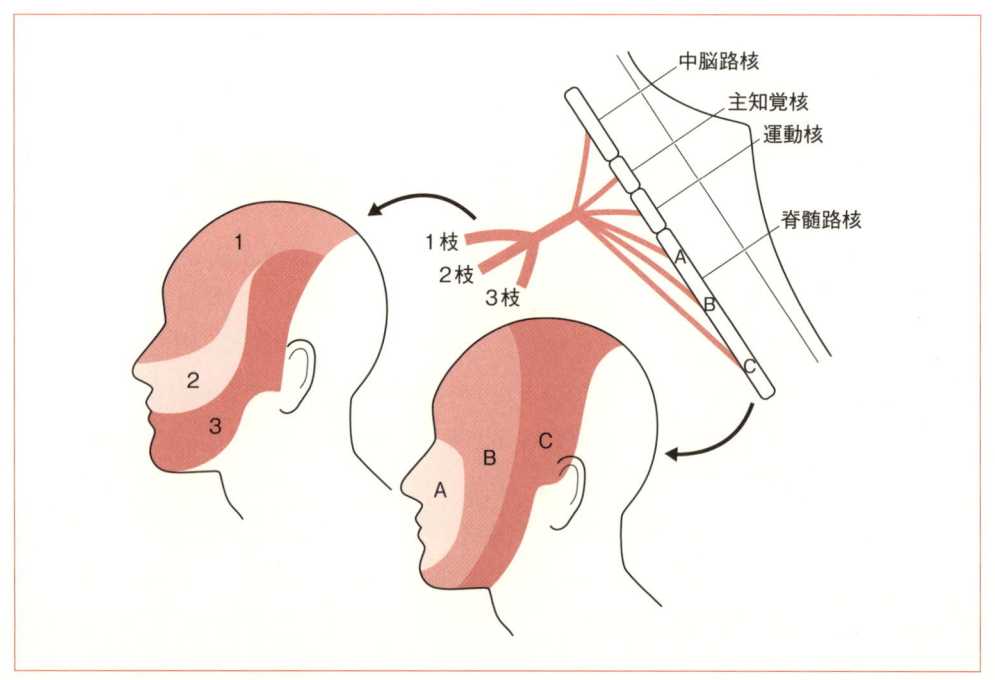

図46 三叉神経の顔面感覚支配
顔面の体性感覚情報は三叉神経によって伝えられる．3つの枝の分布を示す．脳幹には3つの知覚核が存在する．その中の温痛覚の伝導に関与する脊髄路核は上位頸髄まで下行している．

第V脳神経 (三叉神経 trigeminal nerve)

運動機能と体性感覚

三叉神経は咀嚼筋などの運動機能と，顔面ならびに前頭部の体性感覚 (**図46**) を司っています．口腔の感覚も三叉神経ですが，咽頭喉頭の感覚は舌咽神経支配です．

運動機能については，しっかり歯で咬むことができるかどうか(咬筋の機能)を調べます．

体性感覚障害の有無については，筆，ティッシュペーパー，楊枝などで顔面の触覚や痛覚などを調べます．痛覚検査は，以前はルーレット(圧痛覚計)を用いることが多かったのですが最近は感染の危険もあるのであまり用いられなくなっています．

三叉神経の感覚枝は1枝(眼神経)，2枝(上顎神経)，3枝(下顎神経)から成り，半月神経節を介して橋に入ります．脳幹には三叉神経の3つの知覚核が存在します．その中で主知覚核は触覚，三叉神経脊髄路核は温痛覚，中脳路核は位置覚の伝導に関与しています．

三叉神経脊髄路は橋から上位頸髄まで下行していますが，顔面中央からの神経線維は延髄部分で終わり，顔面周辺からの神経線維は頸髄まで下行しています．したがって頸

髄障害があると，顔面周辺に同心円状の温痛覚低下を生じます．このような症状を，たまねぎの皮を剝くような形という意味で「たまねぎ形成（onion bulb formation）」型の感覚障害といいます．このような症状は，例えば，頸髄を障害する脊髄空洞症という病気で出現します．

これに対し，一側の顔面全体の温痛覚低下がある時は，橋か延髄の障害があることになります．

顔面のすべての感覚情報は知覚核を経由した後，反対側に交叉して三叉神経視床路となり，脊髄視床路とともに視床に到達し，次いで内包後脚を経て最終的に頭頂葉中心後回の感覚野に到ります．

視床の病変があれば反対側の顔面を含む半身の感覚障害を生じることになります．

● 角膜反射

角膜反射（corneal reflex）は，細い脱脂綿を角膜に触れると閉眼する反射であって，求心路は三叉神経であり，遠心路は顔面神経です．かなり鋭敏な検査で，脳幹障害で消失します．

● 下顎反射

下顎反射（jaw jerk，jaw reflex）は，口を半開きにさせ，頤をハンマーで叩くと咬筋が収縮する反射ですが，正常では出現しません．両側上位運動ニューロン障害（偽性球麻痺）があると出現します．

第Ⅶ脳神経（顔面神経 facial nerve）

顔面の表情筋の動きを支配することが顔面神経の最も大きな機能です．表情筋には上から，前頭筋，眼輪筋，口輪筋があります．

前頭筋検査では額のしわよせを指示します．前頭筋の障害があると額のしわよせができなくなります．

眼輪筋検査では閉眼を指示します．眼輪筋麻痺では閉眼ができなくなります．閉眼できずにいつも眼球が露出してしまう状態を兎眼といいます．閉眼できないでいると，目を傷つけることが多くなり目が赤くなるので兎眼と言われるのです．麻痺が軽い時は，閉眼時に健側ではまつ毛が隠れますが，患側ではまつ毛が隠れない現象を生じ，これをまつ毛徴候といいます．

口輪筋検査では，歯をむき出しにして「いー」と発音させるようにすると，麻痺側で鼻唇溝が浅くなり口角が下がる様子を見ることができます．

上部顔面筋（前頭筋と眼輪筋）を支配する顔面神経核（橋にある）は，両側の大脳皮質

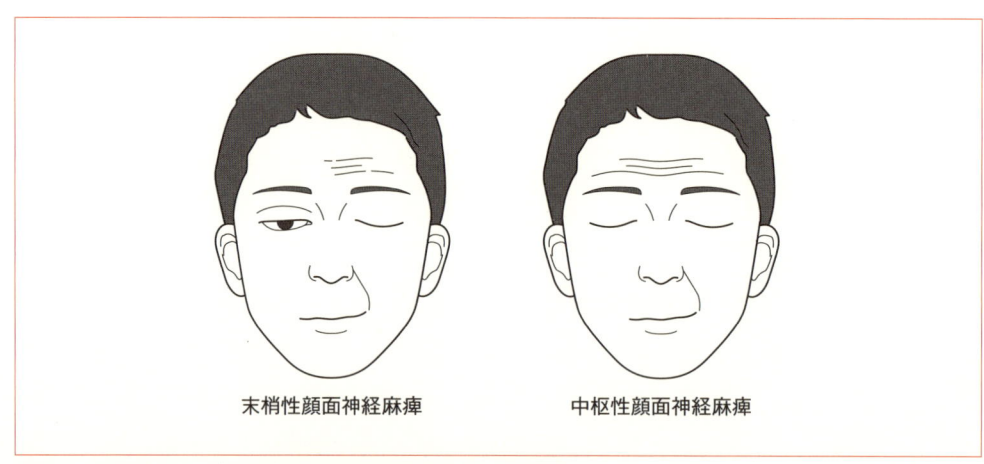

末梢性顔面神経麻痺　　　　　　　中枢性顔面神経麻痺

図47　末梢性および中枢性顔面神経麻痺 (患者の右顔面)
末梢性顔面神経麻痺 (図左) では上部顔面筋および下部顔面筋の両方が麻痺している. 中枢性顔面神経麻痺 (図右) では, 上部顔面筋の障害はなく, 下部顔面筋の麻痺だけを生じている.

運動野から支配されています. 前頭筋は完全な両側支配を受けています. これに対して, 眼輪筋は一応, 両側支配を受けているのですが, その程度は軽く, 片側からの支配が強くなっています.

下部顔面筋 (口輪筋) は, 反対側の大脳皮質からのみ支配されています.

したがって, 一側性の上位運動ニューロン障害では反対側の口輪筋麻痺のみが生じ, 上部顔面筋は障害されないことになります. これが片側性の中枢性 (核上性) 顔面神経麻痺の特徴です. これに対し, 顔面神経核以下の末梢性障害では, その側のすべての顔面筋麻痺を生じることになります (**図47**).

脳卒中などで内包が障害されると反対側の中枢性 (核上性) 顔面神経麻痺を生じます.

末梢性顔面神経麻痺を生じる原因で多いのは, 顔面が寒風にさらされた後で起こることが多いベル麻痺 (Bell palsy) です. 両側性の末梢性顔面神経麻痺はギラン・バレー症候群 (Guillain-Barré syndrome) などで起こります.

前述のように前頭筋は両側の大脳運動野からの支配を受けています. したがって皮質延髄路の片側の障害 (核上性顔面神経麻痺) では前頭筋麻痺は起こりません. しかし皮質延髄路が両側で障害されると前頭筋も麻痺してきます. その時には, 核上性顔面神経麻痺と末梢性顔面神経麻痺の鑑別が難しくなるので, 双方を鑑別する必要が出てきます.

核上性麻痺の場合には顔面筋への大脳からの抑制が失われ, その結果, 理由もなく突然に泣き顔 (強制泣き〈forced crying〉) や笑い顔 (強制笑い〈forced laughing〉) を生じることがあり, さらに偽性球麻痺による嚥下障害, 構音障害を伴うことが多くみられます. 多発性脳梗塞や筋萎縮性側索硬化症 (ALS) などでこのような症状が出現します.

　　強制泣きや強制笑いは反射的に生じるもので実際の感情は伴わないのですが，実際の情動の変化を伴って泣き笑いの表情が出現する場合もあり，それを情動失禁（emotional incontinence）といいます．情動失禁は血管性認知症に出現しやすい症状です．

　　顔面神経には舌前2/3の味覚を伝える神経，涙腺や唾液腺を支配する副交感神経成分，耳小骨の1つのアブミ骨に付着し音を小さくするように働くアブミ骨筋を支配する成分も含まれています．

　　そのため末梢性顔面神経障害の場合には，その障害部位の差によって味覚障害，流涙，聴覚過敏などの症状がいろいろに組み合わされて出現することがあります．

第Ⅷ脳神経（聴神経 acoustic nerve，内耳神経）

　　聴神経は聴覚を伝える蝸牛神経（cochlear nerve）と平衡感覚を伝える前庭神経（vestibular nerve）とから成ります．

聴覚検査

　　聴覚の検査では，音叉を振動させ耳に近づけて聴力を調べます．

　　難聴は外耳道，鼓膜そして耳小骨までの障害によって起こる伝音性難聴と，内耳の蝸牛から脳幹の蝸牛神経核までの神経障害によって起こる感音性難聴に分けられます．

　　脳幹から側頭葉聴覚中枢までの中枢神経系内の障害で難聴が生じることは稀です．なぜなら脳幹の蝸牛神経核から発する聴覚路は両側性に走行するので損傷されにくいからです．

伝音性難聴と感音性難聴の鑑別

●ウェーバー試験

　　音は空気伝導（気導）と骨伝導（骨導）の両方の経路で内耳の蝸牛に伝わります．気導の音は鼓膜，耳小骨を介して蝸牛に伝わり，骨導の音は直接，蝸牛に伝わります．

　　伝音性難聴では気導が選択的に障害され，感音性難聴では気導と骨導の両方が障害されます．

　　伝音性難聴と感音性難聴の区別を行う検査にウェーバー試験（Weber test）があります．前額中央に振動する音叉の柄をあて，左右の耳に同じように聞こえるかを比較する検査です．これは骨導の音の聞こえを調べるものです．

　　ウェーバー試験を行うと，健常者では左右に偏らず，真ん中に音を感じます．これに対して，伝音性難聴では外界の音が聞こえていない患耳側で骨導の音が大きく聞こえます．感音性難聴では患耳では骨導の音が認知されず，健側の耳で大きく聞こえます．

● リンネ試験

音叉を振動させ，その柄を乳様突起にあててしばらく待ち（音叉の振動が減弱して）その音が聞こえなくなったら，次にその音叉の先端を外耳孔にあてて再び音が聞こえるかを尋ねます．乳様突起にあてた時に聞こえる音は骨導であり，外耳孔から聞こえる音は気導です．前述のような検査をすると，健常者では乳様突起にあてて聞こえなくなった音が，外耳孔に近づけると再び聞こえます．これをリンネ試験（Rinne test）陽性といいます．

空気伝導では中耳の振動の増強作用を通して音を知覚するため，わずかな音でもよく聞こえる仕組みになっています．つまり，骨を通して聞くよりも，鼓膜を通して聞くほうがよく聞こえるようになっています．リンネ試験が陽性なのは健常者ないし感音性難聴の場合です．伝音性難聴では鼓膜を介しての音が聞こえずリンネ試験は陰性です．

● めまい・耳鳴り

めまい，耳鳴りなどの有無をたずねることも必要です．内耳には蝸牛神経と前庭神経とがあるので，難聴にめまいを伴っていれば，多くは感音性難聴です．

● 前庭機能の障害

前庭系（vestibular system）は，視覚や（筋，関節からの）固有感覚とともに，身体の平衡を司る機能を営んでいます．

前庭感覚器は内耳にあり，3つの半規管と2つの耳石器から成っており，半規管は頭の回転運動を感知し，耳石器は重力を感知します．これらの感受器からの情報は前庭神経を介し，蝸牛神経と一緒になって聴神経となり，延髄の前庭神経核や小脳に伝えられます．さらに前庭神経核のニューロンは小脳，脊髄，外眼筋支配運動核などに連絡しています．このシステムによって姿勢に応じてバランスをとったり，眼を動かしたりすることが可能になります．前庭神経核はサイズが大きいので，血流障害などで損傷されやすく，症状としてめまいや眼振を起こします．

前庭機能障害の主な症状は平衡障害とめまいです．

平衡障害では起立や歩行が不安定となり，またロンベルク徴候が陽性になります（後述）．

めまいには，「まわりのものがぐるぐる回っているようにみえる」回転性めまい（vertigo）と，「床がぐらぐら揺れる」ように感じる浮動性めまい（dizziness）があります．回転性めまいは末梢性のめまいとも言われ，内耳，前庭神経，前庭神経核の障害によるものが多く，浮動性めまいは中枢性のめまいと言われ，前庭神経核よりもより中枢の障害によるものが多いとされています．

めまいの原因は眼振（nystagmus）です．前庭神経が障害されると患側方向に両眼球が偏倚するものの，すぐに眼球を正中に戻す急速な是正運動が起きます．これが反復さ

れるのが眼振です．眼振の方向は急速相として定義されています．

　眼振は前庭（迷路）性眼振と，小脳および脳幹の障害で起きる中枢性眼振に分けられます．

　生理的に生じる眼振もあります．視運動性眼振（optokinetic nystagmus）とカロリック試験による眼振です．視運動性眼振とは走っている電車の窓から外の景色を見ている時に生じる眼振です．

　カロリック試験（caloric test）とは次のような試験です．

　背臥位で片側の耳に冷水（30℃）か温水（44℃）を注ぎます．冷水は半規管からの出力を抑制して注水側とは反対側に向かう眼振を生じ，温水は半規管を刺激して注水側に向かう眼振を生じます．この覚え方として，英語ではCOWS（cold opposite, warm same）といい，日本語では「ヒトミさんは冷たくされると去っていく」といいます．正常ではこのような眼振が誘発されるのに，前庭機能の障害があると誘発されません．

第Ⅸ脳神経（舌咽神経 glossopharyngeal nerve），第Ⅹ脳神経（迷走神経 vagus nerve）

　軟口蓋，咽頭の運動機能と感覚機能を司っています．また副交感神経成分として，舌咽神経には耳下腺からの唾液分泌を司る機能があり，迷走神経は胸腔と腹腔の内臓（心臓，肺，胃腸など）の機能を支配しています

　舌咽神経と迷走神経の機能障害は区別しにくいので一緒に調べることになります．

軟口蓋，咽頭の運動機能の検査

　まず嚥下障害，構音障害の有無を調べます．嚥下障害については，患者に食事や水を飲み込む時，むせやすいかをたずねます．

　構音障害については患者の話し方から判断します．患者に「パタカ，パタカ」と発音させることがよく行われます．「パ」という口唇音がうまく言えなければ顔面神経の問題，「タ」という舌音がうまく言えなければ舌下神経の問題，「カ」という口蓋音がうまく言えなければ迷走神経の問題があるという判断ができます．

　さらに咽喉の動きを検査していきます．口を開けさせ「あー」と言わせて，口蓋垂や咽頭後壁の動きをみます．一側に麻痺があると，口蓋垂は健側に偏倚し，咽頭後壁も健側の方にひっぱられるように見える現象が見られます．これをカーテン徴候（curtain sign）といいます．

咽頭反射，催吐反射

　咽頭反射（pharyngeal reflex）または催吐反射（gag reflex）は，咽頭後壁に舌圧子で

触れると「げー」と嘔吐しそうになる反射で，求心路は舌咽神経，遠心路は迷走神経です．この反射に左右差があれば病的意味があります．

● 球（延髄）麻痺

球（延髄）麻痺 (bulbar palsy) は，延髄の障害で脳幹の神経核（舌咽神経，迷走神経，舌下神経）が障害され，構音障害，嚥下障害を生じる状態のことで，筋萎縮性側索硬化症 (ALS)，ギラン・バレー症候群などで生じます．

● 偽性球麻痺

舌咽神経，迷走神経の運動神経核は大脳から両側性に支配されています．したがって一側性の上位運動ニューロン障害では症状が出現しません．しかし，両側の皮質延髄路（皮質核路）の障害では，構音障害，嚥下障害を生じます．これを偽性球麻痺 (pseudobulbar palsy) といいます．偽性球麻痺では強制泣き，強制笑いを伴うことがあることは前述したとおりです．筋萎縮性側索硬化症 (ALS)，多発性脳梗塞などで生じます．

● 構音障害

構音障害 (dysarthria) は，発語に関係する末梢神経や筋肉の障害のため，呂律がまわらなくなり，発語が困難になることを意味しています．これは大脳皮質の言語中枢の損傷による失語症とは異なる状態です．構音障害は球麻痺，偽性球麻痺の他に，小脳性運動失調，パーキンソン病などの錐体外路障害，重症筋無力症などの筋障害で生じます．

第XI脳神経（副神経 accessory nerve）

胸鎖乳突筋，僧房筋を支配する運動神経です．胸鎖乳突筋については，頸を横に向ける力を調べます．僧房筋については肩を挙上させる力を調べます．

第XII脳神経（舌下神経 hypoglosal nerve）

舌筋を支配する運動神経です．舌下神経核は主に反対側の上位運動ニューロン（皮質延髄路）で支配されていますが，一部は両側性に支配されています．核下性障害では舌が障害側に偏倚します．両側性の上位運動ニューロン障害の場合は舌を前につき出せなくなります．舌下神経核（下位運動ニューロン）の障害では舌の顕著な萎縮と線維束性収縮（細かいふるえ）を生じます．

3 運動系の診察

四肢の筋力

四肢の筋力（muscle power）の診察では，近位筋および遠位筋を調べていきます．

近位筋の筋力低下の原因は，主に筋疾患です．上肢の挙上（上肢の近位筋），座った位置からの起立（下肢の近位筋）を命じることによって，近位筋の筋力の程度を判定します．

遠位筋の筋力低下の原因は主に神経疾患です．歩行の状態，つま先立ち，かかと立ちを命じるなどで，下肢の遠位筋の筋力の程度を知ることができます．上肢の遠位筋の筋力については握力を調べます．握力計の数値は筋力の定量に役立ちます．

● バレー徴候

軽度の麻痺を見つけるにはバレー徴候（Barré sign）検査があります（図48）．上肢，下肢の軽度の麻痺を見つける検査です．

● 上肢

手のひらを上にして両腕を前方水平に挙上させ，さらに閉眼させてしばらくそのままに保つように命じます．軽度の麻痺があると麻痺側の上肢は回内しつつ下降してきます．これは錐体路障害があると，回内筋の緊張が回外筋の緊張よりも高く，また屈曲筋が伸筋よりも緊張が高くなるためです．

● 下肢

うつ伏せにして，両側の下腿を膝関節が135°くらいに開くような位置に保持させます．軽度の麻痺があると，麻痺側は自然に下降します．

● ミンガッチーニ徴候

ミンガッチーニ徴候（Mingazzini sign）は，背臥位で股関節と膝関節を直角に屈曲した肢位を保つように指示した場合に，軽度の麻痺があると障害側の大腿と下腿が徐々に下降する徴候です．

● 徒手筋力テスト

個別の筋力について，さらに正確な判定には徒手筋力テスト（manual muscle testing：MMT）を試行します．これは個々の筋肉に逆方向の力を加えて，これに抵抗させることでその筋肉の力を調べるものです．表8に筋力の6段階を示します．

主に次のような筋力を検査します．図49にその中のいくつかについて具体的なやり

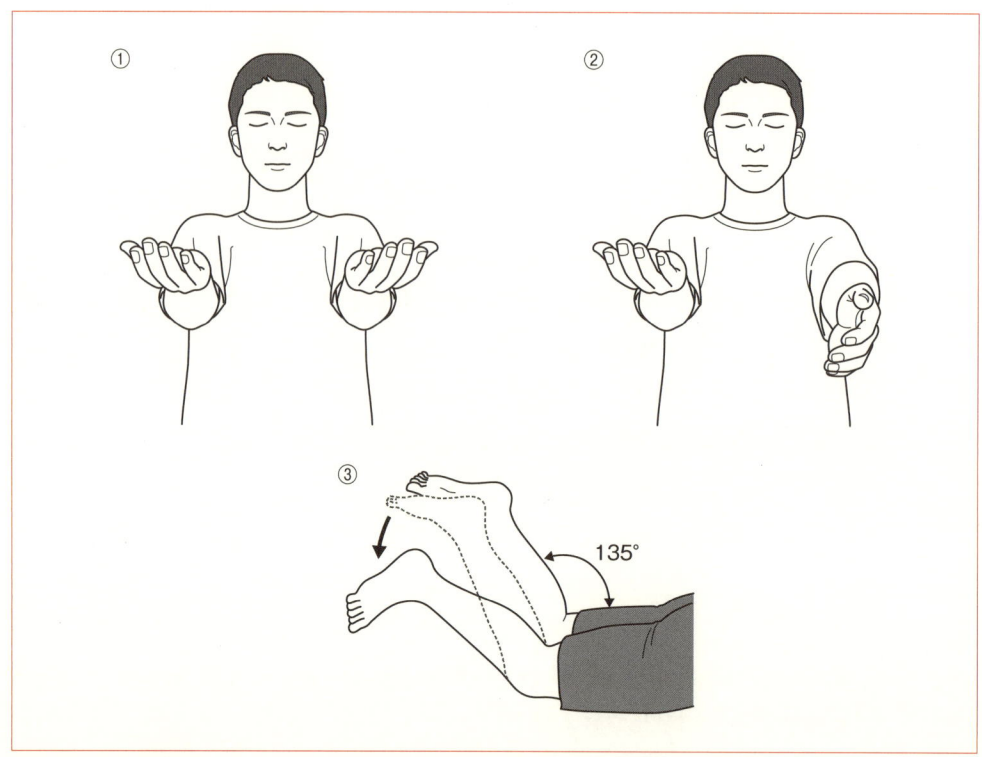

図48 バレー徴候
上肢のバレー試験では，①両手を正面に向かって挙上させ，掌を上向きにして閉眼させる．②軽度の麻痺（この図では被検者の左側）があると，前腕が内転し腕全体が下方におりてくる．
下肢のバレー試験では，③腹臥位にして下肢の膝関節を135°に保持させると，軽度の麻痺があれば麻痺側の下腿が下方におりてくる．

表8 筋力の段階

5	正常（normal）	強い抵抗を加えても完全に運動しうる
4	優（good）	若干の抵抗に打ち勝って運動できるが完全ではない
3	良（fair）	重力に抗して完全に運動できる
2	可（poor）	重力を除いて水平面内で運動すれば完全に運動できる
1	不可（trace）	筋収縮は起こるが，運動は生じない
0	ゼロ	筋収縮が全く起こらない

方を図示します．図中の黒矢印は検者が力を加える方向，赤矢印は被検者が抵抗して力を入れる方向を示します．

● 頸部屈曲（前屈）（C1-6）

　被検者に頸部を前屈させ，検者は被検者の前額を背側に押して，抵抗する筋力を判定します．

①三角筋の筋力検査（C5, 6；腋窩神経）

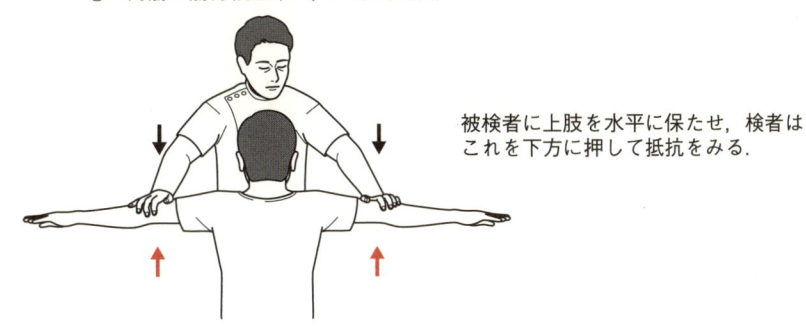

被検者に上肢を水平に保たせ，検者は
これを下方に押して抵抗をみる．

②上腕二頭筋の筋力検査（C5, 6；筋皮神経）

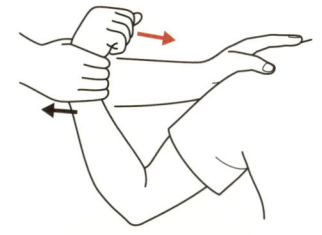

被検者には回外位の前腕を屈曲させ，検者
からの外力に抵抗する力をみる．

③腸腰筋の筋力検査（L1-3, 4；大腿神経）

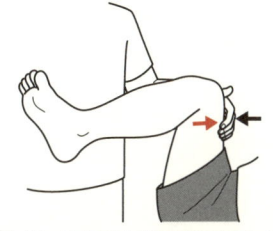

まず被検者に股関節と膝関節の両方を90°に
屈曲させる．検者がその股関節を伸ばそうとす
ることに対して，被検者が抵抗する力をみる．

④大腿四頭筋の筋力検査（L2-4；大腿神経）

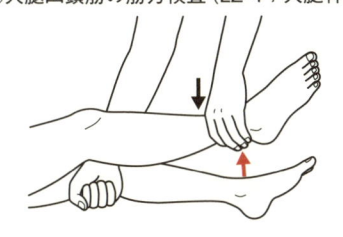

被検者は足を伸ばし，検者はそれを屈曲さ
せようとして，被検者の抵抗する力をみる．

⑤前脛骨筋の筋力検査（L4, 5；深腓骨神経）

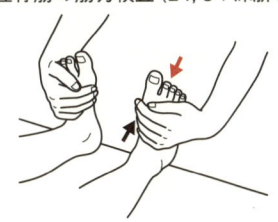

被検者の足首を背屈かつ少し内転させ，検者は足底
側に伸ばそうとして，被検者の抵抗する力をみる．

⑥腓腹筋（下腿三頭筋）の筋力検査（L5, S1, 2；脛骨神経）

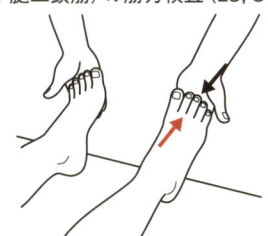

被検者に足首を足底方向に伸展させ，検者は足底から力を
加えて，被検者の抵抗する力をみる．

図49　筋力検査の例
赤矢印は被検者が抵抗して力を入れる方向．黒矢印は検者が力を加える方向．

- **頸部伸展（後屈）（C1-T1）**

被検者に頸部を後屈させ，検者は被検者の後頭部を前方に押して，抵抗する筋力を判定します．

- **三角筋の筋力検査（C5，6：腋窩神経）図49①**

被検者に上肢を水平に保たせ，検者はこれを下方に押して抵抗をみます．

- **上腕二頭筋の筋力検査（C5，6：筋皮神経）図49②**

被検者には回外位の前腕を屈曲させ，検者からの外力に抵抗する力をみます．

- **上腕三頭筋の筋力検査（C6-8：橈骨神経）**

被検者には肘関節を伸展させ，検者は被検者の肘関節を屈曲して，抵抗する筋力を検査します．

- **手関節の背屈（C6-8：橈骨神経）**

被検者には手関節を背屈してもらい，検者は自分の手を被検者の手背にあてて，抵抗する筋力を判定します．

- **手関節の掌屈（C6-T1：正中神経，尺骨神経）**

被検者には手関節を掌屈してもらい，検者は自分の手を患者の手掌にあてて，抵抗する筋力を判定します．

- **母指対立筋の筋力検査（C8，T1：正中神経）**

被検者には母指を小指と対立させてふれるようにさせ，検者はそれを開くように試みて，抵抗する筋力を判定します．

- **腸腰筋の筋力検査（L1-3，4：大腿神経）図49③**

まず被検者に股関節と膝関節の両方を90°に屈曲させます．検者がその股関節を伸ばそうとすることに対して，被検者が抵抗する力をみます．

- **大腿四頭筋の筋力検査（L2-4：大腿神経）図49④**

被検者は足を伸ばし，検者はそれを屈曲させようとして，被検者の抵抗する力をみます．

- **大腿屈筋群（ハムストリング筋群）の筋力検査（L4，5，S1，2：坐骨神経）**

被検者は膝関節を屈曲させ，検者はそれを伸展させようとして，被検者の抵抗する力をみます．

- **前脛骨筋の筋力検査（L4，5：深腓骨神経）図49⑤**

被検者は足首を背屈し，検者はそれを足底側に伸ばそうとして，被検者の抵抗する力をみます．

- **腓腹筋（下腿三頭筋）の筋力検査（L5，S1，2：脛骨神経）図49⑥**

被検者は足首を足底方向に伸展させ，検者は足底から力を加えて，被検者の抵抗する力をみます．

━━ 筋萎縮

視診と触診で筋萎縮（muscle atrophy）の有無を確かめます.

四肢近位部（肩，腰帯部）優位の萎縮は筋原性のことが多く，進行性筋ジストロフィーなどで見られます.

四肢遠位部優位の萎縮は神経原性のことが多く，筋萎縮性側索硬化症（ALS）などで生じます.

● 運動麻痺

筋力が低下して，随意的運動ができない状態を運動麻痺（motor paralysis）といいます. 軽度の麻痺を不全麻痺（paresis）といいます.

上位運動ニューロン，下位運動ニューロン，神経筋接合部，筋肉のいずれが障害されても麻痺を生じることになります.

錐体外路系や小脳が障害されても運動機能の障害を生じますが，筋力は保たれていて麻痺とはいいません.

麻痺には次のようなタイプがあります.

- **単麻痺（monoplegia）**

  1肢のみの麻痺（大脳皮質運動野の障害などが原因）.

- **片麻痺（hemiplegia）**

  右または左の上下肢の麻痺（内包の障害が多い，脳血管障害などが原因）.

- **対麻痺（paraplegia）**

  両下肢の麻痺（脊髄障害などが原因）.

- **四肢麻痺（quadriplegia）**

  四肢すべての麻痺（頸髄障害などが原因）.

- **交叉性片麻痺（alternate hemiplegia）**

  一側性の脳神経麻痺と反対側の片麻痺の組み合わせ（片側性の脳幹障害によって生じる）.

━━ 線維束性収縮

線維束性収縮（fasciculation）とは，皮膚の上から観察できる筋肉の細かい収縮のことです.

下位運動ニューロン障害（脊髄前角細胞や脳神経運動核細胞の障害）で出現します.

下位運動ニューロン障害では強い筋萎縮も生じるので，線維束性収縮は萎縮した筋肉に見られることになります.

　　線維束性収縮の発生メカニズムについては，下位運動ニューロンが障害されると，収縮の指令を発していた神経がなくなるために筋が無秩序となり，自ら勝手に収縮を起こすためと考えられています．

　　筋萎縮性側索硬化症（ALS）で舌下神経核ニューロンが障害されると，支配下の舌筋が萎縮し，その筋肉にミミズがはうような線維束性収縮の動きを見ることがあります．

　　このように線維束性収縮はALSなどの重要な徴候です．生理的にも筋肉が時にピクピクと動くことがあり，これは病的なものではありませんが，医療関係者の中には，この生理的収縮をALSの症状ではないかと恐れ，極端に心配する人がいます．

━━ 筋緊張

　　筋緊張（トーヌス，muscle tonus）の有無は，関節（肘，手，膝，足）を他動的に動かし，筋の抵抗を調べます．

　　初めから終わりまで抵抗がある（＝鉛管様〈lead-pipe〉），あるいはごつごつと歯車を回すような抵抗がある（＝歯車様〈cog-wheel〉）状態を，強剛（rigidity）あるいは固縮といいます．

　　手関節の強剛を調べている時に，患者に検査していないもう片方の手を挙げさせるなどの動作を課すと強剛が増強されることがあります．強剛はパーキンソン病のような錐体外路障害で生じます．

　　これに対し，初めは抵抗があっても，筋の伸展に伴い，すーっと抵抗が消失する現象を痙縮（spasticity）といい，錐体路障害でみられます．折りたたみナイフ現象ともいいます．脳卒中による片麻痺では，急性期には筋トーヌスが低下しますが，時間経過とともにトーヌスが亢進してきて痙縮を示すようになります．

　　パラトニー（paratonia）または抵抗症（Gegenhalten［独語］）という症状があります．これは四肢を受動的に動かすと無意識に力の入る現象のことで，認知症患者で生じることがあります．

　　筋緊張低下（hypotonia）は小脳障害，末梢神経障害，筋疾患などで生じます．

━━ 不随意運動

　　不随意運動（involuntary movement）は，自分の意志と関係なく無目的な運動が生じるもので，大脳基底核，脳幹，小脳などの病変が原因になります．

　　以下のタイプがあります．

● ミオクローヌス

ミオクローヌス（myoclonus）は，突発的な素早いピクっとした運動です．てんかんのミオクロニー発作，クロイツフェルト・ヤコブ病などで出現します．なお生理的にも入眠時に出現することがあります．

● 振戦

振戦（tremor）は，律動的なふるえのことで手に最も多く出現します．

これには下記に示すいくつかの種類があります．

● 静止時振戦（resting tremor）

パーキンソン病で出現します．時に丸薬を丸めるような手指の動きを示します（pill-rolling movement）．4〜8/秒の頻度でふるえます．

● 姿勢時振戦（postural tremor）

手指を伸展させた姿勢で出現します．本態性（家族性）振戦や甲状腺機能亢進症で出現します．

● 運動時振戦（kinetic tremor）

何か物をつかもうとする時などに出現します．小脳障害で見られます．企図振戦（intention tremor）ともいいます．

● アステリキシス

アステリキシス（asterixis）は，関節を背屈させて手指を伸展させると，手首を一定の位置に保持できない状態（固定姿勢保持困難）のことです．肝性脳症や腎不全で生じます．

● 舞踏病

舞踏病（chorea）は不規則で踊るような速い不随意運動のことです．ハンチントン病やシデナム舞踏病などで生じます．線条体，特に尾状核の障害が原因とされます．

● アテトーシス，アテトーゼ

アテトーシス（athetosis，アテトーゼ）は，ゆっくりした虫がはうような運動を示す状態で，周産期障害が原因の脳性麻痺でよくみられます．線条体の障害が原因になります．

● ジストニア

ジストニア（dystonia）は，ゆっくりとねじるような身体の動きを示し異常姿勢がめだ

つもので，筋の緊張状態が持続している状態です．線条体の機能異常が原因とされます．

● バリズム

バリズム(ballism)は上下肢を投げ出すような激しい不随意運動です．反対側の視床下核の障害によって生じます．

● ジスキネジア

ジスキネジア(dyskinesia)は口や舌のもぐもぐする動きや四肢の舞踏病様の運動を生じるもので，抗精神病薬長期投与やパーキンソン病治療薬の副作用で出現します．

筋強剛や振戦がある場合はパーキンソン病の可能性があります．そのような時，パーキンソン病は無動(身体の動きにくさ)，動作緩慢が主症状なので，その評価を行う必要があります．顔の表情の乏しさ(仮面様顔貌)や歩行開始時の動作を観察して無動症状の有無を見出します．

― 反射

● 深部腱反射

深部腱反射(deep tendon reflex)は，打腱器(ハンマー)で骨格筋の腱を叩打すると，骨格筋収縮を生じる反射です(図50)．腱を叩打して筋肉内の筋紡錘が伸展されると，その刺激が感覚神経によって伝えられ脊髄後根を経て脊髄灰白質に達します．次いで，脊髄前根から出る末梢神経を介して元の筋肉に達して筋収縮を起こします．この反射弓のどこかに異常があれば，腱反射は減弱・消失します．上位運動ニューロン(錐体路)は通常この反射弓回路に抑制をかけているので，錐体路障害があれば腱反射は亢進することになります．

腱反射を正しく誘発するためには，ハンマーを軽く握り，手首のスナップをきかせて軽やかに円を描くようにして叩打することが必要です．

腱反射のまとめを表9に示します．

腱反射亢進は錐体路徴候(上位運動ニューロン障害)です．表9に示した反射中枢よりも上の錐体路障害があると亢進します．

腱反射の評価についての表記は次のように行います．

　　(＋＋＋)：著明亢進

　　(＋＋)：亢進

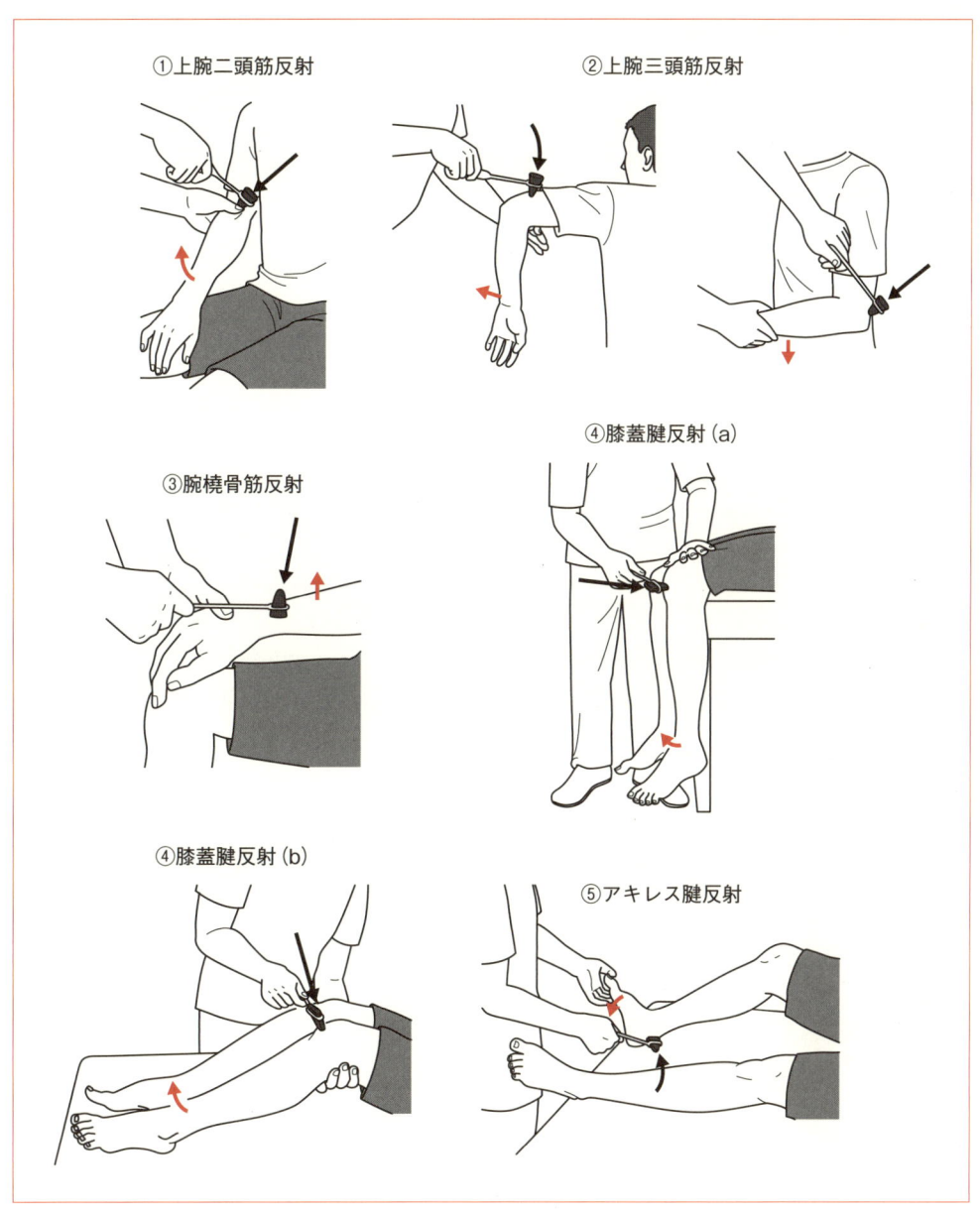

図50　腱反射の調べ方

　　（＋）：正常

　　（±）：低下

　　（−）：消失

　また腱反射が極端に亢進すると，間代（clonus）という現象がみられることがあります．下肢を伸展させて膝蓋骨を動かすと大腿四頭筋に律動的な収縮を起こすことがあり，これを膝蓋間代（patellar clonus）といいます．アキレス腱を伸ばした状態を続ける

表9　腱反射の一覧

下顎反射 (jaw jerk)	軽く開口させ，下顎を検者の指で押さえ，その上を打鍵器で叩くと，両側の咬筋の収縮が起こり，下顎が上昇する反射．正常では出現しない．反射中枢は橋にあり，三叉神経運動核よりも上の両側上位運動ニューロンの障害で生じる．
上腕二頭筋反射 (biceps reflex) (図50①)	検者の指を二頭筋腱上に置き，それをハンマーで叩く．前腕が屈曲．C5-6(第5，6頸髄)が中枢．
上腕三頭筋反射 (triceps reflex) (図50②)	肘関節を少しまげさせ，三頭筋腱を叩く．前腕が伸展．C6-8(第6-8頸髄)が中枢．
腕橈骨筋反射 (brachioradial reflex) (図50③)	橈骨下端を叩く．前腕が肘で屈曲．C5-6(第5，6頸髄)が中枢．
膝蓋腱反射 (knee jerk) (図50④)	大腿四頭筋腱を叩く．下腿が伸展．L2-4(第2-4腰髄)が中枢．この反射が出にくい場合は，イェンドラシック手技(Jendrassik maneuver)という増強法がある．これは患者の両手を組ませて左右に引かせると同時に膝蓋腱を叩くという方法．
アキレス腱反射 (Achilles tendon reflex, ankle jerk) (図50⑤)	アキレス腱を叩く．足関節が底屈．S1，2(第1，2仙髄)が中枢．

と下腿三頭筋の律動的収縮を起こすことがあり，これを足間代(ankle clonus)といいます．

　腱反射減弱は下位運動ニューロン障害，末梢神経障害で生じます．筋疾患の場合も反射の減弱を生じますが消失はしません．

● 病的反射

　病的反射(pathologic reflex)は，正常では出現せず，なんらかの病的状態で出現する反射です．

●バビンスキー反射

　足底の外側を，鈍器(鍵など)で踵(かかと)から母趾(足の親ゆび)までゆっくりこすると，母趾が背屈する反射をバビンスキー反射(Babinski reflex)といいます(図51)．その時，他の趾が扇のように開くこともあります．錐体路徴候として有名で診断的価値が高いものです．この反射は新生児では誰でも出現しますが，成長とともに消失します．

●チャドック反射

　踵(かかと)の外側をこすると，バビンスキー反射のように母趾が背屈する反射をチャドック反射(Chaddock reflex)といいます(図51)．やはり錐体路徴候です．

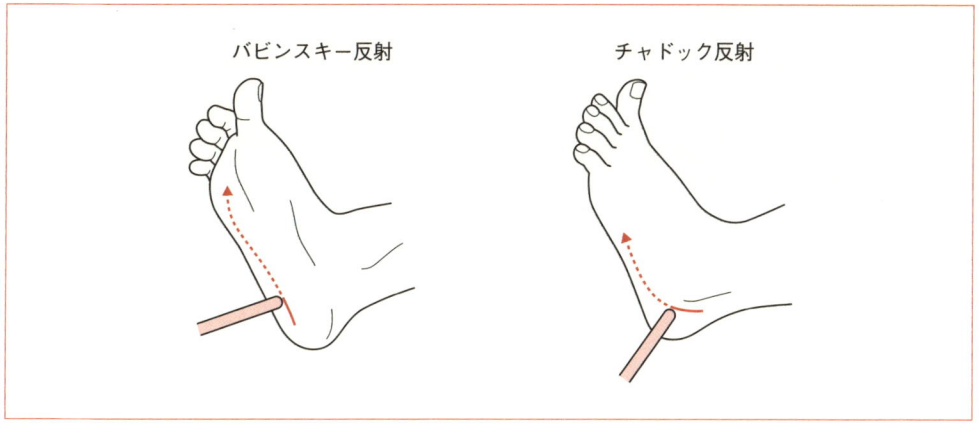

図51　バビンスキー反射とチャドック反射
足底の外側を踵から母趾までゆっくりこすると母趾が背屈する反射をバビンスキー反射，踵の外側をこすると母趾が背屈する反射をチャドック反射という．

●口とがらし反射

　口とがらし反射（snout reflex）は上口唇を軽くハンマーで叩くと，口をとがらす反射で，両側上位運動ニューロン障害で生じます．

●吸引反射

　吸引反射（sucking reflex）は，開口状態で口唇に触れると，口をとがらし，乳児が乳を吸うような動きがみられる反射で，前頭葉症状です．

●把握反射

　把握反射（grasping reflex）は手掌をこすると，こすったものを把握しようとする反射で，前頭葉損傷で生じます．

●ホフマン反射

　ホフマン反射（Hoffmann reflex）は手の中指の爪を手掌側にはじくと母指が内転屈曲するもので，一側で見られる時は，錐体路障害を示唆します．

●トレムナー反射

　トレムナー反射（Trömner reflex）は手の中指をはじくと母指が内転屈曲するもので，一側で見られる時は錐体路障害を示唆します．

●手掌頤反射

　手掌頤反射（palmomental reflex）は手の母指球をこすると頤の筋肉が収縮する反射で，錐体路障害，前頭葉障害で出現します．

表在反射

　表在反射（superficial reflex）には下記があります．

表10　麻痺の鑑別

	上位運動ニューロン障害	下位運動ニューロン障害	筋の障害
緊張	亢進，痙縮あり	低下，弛緩性	低下
腱反射	亢進	減弱	減弱
筋萎縮	なしあるいは廃用性萎縮	顕著	顕著
バビンスキー反射	あり	なし	なし
線維束性収縮	なし	あり	なし
侵される筋群	びまん性	孤立した筋	

● 腹壁反射

　腹壁反射 (abdominal reflex) は，腹部の皮膚を外側から中央に向かってこすると，腹壁が収縮する反射です．出現するのが正常であり，錐体路障害があると消失します．しかし，肥満の人や高齢者では健常者であっても出にくいことがあります．

● 挙睾筋反射

　挙睾筋反射 (cremasteric reflex) は，大腿の内側を上から下にこすると挙睾筋が収縮して睾丸が挙上する反射です．錐体路障害で消失します．これも肥満の人や高齢者では健常者であっても出にくいことがあります．

眉間反射

　開眼させて，眉間をハンマーで軽く叩打すると閉眼するのが眉間反射 (glabellar reflex) です．正常でも出現するもので，末梢性顔面神経麻痺では低下し，中枢性顔面神経麻痺では亢進します．パーキンソン病では何度繰り返してもこの反射が出現することがあり，これをマイアーソン徴候 (Myerson sign) といいます．

　表10に上位運動ニューロン障害，下位運動ニューロン障害および筋疾患による麻痺の鑑別のポイントをまとめます．

4　感覚の診察

　感覚 (sensation) の検査では患者の協力が不可欠です．意識障害や重い認知症のある患者では感覚検査を行うことができません．しかし，意識障害のある人には痛覚刺激を与えて反応のあるなしを調べて意識障害の程度をみることがあります．意識障害や認知症のない患者でも，詳しすぎる検査を行うと患者を疲労させることになるので注意が必要です．

表在感覚

　触覚（tactile sensation），温度覚（temperature sensation），痛覚（pain sensation）を表在感覚（superficial sensation）といいます．

　触覚は筆やティッシュペーパー，脱脂綿などで皮膚を触り，触れられた感じがあるかどうかを調べます．痛覚は爪楊枝で皮膚をつついて調べます．痛覚の検査に昔はルーレット（圧痛覚計）を使いましたが，今は感染の危険を考慮して使わなくなっています．温度覚は温水や冷水を入れた試験管を皮膚につけて調べます．簡単に温度覚を調べるためには，音叉をあてて冷たさがわかるかをたずねます．

　感覚の検査では，皮膚分節（図26）や末梢神経支配（図28）を考えながら調べていく必要があります．

　皮膚分節（dermatome）とは脊髄の髄節や脊髄神経根レベルでの（皮膚の）感覚支配領域のことで，脊髄のどのレベルに障害があるのかを反映しています．

　末梢神経支配は感覚性の末梢神経が皮膚に分布する範囲のことです．

　次のような所見を記載していきます．

　まず何も触っていない時に，自発的に異常感覚（dysesthesia，ジンジンする，ビリビリするなど）があるかをたずねます．

　感覚低下（hypesthesia）は単純に感覚が鈍い場合です．

　感覚過敏（hyperesthesia）は加えた刺激よりも過敏に自覚することです．

　痛覚過敏（hyperalgesia）とは，痛覚だけが感覚過敏の場合です．

　錯感覚（paresthesia）とは，触覚の検査をしているのに，熱感を感じるなど感覚の様相（modality）が変わってしまうことを指します．

　ヒペルパチー（hyperpathia）とは，痛覚鈍麻にもかかわらず，痛み刺激の閾値を越えて刺激すると異常な強い不快な痛みを感じることで，視床障害で生じます．

深部感覚

　深部感覚（deep sensation）の検査では振動覚（vibration sense）と位置覚（position sense）を調べます．

　振動覚は振動させた音叉の柄を骨にあてて調べます．糖尿病性神経障害をはじめ多くの疾患では自覚症状のない病初期から振動覚低下を生じやすいことが知られています．また高齢者では特別な疾患がなくても低下していることがあります．

　位置覚の検査では手の指や足の趾を検者の指ではさんで上方や下方に向けて，どちらを向いているかを答えさせます（図52）．

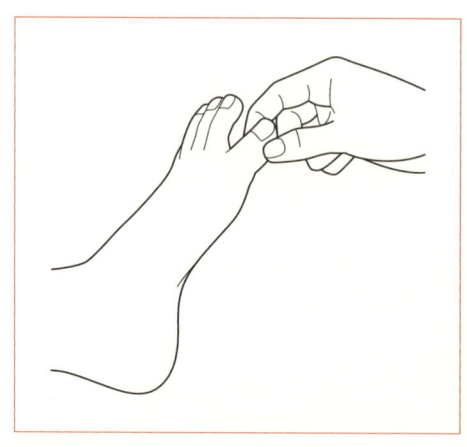

図52　位置覚の検査
被検者には閉眼させ，検者は被検者の手指や足趾の側面をつかみ，上あるいは下に向けてどちらを向いているか答えさせる．

末梢神経障害による感覚障害

末梢神経障害による感覚障害パターンには以下のようなものがあります．

● 単ニューロパチー

単ニューロパチー (mononeuropathy) は，個々の末梢神経支配領域に一致した感覚障害を生じます．物理的損傷などが原因になります．

● 多発性単ニューロパチー

多発性単ニューロパチー (multiple mononeuropathy) は単ニューロパチーが複数みられる状態です．膠原病などの血管炎が原因になることが多くみられます．

● 多発ニューロパチー

多発ニューロパチー (polyneuropathy) とは多くの末梢神経が損傷される病態です．手袋靴下型 (gloves and stockings type) といわれる感覚障害を生じ，身体の中心から離れるほど強い感覚障害を生じます．これは神経細胞または軸索が障害される時には，その末端から代謝障害が起こるためです．四肢末端を支配する長い神経ほど，その末端の代謝が早く障害され，その結果，四肢末端にいくほど強い感覚障害を生じるのです．

部位別の感覚障害

後根損傷では脊髄の髄節に一致した感覚障害を起こします．変形性脊椎症などが原因になります．

脊髄障害では，感覚障害症状の分布にレベルがみられます．変形性脊椎症，多発性硬化症などで生じます．

脳幹の障害では，顔面の感覚障害を起こす側と体幹の感覚障害を生じる側が反対になることが起こります．延髄背外側の脳血管障害が原因となるワレンベルク症候群で生じます．

　視床の損傷では，深部感覚，表在感覚ともに障害部位の反対側（顔面を含む半身）が障害されます．また視床痛（顔面を含む半身の異常なしびれ感）やヒペルパチーを生じます．その原因で多いのは血管障害です．片側の手や口のまわりに急にしびれを生じる時は視床の小梗塞が原因のことがあります．これは手口感覚症候群（cheiro-oral syndrome）とよばれます．

複合感覚

　2点識別，皮膚書字（皮膚に字を書いて何を書いたのかをあてる），手に触れた物体が何であるかなどの判断（立体認知）などを複合感覚（combined sensation）といいますが，これは頭頂葉の機能です．頭頂葉の損傷があると，温痛覚や触覚は保たれていても，この複合感覚が障害されることがあります．

● 2点識別
　2点識別はコンパスやノギスで皮膚の2点に刺激を与え，2点として識別できる距離を測定します．

● 皮膚書字検査
　皮膚書字検査では，被検者を閉眼させ，検査する人が指で被検者の手の平に書く数字が何かをあてさせます．片側の皮膚書字覚（graphesthesia）が障害されている時は反対側の頭頂葉損傷を示唆します．

● 立体認知検査
　立体覚（streognosis，立体認知）の検査では，被検者を閉眼させ，検査する人が被検者に物（消しゴムなど）を触らせて，それが何であるかをあてさせます．表在感覚が保たれていても，この立体覚消失（asterognosis）があれば頭頂葉損傷が強く示唆されます．

　さらに身体の左右の同じ場所を同時に刺激した場合に，正常では2つの刺激として感じますが，一側しかわからない場合があります．これを消去現象（extinction phenomenon）といい，これも頭頂葉症状です．

患者が「しびれ感」を訴える場合

　異常感覚（dysesthesia）について日本では患者によって「しびれ感」と表現されます．ジンジンする，ピリピリする感じがあると訴えられる症状のことです．このような症状を生じる例として以下のような病気があります．

　頸椎症では神経根が圧迫されて肩，手，指先などにしびれ感を訴えます．

　手根管症候群では正中神経支配領域（親指から薬指半分にかけて）のしびれを生じ，肘の内側の尺骨神経が骨などで圧迫される肘部管症候群では小指と薬指の小指側にかけてのしびれを生じます．

　　坐骨神経痛では坐骨神経支配領域 (臀部から大腿後面，すね，足先) のしびれ，痛みを生じます．坐骨神経痛の主な原因は腰部椎間板ヘルニアや腰部脊柱管狭窄症などです．

　　糖尿病では多発性末梢神経障害を生じることが多く，手袋靴下型 (特に足) のしびれや痛みを生じることが多くみられます．

5　運動失調の診察

　　運動失調 (ataxia) とは，筋力低下はないが随意運動をコントロールできず，姿勢，身体バランスをうまく保てない状態のことで，協調運動障害 (incoordination) ともいいます．小脳，前庭迷路系，脊髄後索の病変が原因となります．

小脳性運動失調

　　小脳障害では損傷部位と同側に症状が出現します．小脳障害は感覚障害や運動麻痺を生じません．大脳基底核障害では異常運動が意志と関係なく，したがって静止時にも出現しますが，小脳損傷では運動を行う時に症状が現れるという特徴があります (小脳性運動失調〈cerebellar ataxia〉)．

　　身体の平衡がうまくとれないので，歩幅を広くとる開脚歩行 (wide-based gait) がみられます．酔っぱらいのような歩行なので，これを酩酊歩行 (drunken gait) といいます．

　　また協調運動の障害のために独特な構音障害が出現します．言語が途切れ途切れとなり，不明瞭になり，ある音だけ強かったり，突然，爆発するように話したりします．一言一言をちぎるように話すことがあり，これを断綴性言語 (scanning speech) といいます．

　　小脳障害では眼振や筋緊張低下も出現します．

　　小脳半球や歯状核の病変では障害側の肢節運動失調 (limb ataxia，四肢の細かい動きができない) を生じます．小脳虫部の病変では体幹失調 (起立時，座位時に体幹の動揺を起こす) を生じます．

● 肢節運動失調

　　肢節運動失調の検査では，手足の協調運動 (coordination) を調べていきます．指鼻指試験 (finger-nose-finger test)，踵膝試験 (heel-knee test) で四肢の失調を調べます．

　　指鼻指試験 (**図53**) では，まず被検者の示指を自分の鼻にあてさせ，次いでその指で検者の指先と被検者の鼻とを交互にさわるように命じます．小脳性運動失調があると，指鼻指試験では，目標物に近づくほど振戦が著明になり，これを企図振戦 (intention tremor) といいます．また随意運動を目的地点で止められない現象を生じ，これを測定異常 (dysmetria) といいます．測定過小や測定過大を生じます．

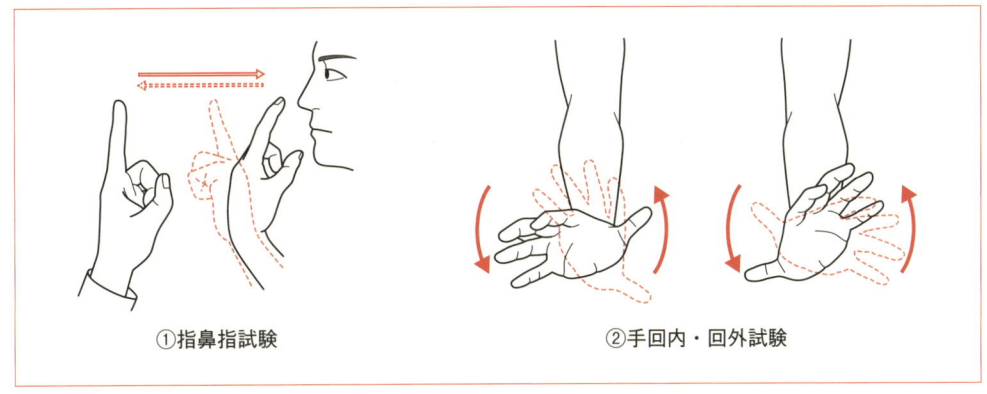

図53 協調運動の検査
①指鼻指試験
被検者の示指を自分の鼻にあてさせ，次いでその指で検者の指先と被検者の鼻とを交互にさわるように命じる．
②手回内・回外試験
運動前腕の回内・回外をすばやく繰り返させる．

　踵膝試験は，背臥位の患者に片方の踵（カカト）で反対側の膝から足の先まで脛（スネ）の上を滑らせる検査です．小脳性運動失調ではまっすぐに滑らせることが困難になります．

　前腕の回内・回外をすばやく繰り返させる回内・回外運動（pronation-supination test，図53）を行わせると，動きが遅く不規則になります．これを反復拮抗運動不能症（dysdiadochokinesis）といいます．

● **体幹運動失調**

　体幹運動失調（trunkal ataxia）の検査では立位ないし座位姿勢で体幹が動揺することを観察します．座位でも立位でも体幹がいつも動揺し，まっすぐに座ったり立っていられなかったりします．

　ロンベルク試験（後述）は陰性です．

 起立歩行の診察

　歩行（gait）を観察するだけで，時に一目で何の疾患かを当てることもできます．それに加えて，つぎ足歩行（tandem gait）やロンベルク試験（Romberg test），マン試験（Mann test）などの検査を加えます．

つぎ足歩行

　一方の足のつま先を他方の足の踵につけるようにして，直線上をつぎ足で歩かせる検

査です．失調性歩行では歩行障害が著明に出現します．小脳性運動失調以外でも，麻痺，パーキンソン病などで生じる歩行の異常をみつけやすい検査です．この時，患者が転ばないように，支える用意をしながら検査する必要があります．

● ロンベルク試験

開眼したまま足のつま先をそろえて起立させ，次いで閉眼させる検査です．脊髄後索や末梢神経の病変による深部感覚障害があると身体の動揺が増悪し，これをロンベルク試験陽性といいます．人は視覚情報と深部感覚の両方の情報を使って立位を保っているのですが，深部感覚障害が強い患者は閉眼すると視覚情報も断たれてしまうためにこのような状態を起こします．このような患者は洗顔する際に閉眼するとふらつくなどの症状や，暗い場所で転倒しやすいといった症状を示します．前庭迷路障害でもロンベルク試験は陽性になります．

これに対して小脳性運動失調では開眼時から動揺しており，また閉眼によって特に動揺が増悪することはないので，ロンベルク試験は陰性です．

● マン試験

両足を前後に縦一直線（前足の踵と後足のつま先をつける）にして立たせ，開眼のままで身体が動揺しないかを観察します．体幹が動揺した場合を異常とするもので，平衡障害を検出できます．

● 歩行障害の種類

歩行障害には次のようなものがあります（**図54**）．

●痙性片麻痺歩行（spastic hemiplegic gait）**図54①**

上肢内転屈曲，下肢伸展，つま先は垂れるウェルニッケ・マンの肢位（Wernicke-Mann posture）となります．下肢で半円を描くように歩きます．脳血管障害後などでよくみられる状態です．

●痙性対麻痺歩行（spastic paraplegic gait）**図54②**

対麻痺は両下肢の麻痺のことです．脊髄レベルで両側錐体路が損傷されて両下肢の痙性麻痺を起こすと，両足をはさみのように組み合わせて歩くはさみ脚歩行（scissor gait）を生じます．

●鶏歩（steppage gate）**図54③**

足を高く持ち上げ，つま先から着地します．腓骨神経麻痺があると垂れ足となり，このような歩行となります．

●運動失調性歩行（ataxic gait）**図54④**

両足を開き，酔っぱらいのような歩行を示すもので，小脳疾患などで出現します．

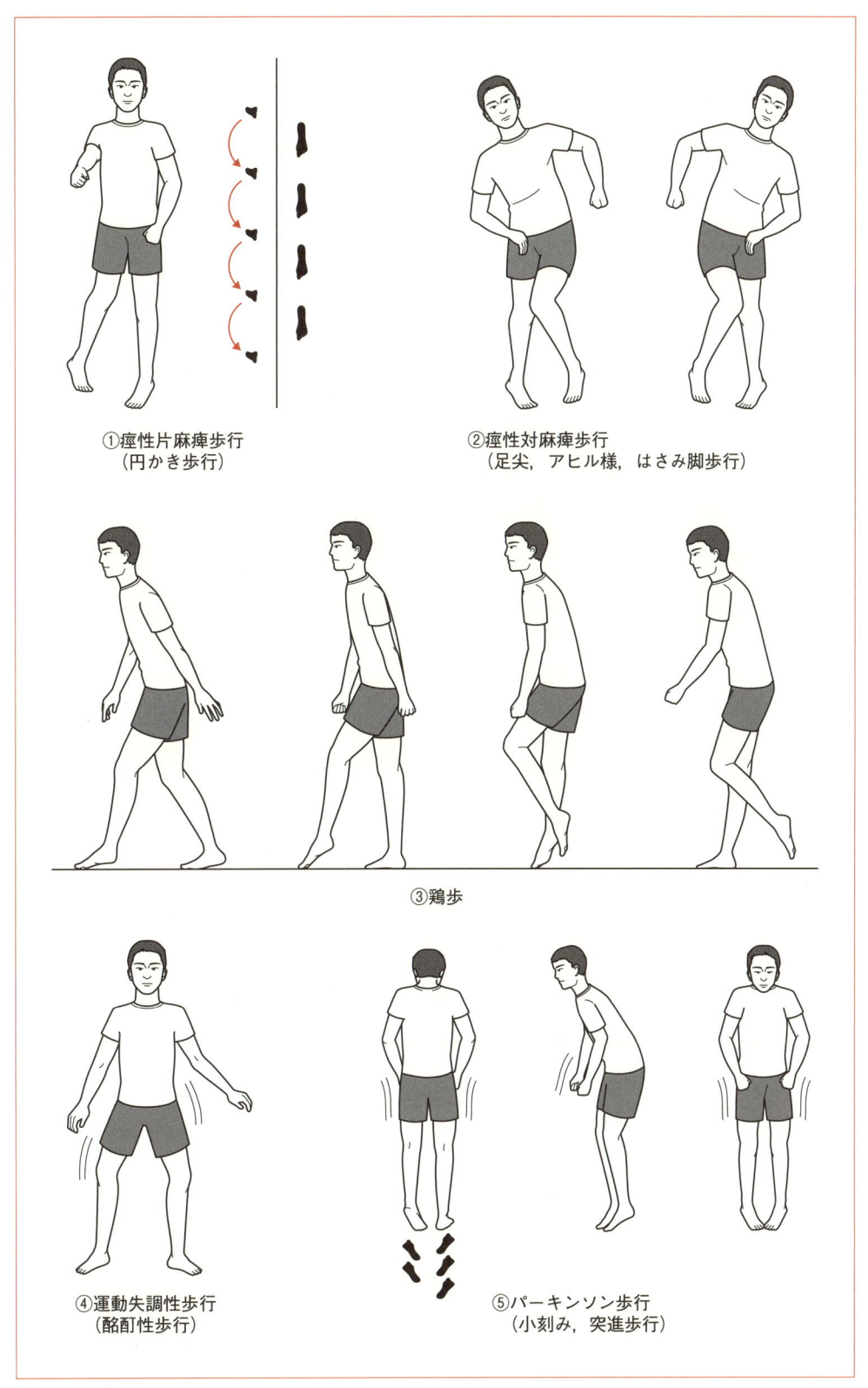

①痙性片麻痺歩行
（円かき歩行）

②痙性対麻痺歩行
（足尖，アヒル様，はさみ脚歩行）

③鶏歩

④運動失調性歩行
（酩酊性歩行）

⑤パーキンソン歩行
（小刻み，突進歩行）

図54　歩行障害の種類

● **パーキンソン歩行 (parkinsonian gait)** 図54⑤

前かがみで小刻みに歩いたり，すくみ足歩行 (frozen gait) となったりします．

● **動揺歩行 (waddling gait)**

腰と上半身を左右に振って歩くもので腰帯筋が弱いために生じます．筋ジストロフィーでみられます．

7　その他の注意すべき症状

髄膜刺激症状

髄膜刺激症状 (図55) は髄膜炎，くも膜下出血などでみられる重要な症状です．

● 項部硬直 (nuchal rigidity, stiff neck)

患者の頭頸部を前屈させると抵抗が出現する状態です．健常者では下顎 (下アゴ) を胸に接触させることができます．しかし髄膜刺激症状のある患者は下顎を胸に接触できなくなります．

● ケルニッヒ徴候 (Kernig sign)

まず背臥位の患者の股関節を曲げ，次いで膝関節を押さえながら下腿を伸ばすと抵抗や疼痛を生じる症状です．髄膜刺激のために膝の屈筋群が不随意的に攣縮するために生じます．

● ブルジンスキー徴候 (Brudzinski sign)

背臥位の患者の頭を屈曲させると股関節と膝関節に自動的な屈曲が起こる状態です．

ラゼーグ徴候

ラゼーグ徴候 (Lasègue sign) は，背臥位で下肢を伸展させたまま下腿を持ち上げると，抵抗とともに坐骨神経の走行にそった痛みを生じるもので，坐骨神経痛で生じます (図55)．股関節が70°以上に屈曲しない場合にラゼーグ徴候陽性となります．これは神経根痛を誘発する方法です．

髄膜刺激症状のケルニッヒ徴候に似ていますが，ラゼーグ徴候は髄膜刺激症状ではありません．

8　神経学的検査チャート

臨床現場で患者の神経学的所見をまとめるために，日本神経学会が作成した「神経学

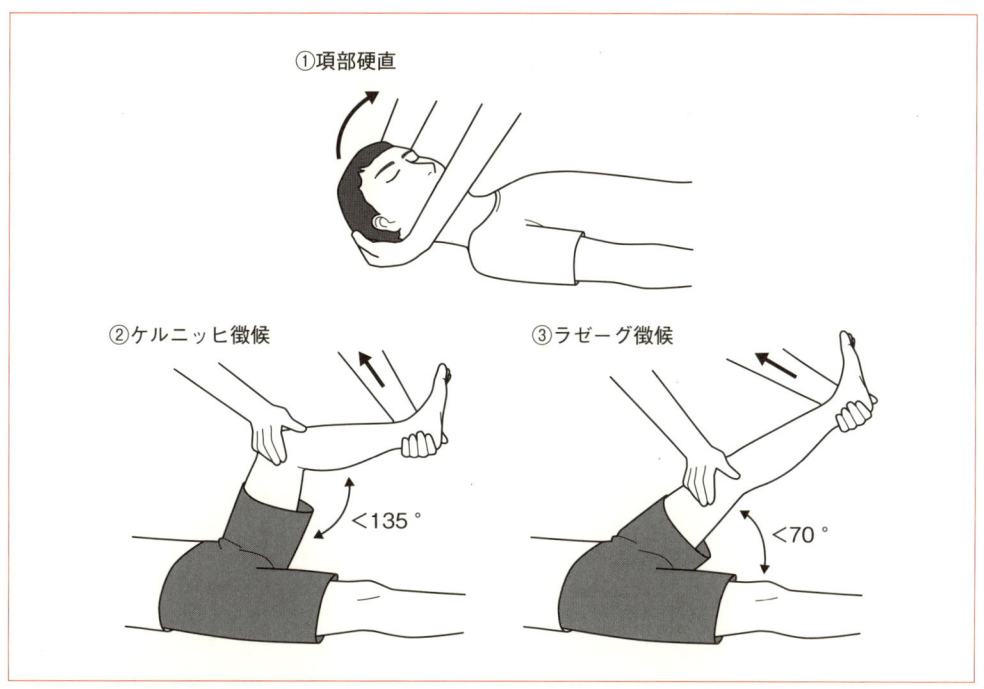

図55　髄膜刺激症状およびラゼーグ徴候

①項部硬直

被検者の頭頸部を前屈させると抵抗が出現する．健常者では下顎を胸に接触させることができるが髄膜刺激症状のある場合は下顎を胸に接触できない．

②ケルニッヒ徴候

背臥位の被検者の股関節を曲げ，次いで膝関節を押さえながら下腿を伸ばすと抵抗や疼痛を生じる．

③ラゼーグ徴候

背臥位で下肢を伸展させたまま下腿を持ち上げると，抵抗とともに坐骨神経の走行にそった痛みを生じる

的検査チャート」(**図56**) があります．日本神経学会のホームページに「神経学的検査チャート作成の手引き」が掲載されています (https://www.neurology-jp.org/news/news_20080715_01.html 2019年4月5日現在).

(別紙様式19)

神経学的検査チャート

年　月　日　時　分　(

患者氏名 _____

患者ID _____

患者性別　男　女　　年齢

1) 意識・精神状態
　a) 意識 ： 清明、異常 （　　　　　　　　　　　　　　　）
　　　　＊Japan Coma Scale （ 1, 2, 3, 10, 20, 30, 100, 200, 300 ）
　　　　＊Glasgow Coma Scale（ E 1, 2, 3, 4, V 1, 2, 3, 4, 5, M 1, 2, 3, 4, 5, 6 total　　）
　b) 検査への協力 ： 協力的、非協力的
　c) けいれん ： なし、あり（　　　　　　　　　　　　　　　）
　d) 見当識 ： 正常、障害（ 時間 、場所 、人 ）
　e) 記憶 ： 正常、障害（　　　　　　　　　　　　　　　）
　f) 数字の逆唱 ： 286、3529
　g) 計算 ： 100 − 7 ＝　　　　93 − 7 ＝　　　　86 − 7 ＝
　h) 失行 （　　　　　　　　　　　）、失認 （　　　　　　　　）

2) 言語　　正常、失語 （　　　　　　）、構音障害 （　　　　　）、嗄声、開鼻声

3) 利き手　　右、左

4) 脳神経

	右	左
視力	正、低下	正、低下
視野	正、⊕	正、⊕
眼底	正常、動脈硬化( )度、出血、白斑、うっ血乳頭、視神経萎縮	
眼裂	＞　＝　＜	
眼瞼下垂	（−）　（＋）	（−）　（＋）
眼球位置	正、斜視（　）、偏視（　）、突出（　）	
眼球運動	上直筋　下斜筋／外直筋—内直筋／下直筋　上斜筋	下斜筋　上直筋／内直筋—外直筋／上斜筋　下直筋
眼振	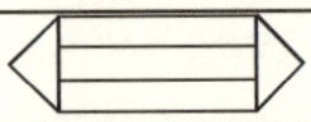	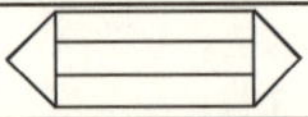
複視	（−）　（＋）：方向（　　　　　　　）	
瞳孔　大きさ	（正、縮、散）　mm ＞　＝　＜　mm（正、縮、散）	
形	正円、不正	正円、不正
対光反射	速、鈍、消失	速、鈍、消失
輻湊反射	正常、障害	
角膜反射	正常、障害	正常、障害
顔面感覚	正常、障害	正常、障害
上部顔面筋	正常、麻痺	正常、麻痺
下部顔面筋	正常、麻痺	正常、麻痺
聴力	正常、低下	正常、低下
めまい	（−）　（＋）： 回転性・非回転性 （　　）	
耳鳴り	（−）　（＋）	（−）　（＋）
軟口蓋	正常、麻痺	正常、麻痺
咽頭反射	（＋）　（−）	（＋）　（−）
嚥下	正常、障害（　　　　　　　　）	
胸鎖乳突筋	正常、麻痺	正常、麻痺
上部僧帽筋	正常、麻痺	正常、麻痺
舌偏倚	（−）　（＋）： 偏倚 （ 右　左 ）	
舌萎縮	（−）　（＋）	（−）　（＋）
舌線維束性収縮	（−）　（＋）	

図56　日本神経学会の神経学的検査チャート

このほかに「神経学的所見」を文章で記載し，最後に検査担当医師が署名する．

(https://www.neurology-jp.org/news/news_20080715_01.html より)

5）運動系　　a）筋トーヌス　　　　上肢（右・左、　正常　痙縮　強剛　低下）その他（　　　　　　）
　　　　　　　　　　　　　　　　　下肢（右・左、　正常　痙縮　強剛　低下）
　　　　　　b）筋萎縮　　　　　　　（－）（＋）　　　：部位（　　　　　　　　　　　　　）
　　　　　　c）線維束性収縮　　　　（－）（＋）　　　：部位（　　　　　　　　　　　　　）
　　　　　　d）関節　　　　　　　　変形、拘縮　　　　：部位（　　　　　　　　　　　　　）
　　　　　　e）不随意運動　　　　　（－）（＋）　　　：部位（　　　　　　）、性質（　　　）
　　　　　　f）無動・運動緩慢　　　（－）（＋）
　　　　　　g）筋力　　　　　　　　正常、麻痺　　　　：部位（　　　　　　）、程度（　　　）

		右	左		右	左
頸部屈曲	C1〜6	5 4 3 2 1 0	5 4 3 2 1 0	上肢バレー	（－）（＋）	（－）（＋）
伸展	C1〜T1	5 4 3 2 1 0	5 4 3 2 1 0	（下肢バレー）	（－）（＋）	（－）（＋）
三角筋	C5,6	5 4 3 2 1 0	5 4 3 2 1 0	Mingazzini	（－）（＋）	（－）（＋）
上腕二頭筋	C5,6	5 4 3 2 1 0	5 4 3 2 1 0	握力	kg	kg
上腕三頭筋	C6〜8	5 4 3 2 1 0	5 4 3 2 1 0			
手関節背屈	C6〜8	5 4 3 2 1 0	5 4 3 2 1 0			
掌屈	C6〜8,T1	5 4 3 2 1 0	5 4 3 2 1 0			
母指対立筋	C8,T1	5 4 3 2 1 0	5 4 3 2 1 0			
腸腰筋	L1〜4	5 4 3 2 1 0	5 4 3 2 1 0			
大腿四頭筋	L2〜4	5 4 3 2 1 0	5 4 3 2 1 0			
大腿屈筋群	L4,5,S1,2	5 4 3 2 1 0	5 4 3 2 1 0			
前脛骨筋	L4,5	5 4 3 2 1 0	5 4 3 2 1 0			
下腿三頭筋	S1,2	5 4 3 2 1 0	5 4 3 2 1 0			

筋萎縮・感覚

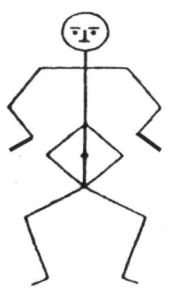

6）感覚系　　a）触覚　　　　　　　正常、障害：部位（　　　　　　　　）
　　　　　　b）痛覚　　　　　　　　正常、障害：部位（　　　　　　　　）
　　　　　　c）温度覚　　　　　　　正常、障害：部位（　　　　　　　　）
　　　　　　d）振動覚　　　　　　　正常、障害：部位（　　　　　　　　）
　　　　　　e）位置覚　　　　　　　正常、障害：部位（　　　　　　　　）
　　　　　　f）異常感覚・神経痛　　（－）（＋）：部位（　　　　　　　　）

7）反射

	右	左		右	左		右	左
ホフマン	（－）（＋）	（－）（＋）	バビンスキー	（－）（＋）	（－）（＋）		（－）（＋）	（－）（＋）
トレムナー	（－）（＋）	（－）（＋）	チャドック	（－）（＋）	（－）（＋）		（－）（＋）	（－）（＋）
（腹壁）上			（膝クローヌス）	（－）（＋）	（－）（＋）		（－）（＋）	（－）（＋）
下			足クローヌス	（－）（＋）	（－）（＋）		（－）（＋）	（－）（＋）

8）協調運動

	右	左
指－鼻－指	正常　、拙劣	正常　、拙劣
かかと－膝	正常　、拙劣	正常　、拙劣
反復拮抗運動	正常　、拙劣	正常　、拙劣

9）髄膜刺激徴候　　　　項部硬直　（－）（＋）、　ケルニッヒ徴候　（－）（＋）
10）脊柱　　　　　　　　正常、異常（　　　　　　）、ラゼーグ徴候　（－）（＋）
11）姿勢　　　　　　　　正常、異常（　　　　　　　　　　　　　　　　）
12）自律神経　　　　　　排尿機能　正常、異常（　　　　　　　　　　　）
　　　　　　　　　　　　排便機能　正常、異常（　　　　　　　　　　　）
　　　　　　　　　　　　起立性低血圧　（－）（＋）
13）起立、歩行　　　　　ロンベルク試験　正常、異常、マン試験　正常、異常
　　　　　　　　　　　　歩行　正常　、異常（　　　　　　　　　　　　　）
　　　　　　　　　　　　つぎ足歩行（可能・不可能）、しゃがみ立ち（可能・不可能）

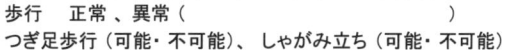

III 神経学的検査法

1 画像検査

● X線CT

X線CT（computed tomography，**図57**）はX線吸収度をコンピュータで処理し画像化したもので，単に「CT」ともよばれます．検査時間が短く簡便なために多用されます．MRIが普及した現在でも，動脈クリップや心臓ペースメーカー装置を用いている患者に使用できる利点があります．

X線吸収係数の小さいもの（水や髄液，脳室，脳梗塞巣など）は黒く描出されます．これを低吸収域（low density）といいます．脳室周囲の低吸収域（periventricular lucency）は血管性認知症に伴いやすい所見です．

X線吸収係数の大きいもの（骨，石灰化，新鮮出血巣）は白く描出されます．これを高吸収域（high density）といいます．

脳血管障害の急性期においては，出血の場合にはX線CTが極めて有用です．しかし急性期の脳梗塞はCTでは描出されません．慢性期の梗塞は低吸収域として描出されます．

● MRI

MRI（magnetic resonance imaging，核磁気共鳴画像）は，強い磁場の中で体内の水素原子核が特定の周波数の電磁波に共鳴する現象を利用してコンピュータで処理し画像化したもので，画像はCTよりも優れています．

T1強調画像，T2強調画像の2つの基本的撮像法があります．

● T1強調画像（T1-weighted image：T1WI）

T1強調画像（**図58左**）では，脳・脊髄の輪郭がよく描出されます．脳回の萎縮や脳室拡大を見るのに適しています．脳脊髄液などの水分は低信号となり，灰白質は等信号で，白質はやや高信号となります．萎縮などがわかりやすく神経変性疾患の診断に有用

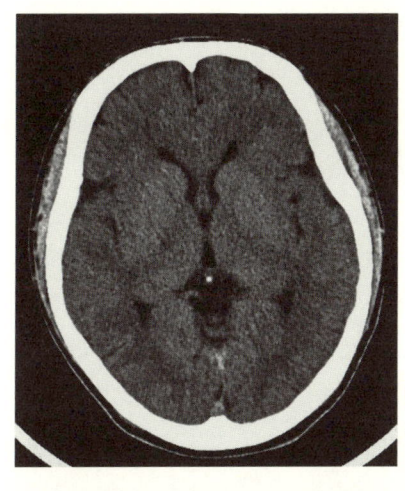

図57　正常脳CT画像
30歳台，男性．向かって右側が左脳，左側が右脳．
（相模原中央病院放射線科・菅信一先生から提供）

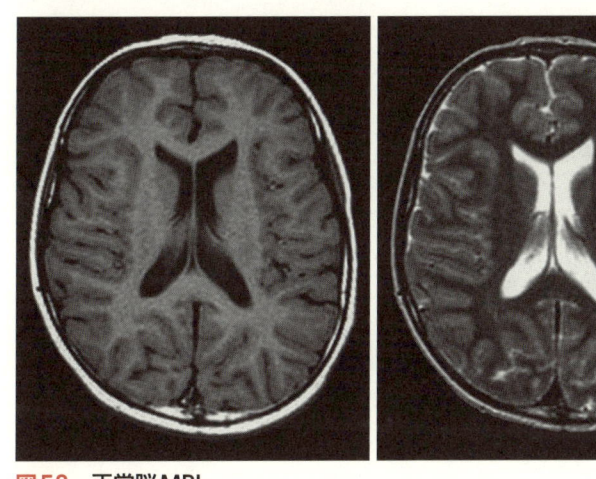

図58　正常脳MRI
30歳台，男性．左：T1強調画像　右：T2強調画像，T1，T2ともに向かって
右側が左脳，左側が右脳．
（相模原中央病院放射線科・菅信一先生から提供）

です．

●T2強調画像（T2-weighted image：T2WI）

　T2強調画像（**図58右**）では浮腫，梗塞，脱髄，炎症などの病変を高信号として描出します．T1強調画像よりも鋭敏です．脳脊髄液などの水分は高信号となり，灰白質は等信号で，白質はやや低信号となります．

●FLAIR（fluid-attenuated inversion recovery，フレア法）

　脳脊髄液を抑制して，浮腫，梗塞，脱髄などの病変を検出しやすくしたものです．

●DWI（diffusion-weighted image，拡散強調画像）

　脳梗塞急性期の診断に役立つ検査です．

●MRA(magnetic resonance angiography, 磁気共鳴血管画像)

非侵襲的に血管造影に似た画像が得られ，脳内の太い血管の狭窄，脳動脈瘤の有無を調べることができます．

SPECT

SPECT(single photon emission CT, スペクト)は，γ(ガンマ)線放出核種を利用して，局所脳血流の増減を画像化したものです．

神経伝達物質受容体やトランスポーターの画像化も可能です．最近ではパーキンソン病の診断に，ドパミン神経細胞の神経終末に局在するドパミントランスポーターを測定する画像診断が行われるようになっています．

PET

PET(positron emission tomogramphy, ペット)は，陽電子放出核種を使用して，血流やブドウ糖代謝を測定できます．SPECTよりも解像度が優れています．

2 脳波検査

脳波(electroencephalogram：EEG)は，大脳皮質の電気活動の総和を頭皮上の電極から導出したもので，ドイツの精神科医のハンス・ベルガー(Berger H)が発見しました．てんかんという脳の電気活動の異常が原因で起こる病気の診断には脳波検査は不可欠です．また睡眠や意識障害の状態もとらえることができます．

正常脳波

脳波はその名前通り波状の形を示しますが，上向きを陰性，下向きを陽性と定義します．周波数によって，α(アルファ)波(8～13 Hz)，β(ベータ)波(14 Hz以上)，θ(シータ)波(4～7 Hz)，δ(デルタ)波(3 Hz以下)に分けられます．θ波とδ波を徐波(slow wave)といいます．

成人で安静，閉眼時には後頭部優位にα波が出現するのが正常です(**図59**)．不安緊張が強くなるとα波が減り，β波が増えます．ベンゾジアゼピン系薬剤の服用もβ波を増やします．

睡眠脳波

睡眠では脳波とともに眼球運動，表面筋電図，呼吸などを同時に測定する睡眠ポリグラフィー検査が行われます．

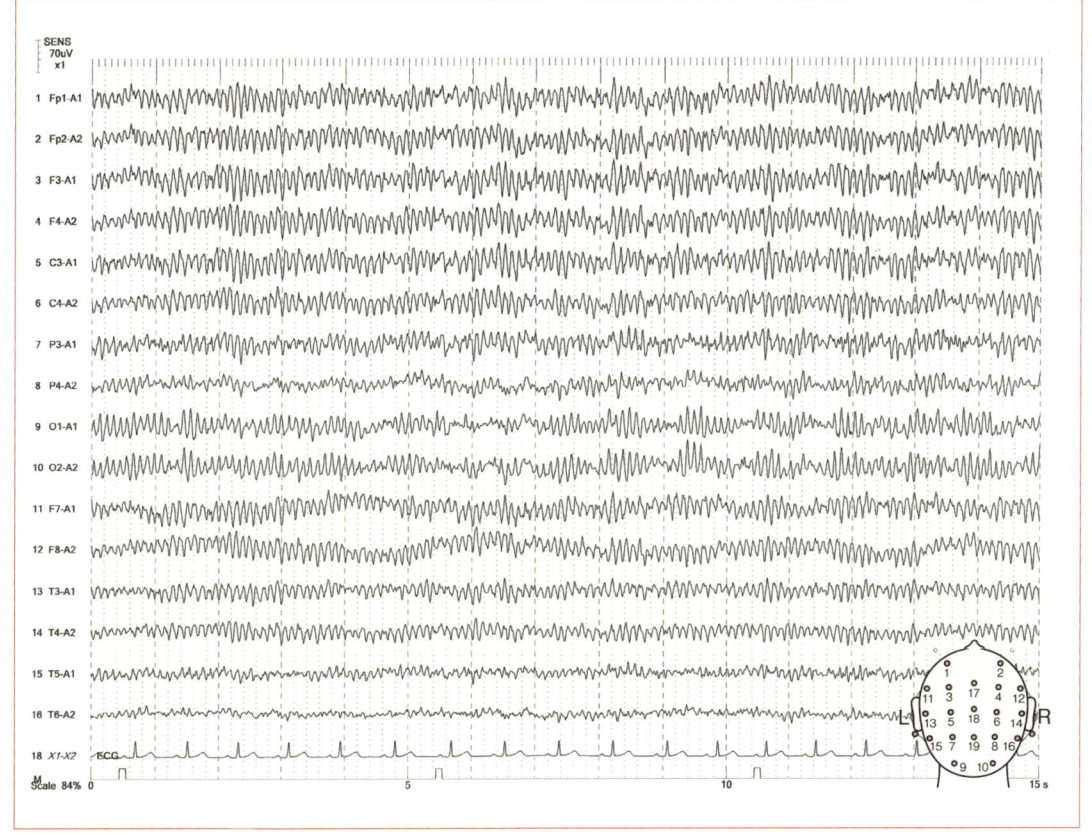

図59　正常脳波

57歳，男性．後頭部優位に10-11 Hzのα波が出現している．振幅が増減を繰り返すことをwaxing and waningといい，正常所見である．

（高齢者保健医療総合センター長・吉田亮一先生から提供）

　　ヒトの睡眠はノンレム（nonREM）睡眠とレム（REM）睡眠に大きく分けられ，さらにノンレム睡眠は浅い眠り（S1：stage1）から深い眠り（S4：stage4）までの4段階に分けられます．深い眠りになるほど，徐波が増加します．通常，健康成人では入眠すると，S1，S2，S3，S4へとノンレム睡眠が深くなるように進行し，次いでレム睡眠に至ります．これを睡眠の1周期といいますが，この1周期は約90分で，1晩にこの周期が4〜5回繰り返されます．

　　レム睡眠下では，瞼の下で眼球がきょろきょろと動く急速眼球運動（rapid eye movement：REM）を伴うため，この名がつけられました．レム期では，脳波上S1の浅い睡眠段階に類似していますが，筋肉の緊張は完全に消失し，自律神経系は不安定（心拍数の変動が大きい）となり，またこの時には夢をみています．つまり，脳は比較的に活動しているが，身体は休息している状態です．

　　他方，ノンレム睡眠は，レム睡眠ではない睡眠という意味であり，上記のように浅い

まどろみの睡眠から熟睡まで (S1～S4段階) が含まれています．ノンレム睡眠下では，自律神経系の副交感神経系が優勢になっており，また主に脳が休息している状態です．

異常脳波

● てんかん

てんかんでは突発性の異常脳波が出現します．背景脳波から区別される，鋭く尖った電気活動である棘波 (spike，持続が20～80ミリ秒) ないし鋭波 (sharp wave，棘派より遅い，持続が80～200ミリ秒) です．

さらに棘波ないし鋭波の後に徐波を伴う棘徐波複合 (spike and slow wave complex) ないし鋭徐波複合 (sharp and slow wave complex) も出現することがあります．

● 持続性の異常

意識障害，全般性脳器質性疾患，代謝障害では脳波の持続的異常が認められます．つまり，徐波活動が持続的に出現します．肝性昏睡では三相波 (陰-陽-陰) という特徴的な徐波活動が出現します．

● 特殊な脳波異常

クロイツフェルト・ヤコブ病やヘルペス脳炎では周期性同期性放電 (periodic synchronous discharge) という発作性の放電が一定の周期で出現します．

3 誘発電位検査

誘発電位 (evoked potential) とは，さまざまな感覚刺激によって中枢神経から発生する電位のことです．体性感覚，視覚，聴覚刺激による誘発電位があり，それぞれの感覚系における障害の診断に用いられます．

聴覚誘発電位の一種に聴性脳幹反応があり，これは脳幹障害の診断に利用され，また脳死判定にも利用されます．

4 針筋電図検査

1個の下位運動ニューロンは複数の筋線維を支配していて，運動ニューロンが発火すればその支配下にある筋線維全体が興奮します．これを運動単位 (motor unit) とよび，この単位の活動電位 (運動単位電位〈motor unit potential：MUP〉) を調べることが筋電図 (electromyography：EMG) の検査になります．筋電図では針電極を筋肉内に刺入して運動単位電位を記録します．

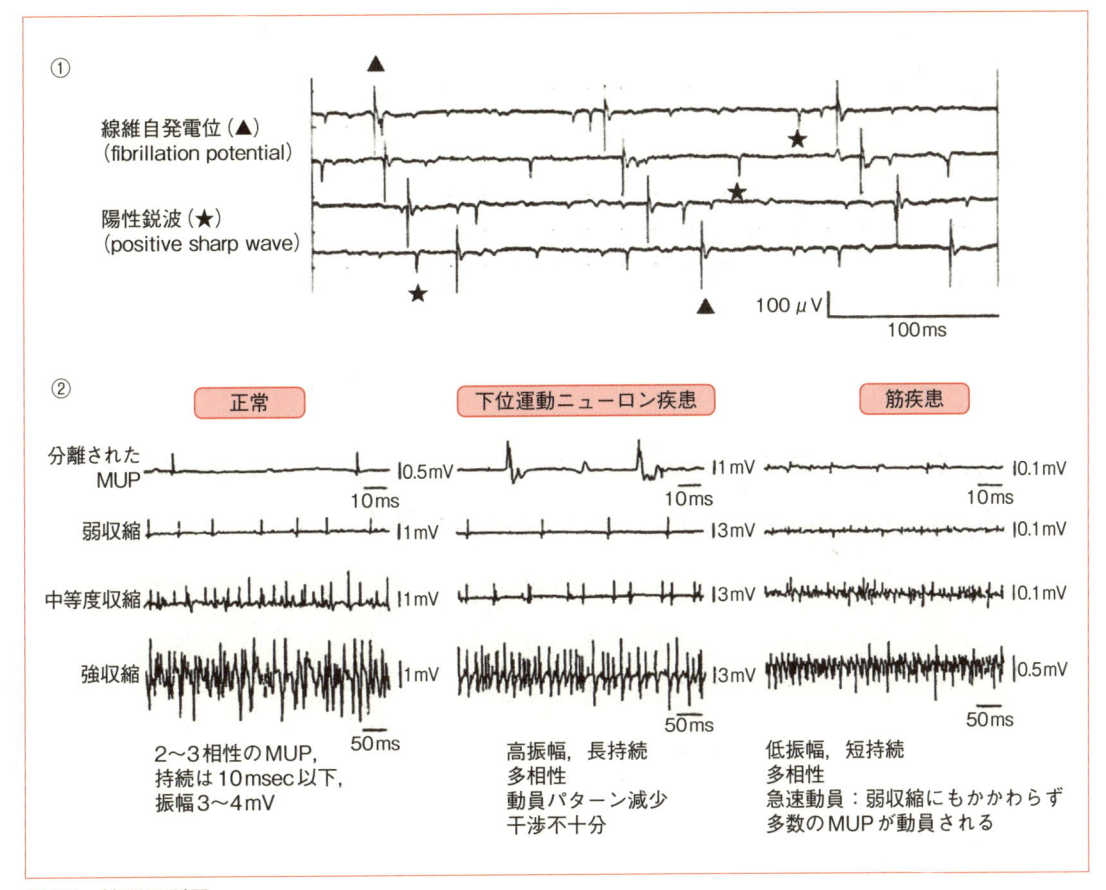

図60　筋電図所見
①安静時活動にみられる脱神経所見
下位運動ニューロン疾患で出現するが，筋線維の変性・壊死時にもみられる．
②随意収縮時の所見
下位運動ニューロン疾患では，MUPが高振幅，長持続となり多相性となる．また活動できる運動神経線維が減るため
MUPの動員は減少し，強収縮での干渉が不十分である．
筋疾患では，MUPは低振幅，短持続となり多相性となる．個々のMUの力が微弱のため，弱収縮の段階ですでに多数
のMUが動員されて干渉波を形成する（急速動員という）．
（東京女子医科大学脳神経内科臨床教授・飯嶋睦先生から提供）

刺入時

　　筋強直性ジストロフィーでは針電極を筋肉に刺入する時に，最初は高音で次第に低音
となる，急降下爆撃音が有名です．

安静時電位（図60）

　　正常では，活動電位は発生しません．
　　しかし，末梢神経または下位運動ニューロンの障害，すなわち神経原性の障害がある

と，筋線維は除神経(denervation)となり，筋線維の自発的放電が出現します．これには線維自発電位(fibrillation potential)や陽性鋭波(positive sharp wave)があり，この2つは脱神経電位(denervation potential)と呼ばれます．筋萎縮性側索硬化症では顕著に出現します．

● 随意収縮時放電(図60)

● 筋肉を弱く収縮させる場合

筋肉を弱く随意収縮させると，運動神経に異常がある場合と筋肉に異常がある場合では，運動単位電位(MUP)の形が異なってきます．

慢性の運動ニューロンの障害があると，除神経された筋線維は隣接する健康な運動ニューロンからの支配を受けるようになり，その結果，1つの運動単位に属する筋線維が増加するために放電が巨大化します．また全ての線維が放電するのに時間がかかるようになります．したがって，神経原性異常では高振幅で持続時間が長い運動単位電位(high amplitude MUPないしgiant MUP)が出現します．

これに対し，筋疾患では筋線維自体が壊死していくため，筋原性異常の場合には低振幅で持続時間の短い多相性の運動単位電位(MUP)が出現します．

● 筋肉を強く収縮させる場合

筋肉を強く収縮させると正常では個々の運動単位電位(MUP)が判別不能になる干渉波形になり基線が見えなくなります．

神経原性異常の場合は，個々の運動単位電位(MUP)が大きく振幅は大きくなりますが，運動単位の数が減るので干渉波形は形成されず基線が見えます．筋原性異常では個々の運動単位電位(MUP)は小さいので振幅は小さくなりますが，干渉波が形成されて基線は見えません．

5 末梢神経伝導速度

末梢神経を刺激して，それに対する筋収縮反応(compound motor action potential, M波)の潜時を測定することによって，運動神経伝導速度が得られます．また末梢神経を刺激し，支配する皮膚領域においた電極で神経活動電位を測定することによって知覚神経伝導速度も得られます．これらは末梢神経障害の診断に役立ちます．

軸索障害の強い場合には，神経伝導速度の低下は軽微であるのにM波振幅の低下が強いという特徴があります．これに対し，脱髄では振幅の低下と比較すると，伝導速度の低下が顕著になるという特徴があります．

6　筋生検，神経生検

　筋生検（muscle biopsy），神経生検（nerve biopsy）を行うことによって，さまざまな神経，筋疾患の確定診断を行えます．

7　髄液検査

　腰椎穿刺（lumber puncture）で髄液（cerebrospinal fluid）を採取し，髄液中の細胞の数と種類，蛋白濃度，糖濃度などを調べるものです．

　中枢神経感染症（髄膜炎，脳炎）では必須の検査になります．細菌性，ウイルス性，結核性，真菌性，梅毒性など，感染症の鑑別に役立ちます．

　またギラン・バレー症候群の診断（蛋白量が増え，細胞は増えないという蛋白・細胞解離）や，多発性硬化症の診断（オリゴクローナルバンドの検出）などに重要です．

Ⅳ 遺伝と神経疾患

　神経疾患には，遺伝性のある疾患が多数存在します．遺伝についての知識は神経疾患を理解していく点で重要です．

　遺伝子は細胞の核内にある染色体に存在しています．人では常染色体22対(pair)と性別を決める性染色体1対とが存在します．父親から1個，母親から1個の計2個の染色体を受け継ぎ，それが1対となっています．常染色体には1番から22番まで，ほぼその大きさの順に番号がついています．

● 単一遺伝子疾患

　神経疾患には1つの遺伝子異常だけによって発症する完全な遺伝性疾患が多く存在します．これを単一遺伝子疾患といいます．

　常染色体に異常のある単一遺伝子疾患には，さらに常染色体優性遺伝と常染色体劣性遺伝の2種類があります．対になっている常染色体の片方だけに遺伝子異常があり，それが原因となって疾患を発症させる場合を常染色体優性遺伝といいます．対になっている常染色体の両方に遺伝子異常があってはじめて発症する遺伝形式を常染色体劣性遺伝といいます．例えば，ハンチントン病は常染色体優性遺伝形式をとり，ウィルソン病は常染色体劣性遺伝形式をとります．

　性染色体にはX染色体とY染色体とがあり，X染色体とY染色体とを受け継ぐと男性となり，X染色体2つを受け継ぐと女性になります．性染色体に特定の遺伝子が存在する場合を伴性遺伝と言います．X染色体上に遺伝子異常がある場合には，病的遺伝子のあるX染色体と，健康なY染色体とを受け継いだ男性は遺伝性疾患を発症します．しかし，病的遺伝子のあるX染色体と健康なX染色体を受け継いだ女性は保因者にはなるものの疾患を発症しません．そのような遺伝形式をX連鎖劣性遺伝(あるいは伴性劣性遺伝)といいます．デュシェンヌ型筋ジストロフィーはX連鎖遺伝性(伴性劣性遺伝)疾患で，男子だけに発症します．

　遺伝子の実態はDNAであり，DNAは4種の塩基(A；アデニン，G；グアニン，C；シトシン，T；チミン)を含んでいます．DNAの塩基配列が特定の蛋白質(アミノ酸が連なった構造をもつ)を合成しろという指令をコードしています．塩基の3個の配列が1

個のアミノ酸をコード（指定）しています．例えばCAGはグルタミンというアミノ酸を
コードしています．このようにしてDNAはアミノ酸が結合して構成されるさまざまな
蛋白質を作り出すように指令を出しています．その正常な3個の塩基配列が何らかの原
因で変異すると，適切な蛋白質合成の指令が出せなくなり，その結果，いろいろな遺伝
性疾患を引き起こすことになります．

　また最近，DNAの特定の塩基配列が反復することによって生じる神経疾患が存在す
ることが明らかになってきました．例えば，CAGという3個の塩基配列が繰り返し反
復して出現する現象が，いくつかの遺伝性神経疾患で認められています．このような3
塩基の反復配列数の増大によって引き起こされる神経疾患をトリプレットリピート病
（triplet repeat disease）と呼びます．トリプレットリピートとは3塩基繰り返し配列の
ことです．ハンチントン病もトリプレットリピート病で4番常染色体に存在するハンチ
ントン遺伝子のCAG反復（リピート）回数が異常に増大しています．

　現在では，上記のような遺伝性疾患は遺伝子診断によって確定することができます．

多因子遺伝疾患

　一つ一つの遺伝子の効果は小さいものの，病気を引き起こす弱い力をもった複数の病
的遺伝子が多数加算されることによって発症に至るような遺伝性疾患も存在します．こ
れを多因子遺伝疾患といいます．発症には遺伝素質に加えて環境との相互作用も重要と
考えられます．統合失調症や双極性障害（躁うつ病）といった精神疾患は多因子遺伝疾
患です．

ミトコンドリア病

　ミトコンドリアは細胞内にある呼吸を司る小器官です．ミトコンドリアはDNAを含
んでいて，それは核内のDNAとは異なっています．しかもミトコンドリアDNAは母
親からのみ，その卵子を通じて子どもに伝えられるという性質があります．このミトコ
ンドリア遺伝子の異常が原因となっている疾患があり，ミトコンドリア脳筋症（mito-
chondrial encephalomyopathy）といわれます．

染色体異常

　精子や卵子が形成される時に本来の染色体の数が増えたり，染色体の一部が欠失（失
われること）したりすることがあり，それが疾患を引き起こすことがあります．ダウン
症候群（Down syndrome）は21番常染色体がエラーで3個となった染色体異常によるも
のです．

各　論

神経疾患を識る

- 脳血管障害
- 神経変性疾患
- 脱髄疾患と類縁疾患
- 脊髄症と脊椎疾患
- 末梢神経障害（ニューロパチー）
- 筋肉疾患（ミオパチー）
- 感染性疾患
- 脳腫瘍
- 頭部外傷
- 全身疾患に伴う神経疾患
- 中毒，栄養障害
- 機能性疾患
- 小児神経疾患

Ⅰ　脳血管障害

　2018年現在，日本での脳血管障害（cerebrovascular disorder：CVD）の年間死亡者数は各疾患の中で第3位です．なお，1位はがん，2位は心疾患です．

　血圧管理の向上や救命医療の進歩で脳血管障害による死亡率は徐々に減少していますが，その一方で介護を要する原因疾患の第1位となっており，極めて重大な疾患です．

　脳卒中（stroke, apoplexy）は脳血管障害とほぼ同じ意味で使われています．「卒中」とは突然，倒れるという意味があります．脳卒中には脳の血管が詰まる脳梗塞，脳の血管が破れる脳出血などがあります．

　脳血管障害（脳卒中）について知るためには，まず脳の血管系の解剖を理解しておく必要があります．

1　脳血管の基本構造

　脳を栄養している血管系は大きく内頸動脈系（図1）と椎骨脳底動脈系（図2）とに分けられます．内頸動脈は左右1対，椎骨動脈も左右1対あり，計4本の動脈によって脳は灌流されています．

● 内頸動脈系

　内頸動脈（internal carotid artery：ICA）は左右2本あり，そこから前大脳動脈（anterior cerebral artery）と中大脳動脈（middle cerebral artery）が分岐（枝分かれ）しています．内頸動脈系は主に大脳の前3分の2を灌流しています．

● 椎骨脳底動脈系

　椎骨動脈（vertebral artery）は左右2本あり，そこから後下小脳動脈（posterior inferior cerebellar artery：PICA）が分岐しています．後下小脳動脈は梗塞を生じやすく，その結果，ワレンベルク症候群を生じることがあります（後述）．

　さらに左右の椎骨動脈は合して1本の脳底動脈（basilar artery）となり，脳幹と小脳

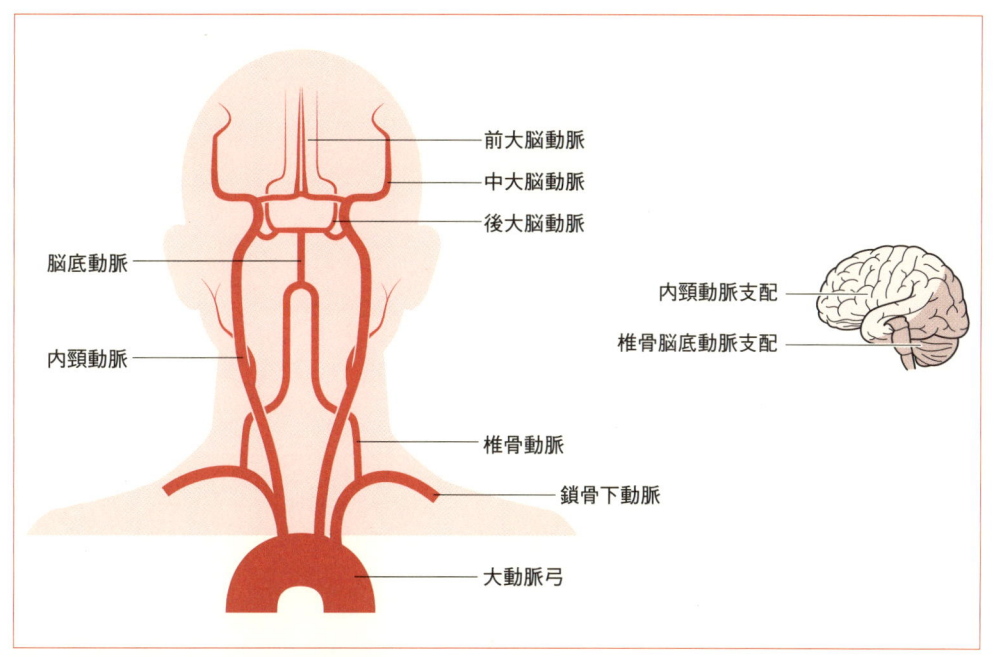

図1　脳の動脈の走行とその支配領域
脳に分布する動脈系は，内頸動脈系と椎骨動脈系の2系統があり，それぞれ左右1対ずつ存在する．内頸動脈の先は中大脳動脈と前大脳動脈に分かれて主に大脳の前2/3を灌流している．左右の椎骨動脈は合して1本の脳底動脈となる．脳幹と小脳は椎骨脳底動脈系によって灌流されている．脳底動脈はその後，左右の後大脳動脈に分かれて大脳後部も灌流する．

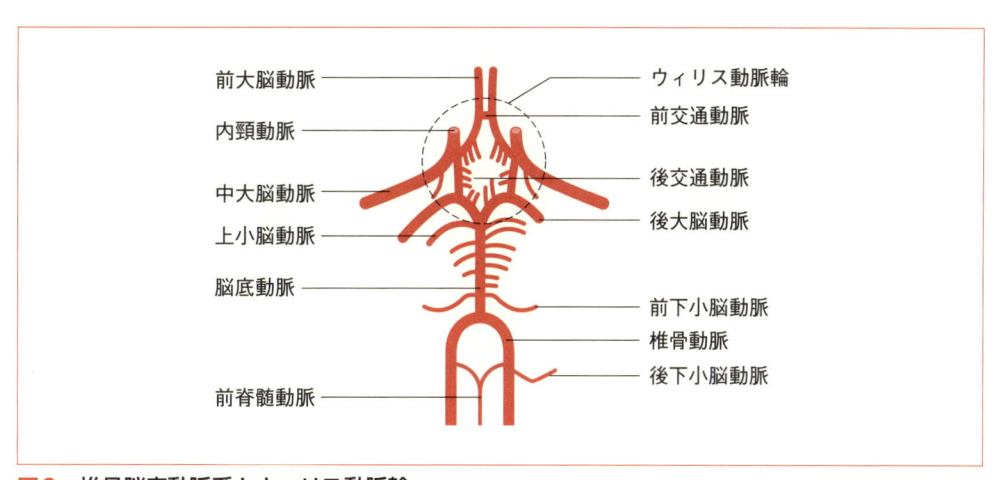

図2　椎骨脳底動脈系とウィリス動脈輪
椎骨動脈からは後下小脳動脈が分枝し，脳底動脈からも脳幹と小脳にいくつかの分枝を出している．したがって椎骨脳底動脈系は脳幹と小脳とを灌流することになる．椎骨脳底動脈系と内頸動脈系は脳底部でウィリス動脈輪を作って吻合する．1つの動脈が閉塞しても脳への血流を維持しやすい．その反面，分岐部が多いので動脈瘤を生じやすい．

に分枝を出しています．したがって脳幹と小脳は椎骨脳底動脈系によって灌流されています．

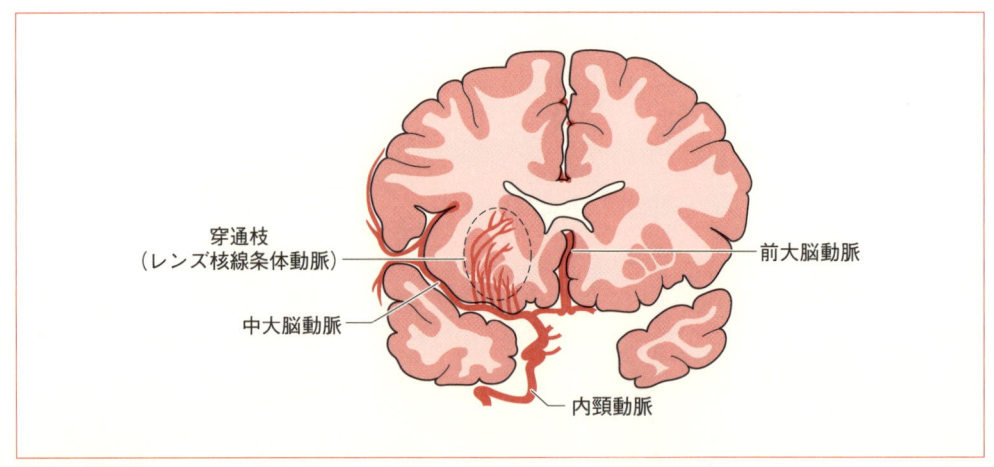

図3　穿通枝

主幹動脈から分岐して脳実質を穿通して走行し，大脳深部を栄養する動脈を穿通枝という．中大脳動脈からの穿通枝であるレンズ核線条体動脈（lenticulostriate artery）は脳血管障害（脳卒中）を起こしやすい．

　次いで，脳底動脈は左右2本の後大脳動脈（posterior cerebral artery）となり，これらは大脳の後3分の1を灌流しています．

　内頸動脈と脳底動脈は脳底部で吻合して環状に連結されています．これをウィリス動脈輪（arterial circle of Willis）と呼びます．脳の主な動脈であるそれぞれ1対の前大脳動脈，中大脳動脈，後大脳動脈はこの動脈輪から出て行く形になっています．このようにして，内頸動脈と椎骨脳底動脈のいずれかの根元が閉塞されても他の血管系が代償する仕組みになっています．

　前大脳動脈は大脳正中部のほとんどを支配しています．

　中大脳動脈は最も広く，しかも重要な部位を支配しています．大脳皮質の広範な部位を支配するとともに，レンズ核線条体動脈（lenticulostriate artery）を分枝して大脳基底核や内包を支配しています（図3）．レンズ核線条体動脈のように主幹動脈から分岐して脳実質内を穿通して走行し，大脳深部を栄養する動脈を穿通枝といいます．レンズ核線条体動脈は脳卒中を起こしやすいことで知られており，脳卒中動脈ともいいます．

　後大脳動脈は側頭葉や後頭葉の下面を支配しています．

2 頭蓋内出血

脳出血

● 脳出血とは

脳出血(brain hemorrhage)とは,脳実質内の出血のことです.原因としては高血圧が最も重要であり,その他に脳動静脈奇形(cerebral arteriovenous malformation,動脈と静脈との間に毛細血管が存在しない先天的奇形)などがあります.

高血圧は脳深部の穿通枝と呼ばれる血管に小さな動脈瘤を作ります.穿通枝は元の動脈から鋭角的に分枝するので圧を受けやすく,そのために小さな動脈瘤を作りやすくなります.その小動脈瘤が破裂して脳出血を起こすのです.

脳出血は,日中活動時の血圧が上昇しやすい時に発症することが多く,また,発症時に頭痛,吐き気,意識障害を生じることが多く見られます.

前述のように好発部位は中大脳動脈からの穿通枝(**図3**)であり,その結果,被殻(putamen)と視床(thalamus)の出血が多くなります.その他には大脳皮質下,橋,小脳に出血します.

被殻出血

症状として,病巣の反対側の片麻痺と感覚障害を生じ,(病巣側をにらむ)眼球の共同偏倚もよくみられます.さらに同名性半盲,失語(優位半球の場合)も生じます.

視床出血

被殻出血と同じ症状に加えて,視床痛を生じます.また,自分の鼻先を凝視するような特徴的な眼位を示します.これは血腫が中脳の垂直注視中枢を圧迫するために眼球が下方に偏倚するためです.

橋出血

短時間で意識障害,四肢麻痺,除脳硬直を生じ死亡することがあります.極端な縮瞳(pin point pupil),下向きの垂直性の眼振(ocular bobbing)を生じるのが特徴です.

小脳出血

激しいめまい,吐き気,嘔吐,眼振を生じ,病巣側の小脳性運動失調を生じます.時に脳幹圧迫を起こして死亡することがあります.

● 検査

X線CTが極めて有用です.発症直後から高吸収域を示します.

● 治療

気道,呼吸,循環の確保が必要です.感染症と消化管出血の頻度が高いので抗菌薬,抗潰瘍薬を使用します.

被殻出血，皮質下出血，小脳出血では手術も行われます．

脳ヘルニア発症予防のために，脳圧亢進への対策が必要で，高浸透圧利尿薬（マンニトール，グリセロール点滴）を使用します．

くも膜下出血

くも膜下出血（subarachnoid hemorrhage：SAH）の原因としては，脳動脈瘤破裂が最も多く，それに脳動静脈奇形が続きます．

脳動脈瘤の原因の多くは先天性の血管壁の欠損です．動脈瘤の好発部位はウィリス動脈輪の前半部です．内頸動脈・後交通動脈分岐部の動脈瘤は瞳孔散大を伴う動眼神経麻痺を生じることが特徴です．

くも膜下出血は，40〜60歳ころに発症しやすく，また女性に多い傾向があります．

● 症状

後頭部の激痛で突如発症し，吐き気，嘔吐を伴います．痛みは「今までに経験したことのないような激しいものである」と形容されます．半数の患者は意識障害を生じますが，その多くは意識障害から回復します．しかし，重症では死亡に至ります．

神経学的には，髄膜刺激症状がみられ（総論の**図55**，p.99），項部硬直が重要な症状であり，ケルニッヒ徴候も出現します．局所神経症状はみられません．

● 検査

X線CTが重要で，くも膜下腔に出血による白くみえる高吸収域が出現します．（**図4**）

● 治療

血圧管理，鎮痛，脳浮腫対策が重要です．

降圧薬で血圧を150 mmHg以下に保ち，またグリセロールで頭蓋内圧を低下させます．

さらに手術が行われます．放置すると，再出血や脳血管攣縮を起こし予後は悪くなります．再出血予防のためのクリッピングあるいはコイル塞栓術などの処置が行われます．クリッピングとは脳動脈瘤の根元をチタンでできたクリップで挟み，血液がこぶの中に流れていかないようにするものです．コイル塞栓術は，脚の付け根からカテーテルを挿入して，脳動脈瘤の中にコイルを詰めて破裂を防ぐ手術です．

また脳槽ドレナージを行い，血性の髄液を体外に排出させます．これは血腫が残り続けると，その後，脳血管攣縮を生じやすくなるためです．脳血管攣縮を起こすと梗塞による局所神経症状を生じることになります．

● 正常圧水頭症

さらに，くも膜下出血発症後には，髄液吸収障害による正常圧水頭症を生じることがあります．症状として認知機能低下，尿失禁，歩行障害を生じます．脳画像では著明な

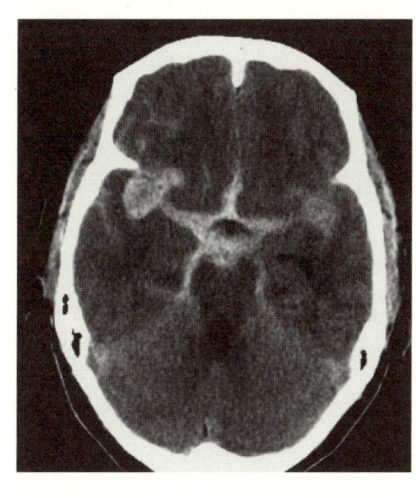

図4 くも膜下出血の画像（X線CT）
65歳，女性．右中大脳動脈瘤からのくも膜下出血であり，脳底部のくも膜下腔に高吸収域（血性髄液）を認める．右側により多くみられる．
（相模原中央病院放射線科・菅信一先生から提供）

脳室拡大を生じることに加えて，X線CTでは脳室周囲低吸収域，MRI（T2強調画像）では脳室周囲高信号域が認められます．治療としては，脳室腹腔短絡（シャント）術を行います．その際，術前に腰椎穿刺によって髄液を少量排出させる「タップテスト」を行い，症状が改善すればシャント術が有効であろうと予測することができます．

特発性正常圧水頭症

正常圧水頭症には，前述のくも膜下出血後や髄膜炎後などに続発する場合のほかに，特に原因のはっきりしない特発性正常圧水頭症もあります．治療可能な認知症として見逃してはならない疾患です．

●予防

くも膜下出血の発作前に，警告症状として頭痛を訴えることがあります．

磁気共鳴血管画像（MR angiography：MRA）は，未破裂動脈瘤のスクリーニングに使用されます．

無症候性の未破裂動脈瘤のある場合，小さいものは経過をみていきます．しかし，動眼神経麻痺などの神経学的症状のあるもの，大きいもの（5〜7mm以上），いびつで形の悪いものにはクリッピングを行い，くも膜下出血の予防を行うことがあります．

3 脳梗塞

虚血によって脳組織の壊死を生じるものを脳梗塞（cerebral infarction）といいます．酸素供給が5分間途絶えると神経細胞は不可逆的な死に至ります．

通常，脳梗塞ではその中心部の脳組織は壊死しています．しかし，その周辺には機能不全に陥っているものの，まだ死んではいない組織が存在しています．この場所をペナ

ンブラ（penumbra）といい，脳梗塞の治療ではこのペナンブラを回復させることが重要になります．ペナンブラとは元来，日食，月食時の本影の周囲のいくらか明るい半影の部分という意味があります．

脳梗塞の種類

●アテローム血栓性脳梗塞

　アテローム血栓性脳梗塞（atherothrombotic cerebral infarction）では，主幹動脈（太い動脈の総称で，内頸動脈，中大脳動脈，椎骨動脈，脳底動脈など）のアテローム性（粥状）動脈硬化が基盤にあります．コレステロールなどの脂質がたまってできる動脈壁の肥厚をアテローマ（粥腫）といい，これをプラークともいいます．この脳血管の動脈硬化巣の表面を覆う膜が破れて，血栓ができ動脈内腔の狭窄を生じ，血管を詰まらせて梗塞が起こります．

　このようなアテローム（粥状）硬化を生じる危険因子は加齢，高血圧，糖尿病，脂質異常症，喫煙などです．

　アテローム血栓性脳梗塞の発症機序には次の3つがあります．

　①アテローム硬化巣に血栓ができて，これがその場で動脈を閉塞します．

　②アテローム硬化巣にできた血栓がはがれて，それが末梢の動脈を閉塞することがあります（これを塞栓といいます）．

　③動脈に狭窄があっても側副血行路（血管が徐々に詰まっていく時にそれを補うように自然に発達してくる別の血行路のこと）によって，代償的に血流が保たれている場合があります．しかしそのような場合でも全身の血圧低下が起こると，血流が乏しくなり梗塞を発症します．これを血行力学的な梗塞といいます．

　アテローム血栓性脳梗塞では，直径15 mm以上の大きな梗塞を生じます（図5）．

　数時間ないし数日間かかって，ゆっくり階段状に進行することが一般的です．

　一過性脳虚血発作（transient ischemic attack：TIA）が前駆することがあります．一過性脳虚血発作とは単一の脳血管灌流域に短時間の局所神経症状を生じるもので，脳虚血以外の原因が考えにくいものです．24時間以内に症状が消失するものと定義されていますが，実際にはほとんどが1時間以内に症状は消失します．一過性脳虚血発作は脳梗塞の前ぶれとして重要で，すぐに抗血小板薬投与を開始するなどの医学的治療を行う必要があります．

　内頸動脈の動脈硬化のつよい人では頸部血管部分を聴診器で聞くと，血管雑音（brui）が聞こえることがあります．

●心原性脳塞栓症

　心原性脳塞栓症（cardioembolic stroke, cardiogenic brain embolism）は，心房細動などの不整脈のために心腔内に血栓を生じやすい疾患がもとになるもので，心臓からの血

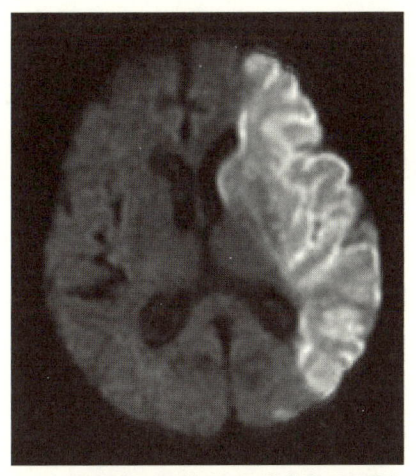

図5　脳梗塞の画像（MRI 拡散強調画像）
60歳，男性．左中大脳動脈領域に大きな梗塞巣を認める．
（相模原中央病院放射線科・菅信一先生から提供）

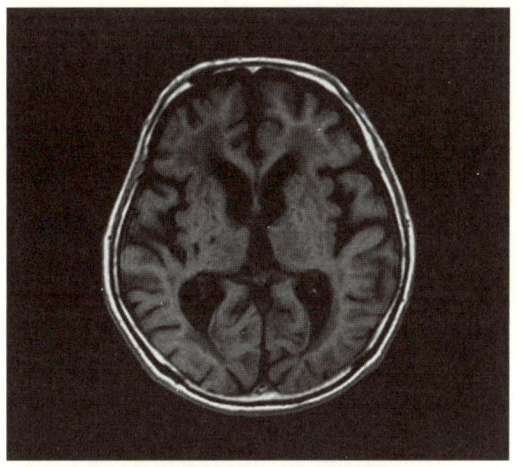

図6　ラクナ梗塞の画像（MRI T1 強調画像）
68歳，男性．大脳基底核に複数の小梗塞を認める．
（高齢者保健医療総合センター長・吉田亮一先生から提供）

栓が健常な脳動脈を急に閉塞し，大梗塞を起こします．

● ラクナ梗塞

ラクナとはラテン語で小さい空洞という意味です．

ラクナ梗塞（lacunar infarction，**図6**）は，脳深部の直径15 mm 以内の小梗塞のことで，穿通枝動脈の高血圧性変化がもとになって生じます．レンズ核線条体動脈などが好発部位となります．初めのうちは目立つ症状はなく意識障害も起こしません．しかし緩徐に進行し，やがて血管性認知症（vascular dementia，後述）を発症することがあります．

● 脳梗塞の神経症候

● 内頸動脈および中大脳動脈閉塞

前頭葉，頭頂葉，側頭葉にまたがる梗塞を生じます．

症状は側副血行路の発達の程度によってさまざまで，無症候の場合から下記の重篤な症状を示す場合まで症例により大きく異なります．

意識障害，反対側の片麻痺・感覚障害，同名性半盲（例えば，左脳障害では両眼とも右視野が欠損），失行，失認，失語（左側半球に病変），左半側空間無視（右側半球に病変），眼球の共同偏倚（病側をにらむ）などを生じます．

なお，眼動脈閉塞による一過性の視力障害は内頸動脈病変に特徴的です．目を栄養する眼動脈は頸動脈から分枝していて，頸動脈にできた血栓が眼動脈に詰まると片方の眼の視力だけが低下することがあります．

● 前大脳動脈閉塞

反対側片麻痺（下肢に強い），感覚障害，把握反射，吸引反射などが出現します．

● 後大脳動脈閉塞

片麻痺はないか軽度で，同名性半盲，視覚失認など視覚に関する症状を出します．両側の後頭葉病変を生じると皮質盲になりますが，その時，患者は自分が盲であることを認めないことがあり，これをアントン症候群（Anton syndrome）といいます．

視床を栄養する視床膝状体動脈（後大脳動脈の穿通枝）閉塞では，視床症候群（反対側の感覚鈍麻，異常感覚，視床痛，運動失調，不随意運動，不全片麻痺など）を生じます．

また，アテローム血栓性脳梗塞では分水嶺（境界域）と呼ばれる各大脳動脈の境界部分の皮質あるいは深部に梗塞を生じることもあり，これを分水嶺梗塞といいます．

● 椎骨脳底動脈閉塞

脳底動脈主幹部閉塞

めまい，嘔吐，意識障害，瞳孔異常などを生じ，弛緩性四肢麻痺から除脳硬直に至り，呼吸異常，体温・血圧上昇を生じて死亡します．不完全閉塞の場合は閉じこめ症候群に陥ることがあります．

脳底動脈の分枝の閉塞

交叉性麻痺などさまざまな症状を出します．

後下小脳動脈（ないし椎骨動脈）閉塞

延髄背外側の障害を生じます．特徴的な症状を示し，これをワレンベルク症候群（Wallenberg syndrome）といいます．

昔，脳幹のさまざまな病変については，その特徴的な症状をまとめてそれぞれに報告者の人名のつけられた多くの症候群が記載されていました．臨床家は詳しい臨床症状の観察にもとづいて脳幹病変の部位を推測していました．現在では画像診断が発達しているので，そのような症候群に精通している必要性は少なくなっています．しかし，ワレンベルク症候群は比較的に多い梗塞なので，その病態については理解しておく必要があります．

ワレンベルク症候群の延髄背外側での障害部位と，それによって生じる症状との関連は以下のとおりです（図7）．

- 三叉神経の脊髄路および脊髄路核→同側の顔面の解離性感覚障害（温痛覚障害）
- 交感神経下行路→同側のホルネル症候群
- 下小脳脚→同側の小脳性運動失調
- 疑核（舌咽および迷走神経の運動神経核）→同側の球麻痺（軟口蓋麻痺〈構音障害，嚥下障害〉）
- 前庭神経核→めまい，眼振
- 脊髄視床路→反対側の半身の解離性感覚障害（温痛覚障害）

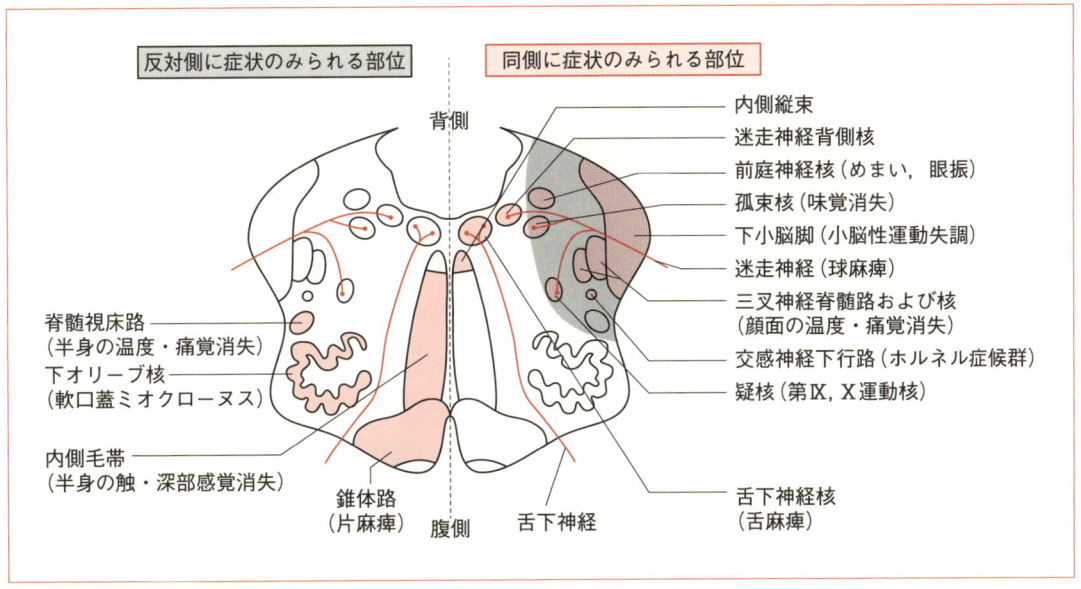

図7 ワレンベルク症候群
延髄背外側は梗塞（灰色部位）を起こしやすく，独特な症候群を生じる.

延髄背側には錐体路と内側毛帯（深部感覚を伝える）が存在しません．したがってワレンベルク症候群では錐体路症状（痙性麻痺）と深部感覚の障害は出現しません.

● 両側性の広汎な梗塞

血管性認知症（後述），偽性球麻痺，強迫泣きなどを生じます．大脳皮質の広汎な病変では失外套症候群となります.

脳梗塞の検査

梗塞はX線CTでは黒い低吸収域として出現しますが，発症24時間以後でないと撮像されません.

したがって，急性期の診断にはMRIが重要です.

MRA（磁気共鳴血管造影），頸動脈超音波（エコー）検査も行い，必要があれば，脳血管を立体的に画像化できる3D-CTAや脳血管撮影を行います.

心原性塞栓では心電図と心臓超音波検査が必須です.

脳梗塞の治療

● 急性期

発症後4.5時間以内の脳梗塞にはtPA（組織プラスミノゲン活性化因子）を使用して血栓溶解療法を行います．これはペナンブラを救うための治療です．特に心原性脳塞栓症の治療に用いられます．しかし，血栓が溶解して血流が再開した後で大出血（出血性梗

塞) を起こす危険性があり, そのために適応となる症例は限られます.

tPA治療が行えず, また脳梗塞発症から8時間以内であれば, 血管内治療による血栓除去療法が行われることがあります. これは, 脚の付け根から細いマイクロカテーテルを挿入して, 血栓の先まで送り込み, その先端からループワイヤーをさらに伸ばして血栓を抜き取ってしまうものです.

さらに, 以下の薬物を使用して治療します.

抗血栓薬

抗凝固薬 (アルガトロバン), 抗血小板薬 (アスピリン, オザグレル) を投与し, 抗血栓療法を行います.

抗脳浮腫薬

グリセロールを点滴投与します.

脳保護薬

エダラボンを発症後24時間以内に使用します. 脳梗塞を発症するとフリーラジカルが発生し, ペナンブラ部分を壊死させます. エダラボンは梗塞部周辺のフリーラジカルの働きを抑えてペナンブラを回復させる効果があります. なおフリーラジカルとは活性酸素の一種で, 生体内の物質を過剰に酸化して損傷を生じる物質です.

● 慢性期

慢性期の頸動脈高度狭窄例には頸動脈内膜剥離術あるいは頸動脈ステント留置術を行います.

頸動脈内膜剥離術は首を切開して頸動脈を露出させ, 血管にたまったプラークを取り除く手術です.

頸動脈ステント留置術は狭窄部までバルーンがついたステントを送り込み, 内部に留置させる手技です. ステントとは人体の管状の部分 (血管など) を管腔内部から広げる医療機器のことで, 金属でできた網目の筒状のものです.

さらに以下の薬物で再発予防を行います. なぜなら脳梗塞は再発率が高いからです.

動脈硬化が原因で起こるアテローム血栓性脳梗塞とラクナ梗塞の再発予防には, 抗血小板薬 (アスピリン, クロピドグレル, シロスタゾール) を使用します.

心房細胞が原因で起こる心原性脳塞栓症の再発予防には, 抗凝固薬療法 (ダビガトラン, リバーロキサバン, アピキサバン, エドキサバン, ワルファリン) を行います. 昔はワルファリンが使用されましたが, 納豆を食べられないなどの制約があり, また出血を起こす危険性もあるので徐々にその使用は減っています.

4 脳血管障害（脳卒中）の初期症状

　脳梗塞などの脳血管障害（脳卒中）の初期症状を発見し迅速に対処するための所見として，以下の項目があげられています．これは医療関係者以外の人も知っておいて欲しい脳卒中についての心得で，英語で「FAST」といいます．

　FはFace（顔）であり，顔の片側がゆがむ症状です．「いー」と発音させた時の左右の口角をみて，どちらかが動かなければ顔面の麻痺があることになります．つまり中枢性の顔面神経麻痺の有無をみるものです．

　AはArm（腕）のことで，手のひらを上に向けた状態で両腕を前に伸ばした時に，一方の腕だけが回内しつつ垂れ下がってくる時には，その腕の麻痺があることがわかります．つまりバレー徴候の検査です．

　SはSpeech（言語）のことで，ろれつが回らなくなっているかどうか，言葉が出にくくなっているかどうかをみます．つまり構音障害や失語の検査です．

　TはTime（時間）のことで，脳卒中の起きた時間を確認します．

　以上を確認したら，すぐに救急車を呼び，迅速な対応をすることが必要です．

　麻痺のある場合は，麻痺している側を上にして横向きに寝かせておくことも必要です．横向きに寝かせる理由は，嘔吐したものを気道に吸い込まないようにするためです．

5 脳血管障害（脳卒中）のリハビリテーション

　当然のことながら，脳出血，脳梗塞といった脳血管障害（脳卒中）へのリハビリテーションは極めて重要です．脳梗塞などでいったん障害された神経細胞の回復は困難ですが，リハビリを行うと，損傷された場所とは別の部位の神経細胞が失われた機能を回復させることが可能になります．

　発症から2週間までが急性期です．この時期にすでに急性期のリハビリが行われます．現在では，発症から48時間以内にリハビリを開始することがよいとされています．

　発症後3〜6か月間は回復期で，リハビリ専門の医療機関で訓練を行います．

　退院後は生活期（維持期）で，施設あるいは自宅でリハビリを続けます．

　元巨人軍の長嶋茂雄氏は重度の心原性脳塞栓症で倒れましたが，その後のリハビリテーションの結果，めざましく回復され，人々の前に元気な姿を見せてくれています．

6 その他の脳血管障害

もやもや病（ウィリス動脈輪閉塞症）

　もやもや病（Moyamoya disease, ウィリス動脈輪閉塞症 occlusion of circle of Willis）は，日本人の女性に多い病気です．遺伝的背景があります．

　内頸動脈の細い終末部がさらに細くなって閉塞し，脳の血流が悪くなります．すると血流を補うために異常な細い血管網が作られてきます．脳血管撮影を行うとこれがもやもやした煙のように見えたので，もやもや病と名付けられました．小児期には脳梗塞を生じやすく，成人では脳出血やくも膜下出血を生じやすくなります．

　症状は，頭痛，脱力発作，失神，片麻痺，不随意運動，けいれんなどです．

　笛を吹く，あるいは食べ物に息を吹きかけてさまそうとする動作を行うと，血流不足となって症状が引き起こされることがあります．

　治療としては，抗血小板薬，抗けいれん薬を使用し，時には新しい血行路を作る血行再建術が行われます．

　なお，もやもや病と病名をつけたのは東北大学脳神経外科の鈴木二郎（すずき・じろう）です．この病名が世界に広まりました．

脳動静脈奇形

　脳動静脈奇形（cerebral arteriovenous malformation）は，胎生期の脳血管形成の異常によって起こる先天奇形です．通常は動脈と静脈の間に毛細血管があるのですが，その毛細血管が欠損していて動脈と静脈とが直接つながっている状態です．流入動脈，ナイダス（nidus, クモの巣の意味，異常血管が腫瘤状になっている部分のこと），流出静脈の3部分から構成されています．くも膜下出血やてんかん発作を生じます．

　治療としては，脳動静脈奇形を全摘出する手術が行われます．

アミロイド血管症

　アミロイド血管症（amyloid angiopathy）は非高血圧性脳出血を起こす疾患です．高齢者の中・小動脈にアミロイドが沈着して動脈壁がもろくなり，脳出血を生じるものです．認知症を伴いやすいとされます．

血管性認知症

　血管性認知症（vascular dementia）は，アルツハイマー病（p.128），レビー小体型認知症（p.133）とともに老年期の三大認知症に数えられており，重要なのでここに詳述しま

す.

血管性認知症では，もの忘れ，記憶障害を中心症状として生じますが，アルツハイマー病のような全般性のものではないという特徴があります．例えば，家族が誰かがわからなくなるが財産がどれぐらいあるかは覚えているなど，知的能力の低下にむらがあるという特徴があり，このような状態を，「まだら認知症」といいます.

脳血管障害によって，脳の色々な場所が部分的に損傷されているので，手足の麻痺，感覚障害，偽性球麻痺（嚥下困難，構音障害），神経心理学的症状（失語，失行，失認など），尿失禁などのさまざまな神経学的症状をあわせもっていることが多くみられます.

また，ささいな刺激ですぐに泣き出したりする情動失禁という症状も血管性認知症に特徴的です.

意欲，自発性の低下，抑うつ症状なども生じやすい特徴があります.

動脈硬化が基盤にあるので，高血圧，糖尿病，肥満，脂質異常症などの生活習慣病に基づくさまざまな身体疾患（虚血性心疾患，腎疾患など）が認められます.

X線CTやMRIが診断上有用であり，さまざまな大きさの梗塞巣が認められます.

皮質下梗塞と白質脳症を伴った常染色体優性脳血管症（CADASIL）

カダシル（CADASIL, cerebral autosomal dominant arteriopathy with subcortical infarcts and leukoencephalopathy）は，皮質下梗塞と白質脳症を伴った常染色体優性脳血管症で，若年期から徐々に皮質下白質にラクナ梗塞を繰り返し，血管性認知症を生じるものです．遺伝子診断で診断が確定します．治療法はない疾患です.

II 神経変性疾患

血管障害，感染，中毒，代謝障害，外傷などのはっきりとした原因がなく，特定の神経系が系統的に脱落していく疾患を神経変性疾患 (neurodegenerative disease) といいます．

亜急性，慢性に持続的に進行していくという特徴があります．多くの場合，まだ原因不明のことが多く，また一部の変性疾患では明らかな遺伝性があります．

1 主に認知症を生じる疾患

● アルツハイマー病（アルツハイマー型認知症）

アルツハイマー病 (Alzheimer's disease) は現在，世界で最も患者数の多い神経変性疾患です．

ドイツの精神科医のアルツハイマー (Alzheimer A.) が初老期に発症した本疾患の症例報告を初めて行ったので，アルツハイマー病と呼ばれるようになりました．

わが国の老年期認知症の絶対数は2012年で460万人とされています．その中の過半数がアルツハイマー病です．高齢になるほど，発症が多くなります．男女差があり，女性のほうが発症率が高いとされていますが，その理由は明らかではありません．

病理学的には，神経細胞の崩壊，消失に加えて，老人斑と神経細胞内の神経原線維変化という所見が認められます．老人斑の成分はアミロイドベータ (amyloid β) という蛋白質であり，神経原線維変化は過剰にリン酸化されたタウ蛋白質 (tau protein) という物質からできています．

アルツハイマー病の発症については，アミロイドベータが主な原因とする説と，リン酸化されたタウ蛋白質が関与しているとの説がありますが，現時点では前者のほうが有力です．つまり，初めにアミロイドベータが産生され，次いでそのアミロイドベータがタウ蛋白質をリン酸化するとの説です．さらにアミロイドベータとリン酸化されたタウ蛋白質の両方が脳内に蓄積して神経細胞を破壊していくことが発病と関係しているとさ

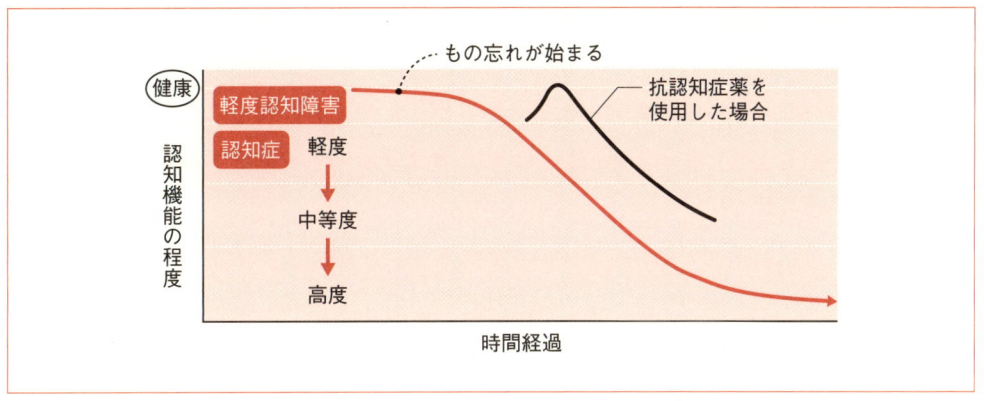

図8　アルツハイマー病の経過
進行はゆっくりで，当初はもの忘れだけの軽度認知障害から始まり，やがて徐々にさまざまな認知機能が低下していく.

れます.

　人の21番目の常染色体にアミロイド前駆蛋白質の合成を指令している遺伝子が存在しています. このアミロイド前駆蛋白質が適切に分解されれば異常は生じないのですが，さまざまな原因で不適切に切断されると，そこからアミロイドベータという異常蛋白質が生じてアルツハイマー病を発症させます. 家族性に発症する一部のアルツハイマー病では原因遺伝子も発見されています. しかし遺伝子異常の発見されていない大多数のアルツハイマー病で何故，アミロイドベータが蓄積しやすいのかはまだ不明です.

　他方で，アポリポ蛋白質E（APOE）遺伝子とアルツハイマー病との関連が指摘されています. この遺伝子にはいくつかの型があり，そのうちの一つであるε4が，アルツハイマー病発症リスクを上昇させることが明らかになっています.

　なおアルツハイマー病では大脳全般の神経細胞が脱落していきますが，特にアセチルコリン系神経細胞の消失が記憶障害と関係しているとの説が有力です.

● 臨床症状

　アルツハイマー病は，大体，以下のような経過をたどります（図8）.

初期（軽度）

　もの忘れが目立ち，電話で話した内容などをすぐ忘れるようになります. 女性だと家事ができなくなり，味付けがおかしくなったり，毎日，同じ料理を作ったりすることなどで異常に気づかれます. 買い物に行って，いつも同じ食品を買い込んでくる一方で，冷蔵庫の中の始末ができず多くの食品を冷蔵庫内に長時間放置して腐らせたりします.

　「ガスの火をつけっぱなしにする」「着脱衣にとまどう」「同じことを何回も繰り返して述べる」などにより，家族が異常に気づくことがあります. 字もうまく書けなくなります.

中期（中等度）

　今いる場所や現在の時間がわからなくなってきます．このような状態を，時間や場所についての見当識の障害があるといいます．道がわからなくなり，迷子になったり，徘徊を生じたりします．場所についての見当識障害と徘徊はアルツハイマー病にかなり特徴的な症状です．

　アルツハイマー病は大脳全体が萎縮していく病気ですが，その初期には大脳の中でも萎縮しやすい場所と，しにくい場所があります．アルツハイマー病の初期には，記憶形成に関与する海馬と，場所の認識に関わる頭頂葉が障害されやすいとされます．そのため，アルツハイマー病では病初期から，記憶力低下（特に新しいことを覚えこむ力が低下し，これを記銘力の減弱といいます）とともに，居場所がわからなくなります．

　これに対し，病気の初期，中期には運動領野，感覚領野，小脳は障害されません．したがって，アルツハイマー病では運動麻痺，感覚障害，小脳性運動失調は生じません．特に初期，中期では筋力もかなりあります．しかし，そのことがかえって，徘徊や暴力行為などを生じることにつながり，介護する人たちの負担になるのです．

　言語理解や表現能力が低下したり，まとまった作業能力が低下したりします．

末期（高度）

　家族の名前や顔がわからなくなります．簡単な計算もできず，自分の名前さえ答えられなくなります．自分でトイレに行ったり着替えができなくなり，日常生活全般に介護を必要とする状態に陥ります．食事も介助が必要になってきます．

　前述のように，アルツハイマー病では，初期，中期には身体的障害は目立たないのですが，末期になると運動機能も低下し，やがて寝たきりとなります．

　最終的に大脳半球機能が完全に失われ，そのために全ての認知機能や運動機能が失われます．その反面，循環，呼吸などの脳幹の営む生命維持機能（植物的機能）だけは末期になっても保たれていて，そのような状態で何年も生き続ける人がいます．

　とくに最近，自力で食事が摂れなくなった場合に胃瘻（胃と腹壁の間に穴を開け，そこから栄養を補給する）を行うようになり，このような状態で延命する例が増えています．このような状態を遷延性植物状態あるいは失外套症候群と呼ぶことがあります．失外套症候群とは，両側大脳半球が脳全体を外套（コート）のように被っている形になっており，その外套部分の機能が廃絶したという意味に由来します．

　進行をくいとめる治療は今のところ存在せず，その意味では予後はいまだに不良です．

　最終的には，衰弱，肺炎などで死亡に至ります．

　以上の全経過は数年から十数年です．

● 中核症状と周辺症状

　認知症の症状を大きく，中核症状と周辺症状に分けることがあります．

中核症状

　中核症状とは記憶力障害，失語，失行，失認などの症状で，認知症の基本的症状です．失語とは言語を発したり，理解したりする機能が失われることです．失行とは運動麻痺などはなくても目的にかなった運動ができなくなることで，例えば，服を脱ぎ着したり道具を使うことができなくなったりします．失認とは末梢の感覚機能は正常であるにもかかわらず，ものを見てもそれが何かわからなくなったり，場所や位置がわからなくなったりすることです．

　これらは，いずれも大脳皮質の特定の部位が損傷されることが原因です．このような中核症状がなければ認知症とは言えません．

周辺症状

　これに対し，周辺症状とは認知症患者の示すさまざまな問題行動のことです．この周辺症状については，それほど目立たない例から多く出現する例まで，患者によってさまざまでかなりの個人差があります．周囲の介護する人を悩ませるのは，むしろこのような周辺症状を生じている患者たちです．この周辺症状のことを，認知症の行動・心理症状（behavioral and psychological symptoms of dementia：BPSD）とも呼びます．

　周辺症状ないしBPSDには次のような症状があげられます．

　妄想，幻覚，抑うつ，せん妄，徘徊，不潔行為，蒐集癖，異食，興奮，暴力行為などです．

　特に認知症の人には被害妄想の一種の「もの盗られ妄想」が出やすいことが知られています．認知症患者は自分の記憶障害のため，持ち物を置き忘れて紛失してしまうことがよくありますが，そのような時，自分が忘れたためとは考えず，他人に盗まれたと思い込んでしまうことです．

　また高齢者や認知症患者では，特に夜間に，せん妄を生じやすく，これを夜間せん妄といいます．たとえば，日中はぼんやりとしているのですが，夕方頃から騒ぎ始めて夜に眠らず，大声を出したり，徘徊したりします．

　石鹸など食べ物でない物を口にする異食症，汚れ物をため込んだりする蒐集癖，自らの排泄物をいじったり，口にしたりする不潔行為なども時折みられる症状です．

　さらに怒りっぽくなったり，暴力行為を出したりする人もいます．

● 検査

　老年期認知症の簡便なスクリーニング法として，改訂長谷川式簡易知能評価スケール（総論の**表5**，p.52）やMini-Mental State Examination（MMSE，総論の**表6**，p.53）を使用します．

　画像診断（X線CTやMRI）で大脳皮質の萎縮が認められます（**図9**）．PET（陽電子放出断層撮影）やSPECT（単一光子放出コンピュータ断層撮影）で血流を調べると，初期には頭頂葉から血流の低下が始まると報告されています．

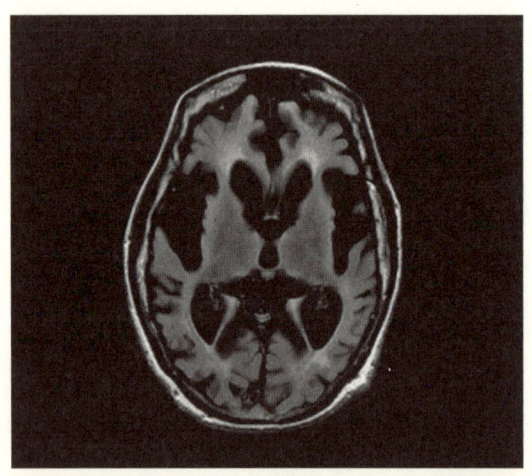

図9　アルツハイマー病の脳画像（MRI T1強調画像）
62歳，女性．脳回の萎縮，脳室の拡大が著明である．
（高齢者保健医療総合センター長・吉田亮一先生から提供）

● 治療

　主な薬物療法としては，脳内の記憶に関係する神経伝達物質であるアセチルコリンを増やす薬剤（ドネペジル，ガランタミン，リバスチグミン）が使用されます．これらはアセチルコリン分解酵素阻害薬の作用をもっており，アセチルコリンの分解を抑制して，その量を増加させます．

　またグルタミン酸受容体拮抗作用を持つメマンチンも使用されています．グルタミン酸は興奮性神経伝達物質であり，その作用が過剰になると神経細胞過剰興奮の結果，神経細胞の傷害を起こすとされます．グルタミン酸受容体拮抗薬のメマンチンはそのようなグルタミン酸による神経細胞の過剰興奮を抑制して，抗認知症効果を示すとされます．

　このような薬剤は，初期であれば1〜2年，進行を遅らせることができます（**図8**）．しかし症状の進行を停止させることはできないので，根本的治療薬ではありません．現在，アミロイドベータの蓄積を減少させるような薬物の開発が盛んに行われています．そのような薬物が使用されるようになれば，アルツハイマー病の根本的治療法になる可能性があるので大いに期待されていますが，まだ確実に臨床効果が確かめられた薬剤は存在しません．

　周辺症状（興奮，暴力行為，妄想，うつ状態，不眠など）に対しては，抗精神病薬，抗うつ薬，睡眠薬，漢方薬（抑肝散）などの使用によりかなり改善することがあります．

　暴力行為，夜間せん妄には，やむをえず，元来は統合失調症の治療薬である非定型抗精神病薬（錐体外路系の副作用が少ない）が使用されることがあります．これは認知症患者に用いると死亡率を増やすとの報告があるのですが，問題行動を抑えるため使用せ

ざるをえないことがあります．

　薬物に加えて，心理療法やケアも重要です．

　回想法や音楽，絵画療法などの心理療法が有効な場合があるとされます．回想法とは，認知症の患者は新しいことは記憶できなくても，古い記憶は残っているので，昔使用していた物品などをきっかけにして古い記憶を呼び起こし，患者同士で懐かしい思い出を語り合い，聞いてもらうことで感情や意欲を保ち向上させ，認知症の進行を抑えようとする試みです．

　また音楽や絵画で自分の気持ちを表現することも不安を軽減する効果があります．

　このような試みがはたして本当に認知症の進行を抑制する効果があるかは疑問視する見かたもありますが，そのように周囲から働きかけると，中核症状の改善は困難であっても，周辺症状の改善には効果をもたらすことがあると思われます．

●アルツハイマー病を発症した有名人

　レーガン元アメリカ大統領，俳優チャールトン・ヘストンなど多くの有名人がアルツハイマー病で亡くなりました．レーガンやヘストンはアルツハイマー病を患っていることを自らテレビカメラの前で公表しました．このように自らの運命を受け入れて，それを堂々と公表するアメリカ人の姿勢には感銘させられるものがあります．

レビー小体型認知症

　レビー小体型認知症（dementia with Lewy body）は初老期から老年期に発症します．

　老年期認知症の中で，レビー小体型認知症はアルツハイマー型認知症，血管性認知症と並んでかなり多いものであり，現在，三大認知症と言われるようになりました．

　大脳変性疾患であり，神経細胞内にレビー小体という構造物が出現するという病理学的特徴があります．このレビー小体はレビー小体型認知症以外にも，パーキンソン病に出現します．パーキンソン病の場合はレビー小体が脳幹に出現するのに対し，レビー小体型認知症の場合は，大脳皮質全体に出現します．最近はこの両者を合わせてレビー小体病と呼ぶことがあります（後述）．

　レビー小体の構成成分はα（アルファ）シヌクレインという物質で，この物質の蓄積が発病に関係していると考えられます．αシヌクレインの蓄積は多系統萎縮症など他の神経変性疾患にも出現します．このようなαシヌクレインの蓄積によって生じる神経変性疾患（パーキンソン病，レビー小体型認知症，多系統萎縮症）を「シヌクレイノパチー」と呼びます．

●臨床症状

　進行性の認知症に加えて，生き生きとした幻視とパーキンソン症状（運動減少，強剛〈筋肉の緊張の亢進〉，振戦〈手のふるえ〉）が特徴的症状です．

　当初は認知症症状はあまり目立ちませんが，やがて徐々に進行していきます．

症状が変動しやすいことも特徴的です.

うつ症状, 幻視と結びついた妄想, 自律神経症状（便秘, 起立性低血圧など）も出現しやすい傾向があります.

レム睡眠行動障害（睡眠中の寝ぼけ, 大声, 暴力行為）が認知症発症のかなり前から存在することがあります.

● 検査

次のような画像診断が診断の手がかりになります.

X線CTやMRIで全脳の萎縮が認められます.

PETやSPECTで大脳後頭葉の血流低下を認めることが多いとされます. 後頭葉は視覚を処理する部位なので, このことが幻視の発現と関係している可能性があります.

MIBG（メタヨードベンジルグアニジン〈ノルアドレナリン類似化合物〉）心筋シンチグラフィーによって, 心臓の交感神経終末への取り込み機能低下が認められます. パーキンソン病やレビー小体型認知症では, 心臓に分布している交感神経が障害されるためです.

最近はドパミン神経終末に局在するドパミントランスポーターのイメージングが可能となりました. レビー小体型認知症やパーキンソン病のようなドパミン神経細胞の変性を生じる病気では, ドパミントランスポーターの減少がみられることから, これらの疾患の確定診断に役立てることができます.

● 治療と経過

認知機能低下にはドネペジルを用います. ドネペジルはアセチルコリンを増加させ, 認知機能を改善する作用があり, 前述したように元来はアルツハイマー病の治療薬ですが, レビー小体型認知症にもかなり有効性があるとされます.

幻視には錐体外路系副作用を生じにくい非定型抗精神病薬を使用します. レビー小体型認知症はパーキンソン症状を生じやすいので, ドパミン受容体遮断作用のある抗精神病薬の副作用が出やすく注意が必要です. 非定型抗精神病薬のクエチアピンは錐体外路系副作用を極めて生じにくいので, その使用が推奨されます.

パーキンソン症状にはパーキンソン病治療薬（ドパミン賦活薬）を使用します.

しかし, これらは対症療法的薬物療法であって, 根治療法ではありません.

発病当初には認知機能が比較的によく保たれているので, 幻視症状については, 患者にそれは病気の症状であると説明すると理解してくれることもあります.

また部屋が暗かったり, 荷物が多かったり, 柄物のカーテンなどがあったりすると幻視を誘発しやすい傾向があります. したがって, 部屋を明るくする, 室内をシンプルに整頓する, 無地のカーテンに変えるなどの対応を行うと, 幻視や妄想を減少させることができます.

上記の治療によって, 一時的にある程度症状が改善することがあります. しかし, 症

状の進行抑制は困難です．最終的には高度の認知症状態になり，寝たきりとなって死亡します．

●レム睡眠行動障害

高齢男性に多い睡眠障害です．レム睡眠中は夢を見ていることが多いのですが，通常はその間，脳からの運動指令は遮断されて金縛り状態にあるので，夢と関連した行動を生じることはありません．しかし，レム睡眠中であるにもかかわらず，その機序が機能しなくなり，夢の中の行動がそのまま出現してしまうことをレム睡眠行動障害といいます．夢の内容に一致して激しい寝言や叫び声をあげ，徘徊したり側で寝ている配偶者に暴力をふるったりすることがあります．レム睡眠行動障害は特発性のこともありますが，レビー小体型認知症，パーキンソン病，多系統萎縮症などの1症状として出現することがあります．

●「レビー小体病」の提唱

レビー小体型認知症は，比較的新しい概念です．昔からこのような認知症患者はいたのでしょうが，この概念が生まれるまではアルツハイマー病と診断されていたと思われます．このレビー小体型認知症がアルツハイマー病などとは異なる別の病気であり，またパーキンソン病と関連のあるものとし，両者を含めてレビー小体病としてまとめるという重要な提唱を行った学者はわが国の精神科医の小阪憲司（こさか・けんじ）です．世界に誇る業績と言えます．

前頭側頭型認知症

前頭側頭型認知症（frontotemporal dementia）は，40～60歳くらいの初老期に発症する大脳の変性疾患です．前頭葉と側頭葉に限局した萎縮を生じることが特徴的です．昔はピック病（Pick disease）といいました．

10％程度は常染色体優性遺伝形式をとる遺伝性疾患です．この場合には遺伝子変異が存在することがあります．

前頭葉が障害されるため，初期から人格変化が目立ちます．道徳的，倫理的な逸脱行為，衝動行為を生じることがあります．例えば，万引き行為を繰り返しても全く反省しないなどの行動異常を生じます．時に暴力行為の出現もあります．

周囲の人たちに対して，まじめに対応しようとする努力をしないといった独特な人を食ったような態度が特徴的であるとされます．このような症状を「考えの怠惰（考え無精）」といいます．

日常生活で同じような行動を繰り返す常同行動が見られることがあります．例えば，施設内などで，いつも同じ時間に一定の場所を徘徊するような行為が続きます．これを時刻表的行動といいます．

また問いかけの言葉や前後の文脈とは全く無関係に，ある一定の文章を絶えず繰り返

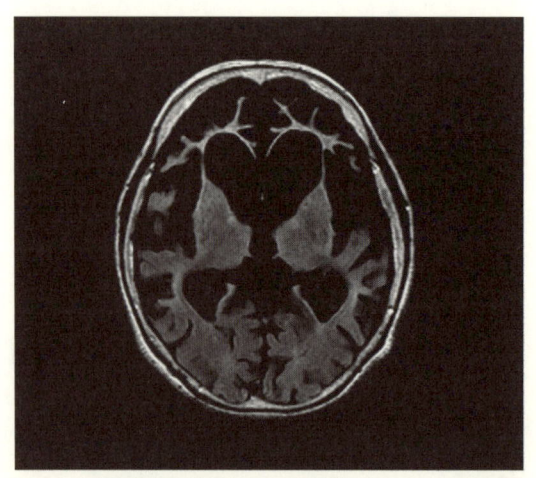

図10　前頭側頭型認知症の脳画像（MRI T1 強調画像）

70歳，女性．前頭葉と側頭葉に限局した顕著な萎縮が認められる．

（高齢者保健医療総合センター長・吉田亮一先生から提供）

すような言語異常（滞続言語という）を生じることがあります．

　言語中枢が損傷される結果，失語症状が目立つこともあります．

　発病初期には知能低下は出現せず，人格変化のみが目立ちますので，かつては統合失調症，うつ病，パーソナリティ障害などの精神疾患と誤診されることが多かったようです．現在は画像診断が行われるので，前頭側頭型認知症の診断は昔よりは容易になっています．進行すれば認知症症状が目立ってきます．最終的には身体衰弱，寝たきりとなり死亡します．

　画像診断で前頭葉または側頭葉が顕著に萎縮しているという特徴があります（**図10**）．病理学的に前頭側頭型認知症脳内にはリン酸化されたタウ蛋白質の蓄積がみられます．

　未だに有効な治療法はありません．問題行動を抑制するために，対症療法として向精神薬を使用することがあります．予後はよくありません．ほぼ10年ぐらいの経過の後，徐々に衰弱して死亡します．

● タウオパチー

　タウ蛋白質が異常に蓄積することが特徴的な神経変性疾患がいくつかあり，それらをタウオパチー（tauopathy）といいます．前頭側頭型認知症はその一つですが，他には進行性核上性麻痺（後述）や大脳皮質基底核変性症（後述）もタウオパチーに入ります．

三山病

　三山病（Mitsuyama disease）は，精神科医の三山吉夫（みつやま・よしお）が報告した疾患です．初老期に人格変化，行動障害，認知機能低下を発症し，それに加えて運動

ニューロン疾患（後述）を併発することが特徴です．前頭葉の萎縮があり，前頭側頭型
認知症の一型に含まれます．有効な治療法はありません．

2　パーキンソン病と類縁疾患

特発性パーキンソン病

特発性パーキンソン病（idiopathic Parkinson`s disease）は，アルツハイマー病に次い
で多い神経変性疾患です．

主に50〜60代で発症します．一部は遺伝性がありますが，大多数は孤発例（他の家族
の中に発症はない）です．

黒質・線条体系という中脳の黒質から線条体へと投射しているドパミン神経細胞が変
性，脱落していくことが原因となって，主に運動機能の障害をきたす病気です．中脳黒
質の神経細胞体内にレビー小体が出現している所見があり，レビー小体にはα（アル
ファ）シヌクレインという蛋白質が蓄積しています．しかし，ドパミン神経細胞が減少
するメカニズムはまだよくわかっていません．

パーキンソン病の死後脳でドパミンが減少していることを初めて報告した研究者は国
際的にはオーストリアのホルニキービッチ（Hornykiewicz O.）とされています（1960）．
しかし，それとほぼ同時に大阪大学精神科の佐野勇（さの・いさむ）らも同様の報告を
行っていました．彼らの発見がパーキンソン病のドパミン補充療法というその後の画期
的治療法の開発に結びついたのです．

● 症状

パーキンソン病では次の四大症状があります．

振戦

振戦（tremor）とは手足のふるえのことです．4〜6 Hzの規則的なふるえで，安静時
（静止時）に出現するという特徴があります．時に丸薬をまるめるような手の動きを示
すことがあります（pill-rolling movement）．随意運動時には振戦は軽くなります．

振戦はパーキンソン病の初発症状のことが多く，多くは身体の片側の上肢から始ま
り，次いで同側の下肢に出現し，さらに反対側の上下肢にも進行していきます．

筋強剛（固縮）

筋強剛（固縮，rigidity）は，関節を他動的に伸展・屈曲させると抵抗がある状態です．
持続的な抵抗を示す時を，鉛管様（lead-pipe）強剛と表現します．がくがくと断続的な
抵抗を示す場合は歯車様（cog-wheel）強剛といいます．

手首で出現しやすく，検査している手とは反対側の手を挙上させると，強剛が増強さ

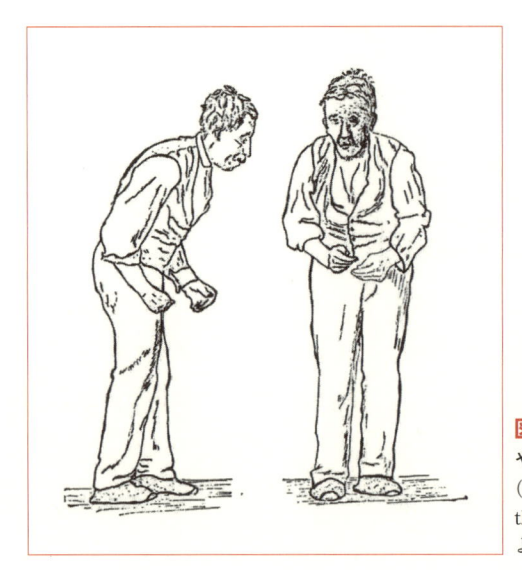

図11　パーキンソン病の特徴的な姿勢と歩行
やや前屈みとなり小刻み歩行となる．転倒しやすい．
(Gowers WR. Paralysis Agitans. A manual of diseases of the nervous system. Philadelphia：Blakiston；1888. p998 より)

れることがあります．筋強剛も振戦と同じように進行していきます．

無動

　無動（akinesia）の状態では，あらゆる種類の運動が減少します．動作の開始が遅くなり，歩行が始まりにくく，途中で停止する傾向があり，これをすくみ足現象（frozen gait）といいます．他方，床に描いたはしご状の線をまたいで歩く，あるいはリズムに合わせて歩かせるなどをさせると，すくみ足が改善することがあり，これを矛盾性運動といいます．

　通常，歩幅が小さくなり，小刻み歩行（marche à petit pas），すり足歩行（shuffling gait）となります．

　前述のように歩行開始は困難ですが，いったん歩き出すとどんどん早足になり突進していく，加速歩行（festination）がみられます．

　また腕の振りが小さくなります．

　顔の表情が乏しくなり，これを仮面様顔貌（mask-like face）といいます．

　小声が目立つ構音障害や，嚥下困難も生じてきます．字を書いているとだんだん字が小さくなる小字症（micropgraphia）を生じます．

姿勢保持障害

　姿勢保持障害（postural instability）とは，バランスを維持する姿勢調節が障害されることです．

　特有の前屈・前傾姿勢となります（**図11**）．転倒を起こしやすくなります．

　また検者が患者の身体を前あるいは後ろに押すと，よろけて棒のように倒れてしまいます．前に押すと前方によろける場合を前方突進現象（antepulsion），後ろに押して後

方によろける場合を後方突進現象（retropulsion）といい，立ち直り反射の障害です．

その他

患者の眉間を叩打すると瞬きが継続する現象であるマイアーソン徴候（Myerson sign）も特徴的です．

自律神経障害が出現しやすく，便秘，起立性低血圧（立ちくらみを生じる），脂顔（顔に汗をかきやすくなる），排尿困難，流涎（よだれ）がみられます．

精神症状としては抑うつが多いとされます．パーキンソン病初期には認知機能の異常はありませんが，発症後時間が経つと認知症が出現することもあります．幻視が出現することがありますが，幻聴は少ないとされます．また病的賭博，摂食行動の亢進などの衝動制御障害が出現することがあります．しかし，幻視や衝動制御障害はパーキンソン病治療薬であるドパミン受容体作動薬の副作用として出現することもあります．

睡眠時の障害もパーキンソン病に多くみられます．不眠，むずむず脚症候群（寝入りばなに脚がむずむずする感じがして眠れなくなる），レム睡眠行動障害（夢と一致して暴力などの異常行動を起こす）を生じます．

前述したレビー小体型認知症という病気では認知機能低下と幻視が特徴的ですがパーキンソン症状も生じてきます．またレビー小体型認知症では文字通り，神経細胞内にαシヌクレインが蓄積しているレビー小体が存在します．したがってパーキンソン病とレビー小体型認知症は本質的にはほぼ同一の疾患であり，これらをレビー小体病としてまとめることができます．これについては前述しました．

● 検査

最近は，パーキンソン病の画像診断が可能になってきました．

通常パーキンソン病ではMRI上の異常がみられません．つまり大きな形態学的異常は存在しません．MRIはむしろ，パーキンソン病類似症状を示す他の疾患と鑑別するのに役立ちます．

^{123}I-MIBGを用いた心筋シンチグラフィーを行うと，パーキンソン病ではMIBGの心筋への集積が低下している所見がみられます．これはパーキンソン病では心臓などの各臓器に分布する交感神経に障害をきたしているためです．

さらに脳内ドパミン神経終末に局在するドパミントランスポーター（dopamine transporter：DAT）のイメージングも行われるようになりました．パーキンソン病ではドパミン神経細胞が消失していくので，線条体でのドパミントランスポーターの低下が認められます．

● 治療

薬物療法が主な治療法です．

パーキンソン病は脳内のドパミン減少が症状を引き起こしているので，ドパミンを補充する療法が主になります．ドパミン自体は血液脳関門を通過しないので，神経細胞の

中に入り込むことはできません.

　ドパミン前駆物質のL-ドパ（L-DOPA，エル・ドパ）は，血液脳関門を通過して，酵素の働きでドパミンに変換されるので，L-ドパの投与が治療の主流になっています.ドパミン受容体作動薬もパーキンソン病の治療に用いられます.元来は抗てんかん薬のゾニサミドがパーキンソン病の治療にも有効であることが神経内科医の村田美穂（むらた・みほ）によって報告されました.ゾニサミドはドパミン合成に関与する酵素活性を高めて脳内ドパミン量を増やすことが明らかになっています.

　70歳以下で認知機能低下がなければ，まずドパミン受容体作動薬を投与し，効果が不十分ならL-ドパを追加します.高齢者や，精神症状・認知機能低下のある場合はまずL-ドパ投与を行います.

　薬物療法の問題点としては，薬効時間が短縮してしまう「すり減り」（wearing-off）現象や，服薬時間に関係なく症状が急速に動揺するようになるオンオフ（on-off）現象があります.また副作用として四肢・体幹のジスキネジア（dyskinesia）という不随意運動を生じることがあります.

　またドパミン補充薬で治療中のパーキンソン病患者が突然その薬剤を中断すると，悪性症候群という重篤な状態を生じることがあります.悪性症候群とは高熱，強い筋強剛，意識障害などを生じる状態で，元来は，統合失調症の治療薬であり，ドパミン受容体遮断作用がある抗精神病薬の副作用として知られていたものです.このような事実から悪性症候群の発症にはドパミン神経伝達阻害が関係しているものと考えられています.

　近年，パーキンソン病などに対し脳定位手術が行われるようになりました.脳定位手術とは，穿頭後に穿刺針を脳深部のターゲット部位に正確に進めて，さまざまな神経疾患の治療を行う方法です.パーキンソン病に対する脳定位手術は，精神科医であり後に神経学に転じた楢林博太郎（ならばらし・ひろたろう）が開始しました.楢林はパーキンソン病患者の淡蒼球を破壊すると症状が改善することを報告したのです（1952年）.この治療法はL-ドパ療法の開発により一時減少しましたが，現在，難治例などに再び行われるようになっています.現在では脳を破壊する代わりに電気で高頻度刺激を行い，目標とする神経核の細胞活動を抑制する脳深部刺激療法（deep brain stimulation：DBS）が行われます.パーキンソン病には視床下核あるいは淡蒼球内節の脳深部刺激療法が行われます.

　『レナードの朝』という映画があります.これは脳炎後にパーキンソン症状を生じた患者がL-ドパの投与を受けて劇的に回復するものの，やがて副作用を生じて再びパーキンソン症状に閉じ込められていくという実話を描いた作品です.この中でロバート・デ・ニーロがパーキンソン症状やL-ドパの副作用のジスキネジア症状を見事に演じています.

表1　パーキンソン病の重症度分類

ヤールの重症度分類		ヤールの修正重症度分類	
		0度	パーキンソニズムなし
Ⅰ度	症状は一側性で，障害はあっても軽度	1度	一側性パーキンソニズム
		1.5度	一側性パーキンソニズム＋体幹障害（頸部固縮など）
Ⅱ度	両側性の障害はあるが，姿勢反射障害はなし	2度	両側性パーキンソニズムだが平衡障害なし
		2.5度	軽度両側性パーキンソニズム＋後方突進があるが自分で立ち直れる
Ⅲ度	姿勢反射障害がみられ活動は制限されるが，自力での生活が可能	3度	軽～中等度のパーキンソニズム＋平衡障害，身体的には介助不要
Ⅳ度	重篤な機能障害を有し，自力のみでの生活は困難となるが，支えずに歩くことはどうにか可能	4度	高度のパーキンソニズム，歩行は介助なしでどうにか可能
Ⅴ度	立つことは不可能になり，介護なしではベッド，車椅子の生活を余儀なくされる	5度	介助なしでは車椅子またはベッドに寝たきりで，介助しても歩行は困難

● 経過

　前述したように，症状は一側の上肢ないし下肢→同側の他肢→対側へと進行します．変性疾患であって，いまのところその変性を止める手立てはありません．種々の治療にもかかわらず病状は徐々に進行していく経過をとります．発症15年を過ぎると寝たきりが増えてきます．

　パーキンソン病の進行の程度はヤールの重症度分類（Yahr`s stage）で表します（**表1**）．

● パーキンソン病を患った有名人

　パーキンソン病を患った有名人としては，ドイツの独裁者ヒトラー，プロボクサーのモハメド・アリ，俳優のマイケル・J・フォックスなどがいます．

● パーキンソン症候群，パーキンソニズム

　パーキンソン病以外にもパーキンソン症状を生じるものが多数あり，鑑別が必要になります．これらの症状をパーキンソン症候群，あるいはパーキンソニズム（parkinsonism）といいます．通常，これらはパーキンソン病とは異なり，ドパミン補充療法に反応しません．

● 脳血管性パーキンソニズム

　大脳基底核，線条体のラクナ梗塞が原因となります．通常，振戦はみられません．しかし，筋強剛，歩行障害，無動が出現します．血管性認知症や偽性球麻痺の合併が多いという特徴があります．ドパミン補充療法には反応しません．

● 薬物副作用

抗精神病薬はドパミン受容体遮断作用を有しているので副作用としてパーキンソン症状を生じます．スルピリドは多量投与では抗精神病効果を示し，少量投与では抗うつ薬や胃薬としても用いられる薬ですが，高齢者では少量のスルピリドでもパーキンソン症状を生じることがあります．

● 中毒

マンガン中毒，一酸化炭素中毒でパーキンソン症状を生じます．

● 脳炎後遺症

第一次世界大戦の頃に，エコノモ脳炎という原因不明（おそらくはウイルスが原因）の脳炎が流行しました．その脳炎の後遺症としてパーキンソン症状を発症した患者が出現し，これが前述の『レナードの朝』のモデルになったのです．不思議なことにその後，エコノモ脳炎は世界中で姿を消してしまいました．

● ファール病

ファール病（Fahr disease）は，大脳基底核が石灰化し，それとともに錐体外路症状が出現する原因不明の疾患です．治療法はありません．

パーキンソン病類似の変性疾患

● 進行性核上性麻痺

進行性核上性麻痺（progressive supranuclear palsy：PSP）は，初老期発症の変性疾患です．無動，頸部の背屈姿勢，眼球運動障害（特に下方視障害），歩行障害，偽性球麻痺，認知症を主症状とします．

強剛，動作緩慢，小刻み歩行などパーキンソン病に類似しているものの，L-ドパは無効です．

● 大脳皮質基底核変性症

大脳皮質基底核変性症（corticobasal degeneration：CBD）は，初老期に発症し，緩徐進行性です．大脳皮質症状として，肢節運動失行，認知症を生じます．基底核症状としてパーキンソン病に類似の症状を示しますが，パーキンソン病治療薬は無効です．

また，他人の手徴候（alien hand syndrome）を生じることがあります．これは片手（左手）が本人の意思とは無関係に無目的な動きをするもので，時には健側の手（右手）の運動を邪魔するように動くことがあります．健康な状態では，左手が右手に協力するように右前頭葉内側面が監視しているのですが，その機構が破綻することによって他人の手徴候が出現するとされています．

多系統萎縮症

多系統萎縮症（multiple system atrophy：MSA）も，パーキンソン病類似の症状を示

す変性疾患です.

　線条体黒質変性症，オリーブ橋小脳萎縮症，シャイ・ドレーガー症候群の3種類があり，発病当初はそれぞれかなり異なった特徴的な臨床症状を示します. しかし，進行していくと最終的には似通った病状を示すことになり，しかも病理学的にも共通した所見を認めるので，現在これらは多系統萎縮症として同一の疾患としてまとめられています. 乏突起膠細胞内にαシヌクレインの蓄積があり，そのため多系統萎縮症はパーキンソン病などとともに，αシヌクレイノパチーと呼ばれます. 50代頃に発症します. 遺伝性はありません.

● 線条体黒質変性症

　線条体黒質変性症（striatonigral degeneration：SND）は主にパーキンソン症状を生じるものの，パーキンソン病治療薬は無効です. やがて，運動失調や自律神経症状も出現してきます.

● オリーブ橋小脳萎縮症

　オリーブ橋小脳萎縮症（olivopontocerebellar atrophy：OPCA）は主に小脳性運動失調を生じ，やがて錐体路症状，パーキンソン症状，自律神経障害も出現してきます. また呼吸困難を生じてきます.

● シャイ・ドレーガー症候群

　シャイ・ドレーガー症候群（Shy-Drager syndrome）は主に自律神経症状（起立性低血圧，排尿困難など）が目立ち，やがてパーキンソン症状，運動失調も出現します. 睡眠時無呼吸を生じてきます.

　パーキンソン症状にはL-ドパ（少し有効なことがあるという），小脳性運動失調にはTRH（thyrotropin-releasing hormone，甲状腺ホルモン刺激ホルモン）製剤プロチレリンの静注やTRH誘導体（タルチレリン）の経口投与を行い，起立性低血圧には昇圧剤（ミドドリンなど），排尿困難にはα_1受容体遮断薬を使用します.

　顕著ないびきが特徴的ともされ，突然死も多くみられます. 全経過4〜10年程度で認知症症状が出現し，寝たきりとなり死亡します.

3 不随意運動を主とする疾患

● 舞踏病を生じる疾患

● ハンチントン病

　ハンチントン病（Huntington disease）は，常染色体優性遺伝形式をとる完全な遺伝疾患です. *IT15*遺伝子のCAGリピート延長が存在します. 尾状核，大脳皮質に病変を生

じ，舞踏病様不随意運動が顕著に出現します．認知症と人格変化も生じます．

抗精神病薬（ドパミン受容体拮抗薬）やテトラベナジンが舞踏病様運動にある程度の効果があるとされます．進行性で最終的には寝たきりとなり死亡します．

● 有棘赤血球舞踏病

有棘赤血球舞踏病（chorea-acanthocytosis）は，常染色体劣性遺伝形式を示し，末梢血での有棘赤血球の出現と舞踏病症状を生じます．

● シデナム舞踏病

シデナム舞踏病（Sydenham chorea）は，溶連菌が原因のリウマチ熱の小児患者に生じる舞踏病です．

■ ジストニアを生じる疾患

近位筋や体幹筋群の不随意運動あるいは持続的な姿勢（肢位）の異常を示す状態をジストニア（dystonia）といい，黒質線条体を中心とした運動機能異常と考えられています．大きく全身性と局所性に分けられます．

● 遺伝性ジストニア

DYT1からDYT20まで多くの種類が存在します．

DYT1は以前，捻転ジストニア（dystonia musculorum deformans）と呼ばれていた疾患で，10歳台で発症し，体幹の捻転，四肢の異常姿勢を生じます．治療は脳深部刺激療法，選択的末梢神経遮断，ボツリヌス毒素の注射などがあります．

瀬川病（Segawa disease, hereditary progressive dystonia, DYT5）は日本人の瀬川昌也（せがわ・まさや）が報告した疾患で，常染色体優性遺伝形式をとり，L-ドパで改善します．

DYT10と分類されている発作性運動誘発性舞踏アテトーシス（paroxysmal kinesigenic choreoathetosis）という疾患があります．これは，急な運動開始，驚きなどがきっかけとなって短時間のジストニア，アテトーシス，舞踏病などを生じるもので，子どもに多く発症します．カルバマゼピンが有効です．心因性疾患と誤診することがあり注意が必要です．

● メージュ症候群

メージュ症候群（Meige syndrome）は中年女性に多く，眼輪筋に局所性ジストニアを生じるので開眼困難を起こします．治療にはボツリヌス毒素の注射を行います．

● 痙性斜頸

痙性斜頸（sapsmodic torticollis）は，頸部の筋肉に局所性ジストニアが起こり，頸部が横向きに曲がってしまう症状です．治療にはボツリヌス毒素の注射を行います．

● イップス

スポーツ選手や音楽家が，競技や演奏で特定の動作を繰り返すうちに，突然，思い通

りの動作ができなくなることがあります．これをイップス（yips）と呼び，ジストニアの一種と考えられています．職業性ジストニアともいいます．治療としてボツリヌス毒素の注射やパーキンソン病治療薬が有効なことがあります．野球のイチロー選手も，一時，イップスに陥っていたことがあったとのことです．

ジストニアの一部には脳深部刺激療法（DBS）が有効です．遺伝性ジストニア（DYT1，DYT6，DYT11など）に加えて，痙性斜頸，抗精神病薬の副作用で生じる遅発性ジストニアなどにも両側淡蒼球内節の脳深部刺激療法（DBS）が有効とされています．

● 本態性振戦

本態性振戦（essential tremor）は半数が孤発例，半数が常染色体優性遺伝例です．緩徐に姿勢時振戦が発症します．飲酒で軽減する傾向があり，β（ベータ）遮断薬（アロチノロール）やベンゾジアゼピン系薬剤が有効です．視床の一部（視床腹中間核〈Vim核〉）を超音波で焼灼する，集束超音波治療が有効なことがあります．

4 脊髄小脳変性症

脊髄小脳変性症（spinocerebellar degenerateon：SCD）は，小脳，小脳の連絡路，脊髄後索が変性し，運動失調を生じる疾患です．
遺伝性と非遺伝性の両方があります．

● 非遺伝性脊髄小脳変性症

●皮質性小脳萎縮症

皮質性小脳萎縮症（cortical cerebellar atrophy：CCA）は，50歳ぐらいから発症し徐々に進行します．下肢に強い運動失調や体幹失調を生じます．構音障害や眼振も生じます．小脳虫部に萎縮が認められます．

●多系統萎縮症

多系統萎縮症の項目（p.142）で既に述べました．この疾患には遺伝性は認められません．

● 遺伝性脊髄小脳変性症

近年，さまざまな脊髄小脳変性症の遺伝子異常が次々と明らかになっています．それらには脊髄小脳失調症すなわちspinocerebellar ataxiaの略であるSCAの後ろに番号をつけてよぶことになっています．SCA1，SCA2といったぐあいです．現在40種類ほど

報告されています．通常，緩徐進行性の小脳性運動失調が中心症状です．多系統萎縮症と比較すると進行は緩徐です．

検査ではMRIが重要です．

根本的治療法はなくリハビリテーションが重要です．TRH（thyrotropin-releasing hormone，甲状腺ホルモン刺激ホルモン）製剤プロチレリンの静注やTRH誘導体タルチレリンの経口投与が時に有効であるとされます．

以下に主要な脊髄小脳失調症を記します．

● 常染色体優性遺伝性脊髄小脳変性症

グルタミンをコードするCAGリピート配列の異常延長が常染色体優性遺伝性脊髄小脳変性症の原因になっています．このCAGリピート延長は親から子に受け継がれていく過程で延長が続き，その結果，発症年齢の低下と症状の重症化を引き起こしてきます．以下にいくつかのこのタイプの疾患をあげておきます．

マシャド・ジョセフ病（SCA3）

マシャド・ジョセフ病（Machado-Joseph disease, spineocerebellar ataxia type3：SCA3）は，小脳，脳幹の萎縮がみられます．小脳失調，びっくり眼（顔面筋のジストニアのため），外眼筋麻痺，錐体路症状，錐体外路症状などを生じます．

脊髄小脳失調症6型（SCA6）

脊髄小脳失調症6型（spinocerebellar ataxia type6：SCA6）は，純粋な小脳症状だけを生じ，進行は緩徐です．

歯状核赤核淡蒼球ルイ体萎縮症

歯状核赤核淡蒼球ルイ体萎縮症（dentate-ruburo-pallido-luysian atrophy：DPRLA）は，日本に多く，欧米では稀です．小児発症タイプと中年発症タイプがあります．てんかん，小脳失調，舞踏病様不随意運動などの症状を示します．小児発症では知的障害，成人以降の発症では認知症を生じてきます．

MRIで脳幹が「こづくり」な特徴を示します．内藤明彦（ないとう・あきひこ），小柳新策（おやなぎ・しんさく）が報告したので，内藤・小柳病とも呼ばれます．

● フリードライヒ運動失調症

フリードライヒ運動失調症（Friedreich ataxia）は，常染色体劣性遺伝形式の失調症状を生じる疾患です．若年発症で脊髄後索の病変を強く生じます．感覚性運動失調，深部感覚障害，腱反射消失，足変形，脊柱側湾などの症状を示します．フラタキシン遺伝子の異常（GAAトリプレットの異常伸長）が原因です．欧米で多く，教科書的には有名な疾患です．

しかし，日本ではフラタキシン遺伝子異常のある例は報告されていません．日本で過去にフリードライヒ運動失調症として報告された症例は，「眼球運動失行と低アルブミン血症を伴う早発性失調症」という別の病気ということが明らかになっています．

5 運動ニューロン疾患

　運動ニューロン（motor neuron）は，上位運動ニューロン（大脳皮質運動領に細胞体が存在）と，その支配下にある下位運動ニューロン（脳幹運動神経核細胞と脊髄前角細胞とが上位運動ニューロンの支配を受けている）とから構成されていて，横紋筋の随意運動を引き起こします.

　運動ニューロン疾患（motor neuron disease）は，上位運動ニューロンや下位運動ニューロンの変性が生じる疾患で，運動麻痺（随意運動を行うことができなくなる）を主症状として生じます.

● 筋萎縮性側索硬化症

　筋萎縮性側索硬化症（amyotrophic lateral sclerosis：ALS）は，運動ニューロン疾患の代表とも言える疾患です.

　上位運動ニューロンと下位運動ニューロンがともに変性を起こす疾患で，原因は不明です. 一部は遺伝性ですが，大多数は孤発例です. 日本では紀伊半島に多発する地域があります. 家族性の一部にはスーパーオキシドジスムターゼ（superoxide dismutase）の変異が見出されています. スーパーオキシドジスムターゼは細胞内に発生した活性酸素を除去する作用のある酵素です.

　筋萎縮性側索硬化症は，次のような症状を起こします.

● 上位運動ニューロン障害症状

　錐体路徴候として，痙性麻痺，深部腱反射亢進，バビンスキー反射出現，腹壁反射消失を生じます.

　偽性球麻痺として，嚥下障害，構音障害，強制泣き，強制笑いを生じ，下顎反射は亢進します.

● 下位運動ニューロン障害症状

　脊髄前角細胞障害では弛緩性麻痺，筋肉（特に四肢末端の筋）の著明な萎縮と線維束性収縮を生じます. 下位運動ニューロン障害が顕著な場合は，腱反射は消失します.

　脳神経核（舌咽（Ⅸ）神経，迷走（Ⅹ）神経，舌下（Ⅻ）神経）障害として，球麻痺（構音障害，嚥下困難）や舌の萎縮と線維束性収縮を生じます.

　50～60歳台の発症が多く，通常は一側上肢の筋力低下から始まり，徐々に対側にも拡大していきます. 上述した上位運動ニューロン障害と下位運動ニューロン障害とが徐々に進行していきます. 病理学的に脊髄側索を走る錐体路（上位運動ニューロン）の変性が存在することから病名に「側索硬化症」が入っています.

● 陰性四徴候

筋萎縮性側索硬化症には出現しにくい症状があることも注目されており，従来から感覚障害，膀胱直腸障害，褥瘡，眼球運動障害，認知症は出現しないとされてきました．特に，感覚障害，膀胱直腸障害，褥瘡，眼球運動障害は，筋萎縮性側索硬化症の陰性四徴候とも呼ばれました．しかし人工呼吸器を装着して延命する人が増えるにしたがって，このような症状が出現する患者もいます．

● 検査・治療・経過

検査では，筋電図で神経原性の所見が得られます．

現在，根本的治療法がありません．グルタミン酸拮抗薬リルゾールが生存期間をわずかに延長させるとされます．

最近，従来から脳梗塞の治療に使用されていたエダラボンが筋萎縮性側索硬化症にも用いられるようになりました．エダラボンはフリーラジカルの働きを抑える効果があります．フリーラジカルとは活性酸素の一種で，生体内の物質を過剰に酸化して損傷を生じる物質です．またメチルコバラミン（ビタミンB_{12}）も使用されます．

進行はかなり早く，人工呼吸器を使用しないと2〜4年で呼吸困難で死亡します．呼吸器を使用すると延命しますが，進行すると閉じ込め症候群を生じることになります．いったん装着した人工呼吸器は外すことができないので，呼吸器をつけるか否かは患者および家族にとって大きな決断となります．

アメリカ大リーグの名選手ルー・ゲーリッグが筋萎縮性側索硬化症で死亡したことからアメリカではルー・ゲーリッグ病と呼ばれます．英国の著名な理論物理学者のスティーブン・ホーキングは若い頃に本疾患に罹患し全身の動きが失われたものの，長期間，延命し研究を続けていましたが，2018年に76歳で死亡しました．

● 脊髄性筋萎縮症

脊髄性筋萎縮症（spinal muscular atrophy）は，小児発症の下位運動ニューロン疾患で常染色体劣性遺伝形式を示します．

SMN1（survival motor neuron 1）遺伝子変異のために，運動ニューロンの維持に必要な生存運動ニューロン（survival motor neuron：SMN）蛋白質が欠乏して発症します．

発症年齢や重症度から，下記に示すようないくつかの病型があります．

● ウェルドニッヒ・ホフマン病

ウェルドニッヒ・ホフマン病（Werdnig-Hoffmann disease）は，出生時にfloppy infant（ぐにゃぐにゃ乳児，筋緊張低下児）の状態となります．早期に死亡します．

● クーゲルベルク・ウェランダー病

クーゲルベルク・ウェランダー病（Kugelberg-Welander disease）は，幼児期から思春期に下肢近位筋の筋力低下で発症します．

　最近，脊髄性筋萎縮症に対して，SMN蛋白質を合成させるヌシネルセン（髄腔内注射薬）という治療薬が使用されるようになりました．一定の治療効果があるようです．

● 球脊髄性筋萎縮症

　球脊髄性筋萎縮症（spinal and bulbar muscular atrophy：SBMA）は，ケネデイ・オルター・ソン症候群（Kennedy-Alter-Sung syndrome）とも呼ばれます．

　伴性劣性遺伝形式をとり男性に発症します．X染色体にあるアンドロゲン（男性ホルモン）受容体遺伝子の変異があり，そのために生じた変異アンドロゲン受容体蛋白質が男性ホルモン存在下で神経細胞核内に移行して下位運動ニューロンを損傷してきます．緩徐進行性の下位運動ニューロン障害を生じ，球麻痺や四肢筋萎縮を生じます．アンドロゲン不全のため，女性化乳房やインポテンスなども生じます．

　治療としては男性ホルモン（テストステロン）分泌を抑制する黄体形成ホルモン放出ホルモン（luteinizing hormone-releasing hormone：LHRH）類似物のリュープロレリンが球脊髄性筋萎縮症の進行を抑制することが明らかにされています．この治療法の開発には名古屋大学神経内科グループが貢献しました．

● 補助装置HAL

　運動ニューロン疾患の随意運動を増強させる補助装置として，HAL（Hybrid Assistive Limb）医療用下肢タイプが開発されています．これは，皮膚表面に出現する運動単位電位（motor unit potential：MUP）を検出して，装着者の運動意図を解析し，各種センサー情報を統合して適切に随意運動を増強させる装置です．

III 脱髄疾患と類縁疾患

　神経細胞には神経線維（軸索）を髄鞘が囲んでいる有髄神経と，髄鞘がない無髄神経とがあります．

　中枢神経の髄鞘は乏突起膠細胞（oligodendroglia）によって形成されます．この髄鞘が壊れる病気を脱髄疾患（demyelinating disease）といいます．脱髄の原因には，免疫，感染などがあります．

1 多発性硬化症

　多発性硬化症（multiple sclerosis）は，中枢神経系の脱髄疾患です．

　自己免疫疾患であり，患者自身の免疫系が自己の髄鞘の蛋白質を攻撃することによって，炎症を生じ，脱髄を起こしてきます．

　高緯度地域に住む白人に多いという特徴があり，10代後半から30代後半に発症します．また女性に多い傾向があります．日本人にはそれほど多くはありません．

　神経学的症状の再発と寛解を繰り返すことが特徴です．

　病理学的に，脱髄巣が陳旧化してグリオーシスを起こして硬くなるので，多発性硬化症という病名になりました．グリオーシスとは神経組織の病変部でのグリア細胞の増殖した状態のことです．

　中枢神経系内に2つ以上の病巣が存在するという空間的多発性と，症状の寛解と再発があるという時間的多発性とがあります．

　一部の患者では寛解する人もいますが，多くの例では，徐々に完全回復がむずかしくなり，やがて後遺症を残すようになります．

● 症状

　脱髄を起こす場所によって，さまざまな神経学的症状を生じてきます．

● 視神経病変

　視神経病変では失明することがあります．視神経は脳神経であり末梢神経のように見

えるものの，その髄鞘は乏突起膠細胞によって形成されていて中枢神経系の性質をもっています．したがって多発性硬化症という中枢神経系を侵す脱髄疾患で障害を生じてきます．

● 脳幹病変

脳幹病変により複視，眼振，めまいを起こします．

● 脊髄病変

脊髄病変により痙性麻痺，感覚障害，膀胱直腸障害を起こします．

● 小脳病変

小脳病変により運動失調を起こします．

● 大脳病変

大脳病変により歩行障害，上下肢のビリビリ感，高次脳機能障害などが生じます．
これらの症状が反復して増悪，寛解を繰り返してきます．

さらに，多発性硬化症に特有な以下の症状があります．

● 両眼の核間性眼筋麻痺（内側縦束症候群）

橋の背側の内側縦束（medial longitudinal fasciculus：MLF）は，外転神経（Ⅵ）核と動眼神経（Ⅲ）核とを結合する役割をもっています．

一側のMLFが損傷された場合に，側方注視をさせると病変側の眼球の内転は不可能になりますが，輻輳（両眼を内方に寄り目をさせる）では内転させることが可能です．これを核間性眼筋麻痺（内側縦束症候群）といいます（総論の**図45**，p.70参照）．

多発性硬化症という病気では両側の核間性眼筋麻痺を生じるのが極めて特徴的な症状とされています．内側縦束は第四脳室に近く，多発性硬化症の病巣は脳室周囲に起こりやすいので，脳室に近い両側の内側縦束が損傷されやすくなるからです．

● レルミット徴候

レルミット徴候（Lhermitte sign）は，頸の前屈時に背中の中央を上から下に電撃痛が走る症状です．頸髄に脱髄がある時に出現し，反射性根性疼痛です．

● 有痛性強直性痙攣

有痛性強直性痙攣（painful tonic seizure）は，痛みやしびれが走った後，手足がつっぱる症状です．脱髄巣での運動・感覚線維の異常興奮のために生じます．

● ウートホフ現象

ウートホフ現象（Uhthoff sign）は，体温が上昇すると症状が悪化する現象です．例えば入浴時に症状の悪化があるとの訴えがあります．体温上昇によってカリウムチャネルが開き，脱髄部位の伝導効率がさらに低下するために生じます．

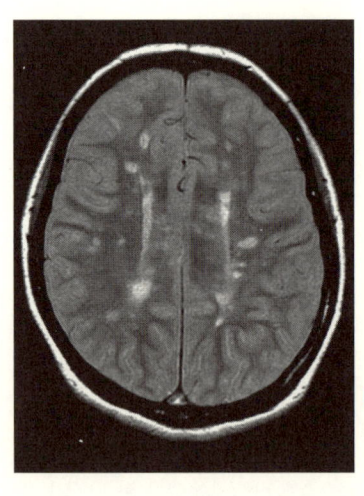

図12 多発性硬化症の脳画像（MRIプロトン密度強調画像）
33歳，女性．大脳白質に脱髄巣が多発している．
（相模原中央病院放射線科・菅信一先生から提供）

● 検査

　MRIが最も重要で，大脳白質の脱髄病変を検出することができます（**図12**）．昔，MRIがなかったころは，不定の神経学的症状の再発，寛解を繰り返す初期の多発性硬化症の診断は難しく，心因性疾患（解離性障害，いわゆるヒステリー）と誤診されることがあったようです．

　髄液所見では，IgG（免疫グロブリンG）の増加，オリゴクローナルバンド（髄液蛋白質の電気泳動での特徴的なバンド）の出現をみとめます．

● 治療

　急性期にはステロイド・パルス療法を行い，効果のない時には自己抗体などを除去するための血液浄化療法を行います．

　慢性期の再発予防にはインターフェロン，免疫抑制薬フィンゴリモド，グラチラマー，ナタリズマブを使用します．最近，酸化ストレスを減弱させるフマル酸ジメチルも使用されるようになりました．

2 視神経脊髄炎，ドゥヴィック病

　視神経脊髄炎（neuromyelitis optica：NMO，またはドゥヴィック病Devic disease）は，視神経と脊髄に炎症性変化を示し，したがって失明を多く起こします．日本人の女性に多く，以前は多発性硬化症の一種と考えられていました．

　しかし，星状膠細胞（astroglia）の障害があり，また抗アクアポリン4抗体の出現があ

るとされ，今では多発性硬化症とは異なる疾患と考えられるようになっています．したがってドゥヴィック病は脱髄疾患の範疇には入らないことになります．

　治療はステロイド，自己抗体除去のための血液浄化療法などです．

　なおアクアポリン4とは星状膠細胞にあって水分子の交換を行う蛋白質です．

3　急性散在性脳脊髄炎

　急性散在性脳脊髄炎（acute disseminated encephalomyelitis：ADEM）は，感染後脳炎，ワクチン後脳炎といわれるもので，麻疹，水痘，風疹などの各種感染症の経過中，あるいは狂犬病，日本脳炎などのワクチン予防接種後の脳炎です．

　アレルギー性の機序により発症するもので，直接の病原体感染によるものではありません．自己免疫性疾患に属します．

　急性に発症し，高熱，意識障害，髄膜刺激症状などを生じます．大脳白質や脊髄の脱髄が認められます．

　治療はステロイドを使用します．予後は良好で，再発はありません．

IV 脊髄症と脊椎疾患

1 脊髄症（ミエロパチー）

　脊髄は脳に比較すると極めて小さいスペースに神経細胞や神経線維が密集して存在するため，重篤な症状を起こしやすい場所です．

　外傷，腫瘍，血管障害，脱髄疾患，変性疾患，放射線などが脊髄障害の原因になります．損傷部以下の運動障害，感覚障害，自律神経障害を生じることになります．これらの症状を脊髄症またはミエロパチー（myelopathy）といいます．

　脊髄障害部位と感覚障害との関係を図13に示します．

● 完全な横断性障害（図13①）

　障害部以下の左右対称性の全感覚（温痛覚，触覚，深部感覚）消失を生じます．両側の脊髄視床路（温痛覚と粗い触覚を伝える）と後索（深部感覚と細かい触覚を伝える）の障害が原因となって生じます．

　損傷部位以下の運動麻痺（皮質脊髄路〈錐体路〉障害による）を生じます．胸髄損傷では対麻痺（両下肢の麻痺）を生じ，頸髄損傷では四肢麻痺を生じます．急性発症の場合は，初めは弛緩性麻痺ですが徐々に痙性麻痺となります．

　腱反射については，障害レベルに中枢のある反射は低下します．障害レベルよりも下に中枢がある反射は亢進し，病的反射も出現します．つまり錐体路症状が出現します．

　膀胱直腸障害，インポテンス，発汗障害も出現します．これは下行性運動路，交感神経などの障害のためです．

　脊髄損傷，ドゥヴィック病などが完全な横断性障害の原因になります．

● 前脊髄動脈閉塞（図13②）

　前脊髄動脈は，脊髄の前2/3を灌流しています．前脊髄動脈閉塞が起こると，血管障害の特徴として，突然に以下の症状が発症します．

　障害部以下の両側性の温痛覚障害（脊髄視床路の障害のため），対麻痺（皮質脊髄路つ

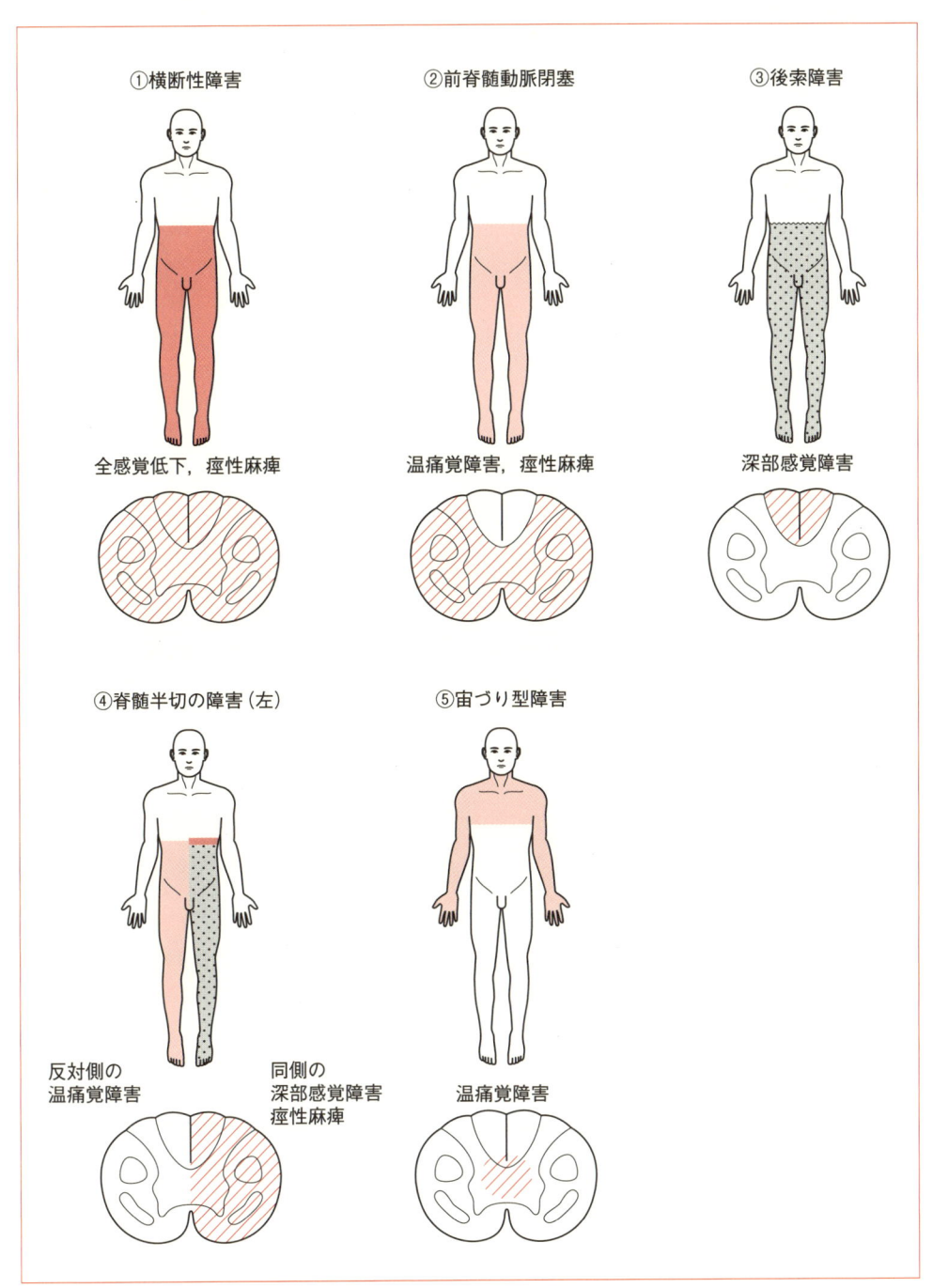

図13　脊髄障害にみられる感覚障害の症状

まり錐体路の障害のため），膀胱直腸障害が出現します．

　しかし，深部感覚（後索）は正常に保たれます．つまり解離性感覚障害を生じます．

後索障害（図13③）

深部感覚の障害を生じます．脊髄性運動失調を生じ，ロンベルク徴候陽性となります．神経梅毒の一種の脊髄癆やビタミンB_{12}不足で起こる亜急性脊髄連合変性症で後索障害を生じます．

脊髄半切の障害（図13④）

ブラウン-セカール症候群（Brown-Sequard syndrome）といいます．病変と同じレベルの髄節に一致した同側の全感覚の障害があります．

さらに病変以下に次の障害がみられます．
- 病変と同側の深部感覚障害（後索の障害のため）
- 病変の反対側の温痛覚障害（脊髄視床路障害のため）
- 病変と同側の運動障害（錐体路障害のため），錐体路徴候として痙性麻痺，腱反射亢進，病的反射など

ブラウン-セカール症候群は脊髄腫瘍，多発性硬化症などで出現します．

宙吊り型障害（図13⑤）

脊髄空洞症（syringomyelia）という脊髄の中心部に穴が開く病気があります．アルノルド・キアリ症候群（Arnold-Chiari syndrome）が原因のことが多いとされます．アルノルド・キアリ症候群では小脳が下垂し，そのために脊柱管内の脳脊髄液の交通が妨げられて空洞を生じるのです．

脊髄空洞症では，宙吊り型（いくつかの皮膚分節〈デルマトーム〉に一致）の両側性の温痛覚障害を生じるのが特徴です．温痛覚を伝える神経線維は脊髄後根から脊髄内に入ると，すぐに中心管の前を通って反対側の脊髄視床路となります（総論の図15，p.25参照）．したがって中心管の周囲の病変では温痛覚障害を生じやすいのです．これに対し，後索は保たれているので，深部感覚は正常です．つまり解離性感覚障害を生じます．さらに空洞が前角におよぶと上肢中心の筋力低下，筋萎縮を生じ，皮質脊髄路にまで及ぶと痙性対麻痺も生じてきます．

空洞が上に進行すると延髄空洞症（syringobulbia）となり，その場合には三叉神経脊髄路核が障害されるために顔面周辺に同心円状の温痛覚低下を生じる，たまねぎ形成（onion bulb formation）型感覚障害を生じます（総論の図46，p.72参照）．

治療には外科手術（空洞-くも膜下腔のシャント）を行います．

脊髄視床路（前側索）障害

温痛覚の障害を生じます．

　脊髄を縦に走行する感覚性神経線維は外側ほど身体の下方からの線維が走っています．脊髄の内側ほど身体の上からの感覚性神経線維が走ることになります（総論の**図24**，p.36参照）．

　そのため，髄外腫瘍によって外側から脊髄がじわじわと圧迫されると，まず下肢に温痛覚障害が現れ，それが徐々に上昇していきます．

　これに対し，髄内腫瘍による圧迫では温痛覚障害が徐々に下行していきますが，仙髄領域は最後まで障害されません．これを仙部回避（sacral sparing）といいます．

● 中心性頸髄損傷

　外傷によって脱臼，骨折などを伴わずに，頸髄中心部を損傷することがあります（中心性頸髄損傷，cervical central cord injury）．交通事故などで頸部が急に後方へ反りかえる過伸展が原因となります．頸椎症，後縦靱帯骨化症などの脊柱管狭窄のある人が発症しやすい傾向があります

　過伸展によって脊髄の中心部は周辺部よりも損傷を受けやすく，しかも脊髄では，上肢を支配する神経線維は，運動系（皮質脊髄路）も感覚系（脊髄視床路，後索）も，下肢を支配する神経線維よりも中心部を走っています（総論の**図24**，p.36参照）．そのため頸髄中心部の損傷では下肢よりも上肢に強い運動障害，感覚障害を生じるという特徴があります．

　治療にはステロイドが使用されます．

● 馬尾障害

　サドル状（自転車に乗る時に，尻の部分があたる場所）の感覚障害や膀胱直腸障害を生じます．

2　脊椎疾患

● 頸椎症

　頸椎症（cervical spondylosis）は，中高年の男性に多い疾患です．加齢のために頸部椎間板が変性し，椎体後面の骨棘などを生じる状態が原因となります．脊柱管の狭小化のため脊髄自体が圧迫され，また椎間孔の狭小化のために神経根が圧迫されます．

　特に神経根痛という神経痛を起こします．この時にスパーリング徴候（Spurling sign）陽性になります．スパーリング徴候とは，座っている患者に頭をそらしてもらい，さらに頸を左右どちらかに突き出させた状態で，患者の頭を上から圧迫すると患側上肢

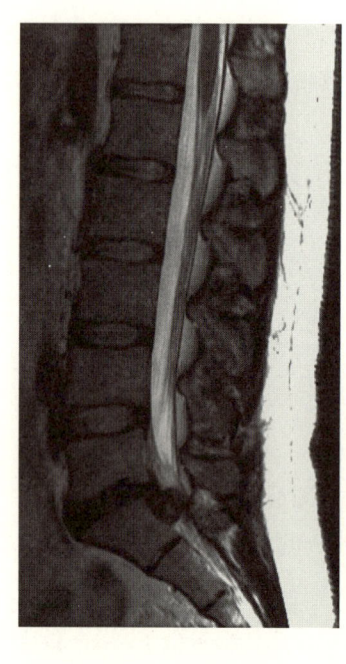

図14 椎間板ヘルニアの画像 (MRI T2強調画像)
35歳, 男性. L5/S1椎間板のヘルニアによって硬膜嚢,
馬尾が圧迫されている.
(相模原中央病院放射線科・菅信一先生から提供)

に放散痛を引き起こす症状です.

髄節の症状としては, 脊髄前角細胞の病変のための筋力低下や筋萎縮がみられます. さらに長経路(脊髄を縦に走る皮質脊髄路, 脊髄視床路, 後索など)徴候として錐体路徴候, 感覚障害, 排尿排便障害を生じます.

診断は頸椎単純X線撮影, MRIで行います.

治療は頸の安静を行い, 痙性麻痺などが出ている時は手術を行います.

椎間板ヘルニア

椎間板ヘルニア (herniated disc) では椎間板 (椎骨の間のクッション) が背中側にはみ出してきます (図14). なおヘルニアとは飛び出すという意味です.

頸椎椎間板ヘルニアでは上記の頸椎症と同様の症状を出します.

腰椎椎間板ヘルニアでは腰痛や坐骨神経痛を生じます. ラゼーグ徴候陽性になります. 前かがみの姿勢で腰痛や脚のしびれが強くなる特徴があります.

診断ではMRIが重要で, 治療は鎮痛薬投与, 局所の安静, 重症では手術を行います.

後縦靱帯骨化症

後縦靱帯骨化症 (ossification of the posterior longitudinal ligament) は, 後縦靱帯が加齢により骨化, 肥厚してくるものです. アジア人の男性に多い病気です.

中年以降に頸部の痛みや四肢のしびれ感を生じ, やがて下肢の長経路徴候(痙性麻痺, 下肢感覚障害, 排尿障害)が出現します.

　単純X線撮影，X線CT，MRI検査を行い，重症では手術します．

腰部脊柱管狭窄症

　腰部脊柱管狭窄症（lumbar spinal canal stenosis）は，加齢によって脊柱管が狭くなり，神経が圧迫されてしびれや痛みを生じる病気です．歩くと症状が強くなり，休むと回復する間欠跛行という症状が特徴的です．神経根損傷型と馬尾損傷型の2つの型があります．左右の神経根のどちら側かが圧迫されると，圧迫されている側の坐骨神経領域のしびれや痛みを生じます．反った姿勢で症状が悪化し，自転車に乗るなど前かがみ姿勢では症状は出ません．馬尾が損傷されると両側の臀部から大腿後面にかけてのしびれを生じますが，痛みはありません．しかし，馬尾型では排尿障害を生じます．

　治療は保存療法（血流改善剤〈プロスタグランジンなど〉，消炎鎮痛剤，神経障害性疼痛治療薬〈プレガバリン〉，神経ブロック），手術です．

V 末梢神経障害 （ニューロパチー）

　末梢神経は脳幹あるいは脊髄に細胞体のある下位（二次性）運動ニューロン，感覚神経一次ニューロン，自律神経の3種類から構成されています．それらのうち，脳脊髄内に存在する部分を除いたもので，さらに髄鞘がシュワン細胞から形成されているものが末梢神経です．なお感覚神経と自律神経とには一部，髄鞘が存在しない無髄神経があります．

　末梢神経が障害される病態を，（末梢性）ニューロパチー（peripheral neuropathy）といいます．

　運動神経，感覚神経，自律神経のいずれが優位に障害されるかで，次の分類があります．運動障害優位を運動性ニューロパチー，感覚障害優位を感覚性ニューロパチー，自律神経障害優位を自律神経性ニューロパチーといいます．

1 損傷の程度による末梢神経障害の分類

● ニューラプラキシー

　ニューラプラキシー（neurapraxia）は軽い圧迫による髄鞘の一時的機能障害のことで，軸索は保たれています．予後良好です．

● 軸索断裂

　軸索断裂（axonotmesis）は，軸索が断裂しているものの，髄鞘は保たれています．この時，障害部位から末梢へと軸索の変性を起こす状態をワーラー変性（Waller degeneration）といいます．その後，軸索は徐々に再生します．

● 神経断裂

　神経断裂（neurotmesis）は，軸索，髄鞘ともに断裂した状態で予後不良です．

2 障害の分布による分類

● 多発ニューロパチー（多発神経炎）

多発ニューロパチー（多発神経炎，polyneuropathy）は，末梢神経障害が多発するものです．運動障害，感覚障害を四肢遠位部に強く生じるという特徴があります．なぜなら末梢神経は末端から障害をきたしやすく，また軸索の長い細胞ほど走行の途中で損傷を受けやすくなるからです．

手袋靴下型（glove and stocking type）の感覚障害を生じます（図15）．正常部分と異常部分との間の境がはっきりしません．

原因としては，中毒，代謝障害，免疫性，遺伝などがあります．

● 単ニューロパチー

単ニューロパチー（mononeuropathy）は，単一の末梢神経のみ障害されるものです．外傷，圧迫などが主な原因です．例えば，正中神経など単神経の支配領域のみの感覚障害と運動麻痺を起こしてきます．

● 多発性単ニューロパチー

多発性単ニューロパチー（mononeuropathy multiplex）は，複数の単ニューロパチーを生じてくるものです．膠原病，糖尿病といった全身疾患によって生じる血管炎が原因となります．

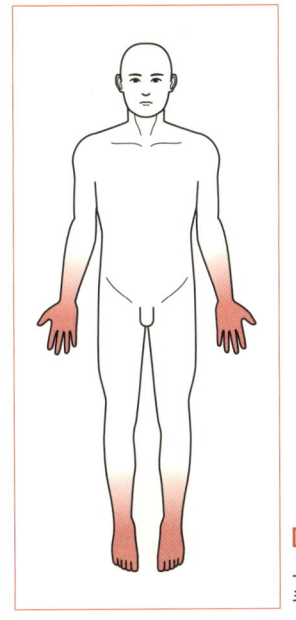

図15　多発ニューロパチー
上肢，下肢の末端ほど強い感覚障害を生じる．
手袋靴下型の感覚障害という．

3 末梢神経障害（ニューロパチー）各論

単ニューロパチー

● 橈骨神経麻痺

橈骨神経麻痺（radial nerve palsy）は，手関節の背屈ができないために垂れ手（drop hand）を生じることが極めて特徴的です．感覚障害は軽度です．原因は睡眠時の圧迫によるものが多く，酩酊して腕を身体の下においたまま寝込んでしまうことなどにより発症します．通常は自然回復します．

● 尺骨神経麻痺

尺骨神経麻痺（ulnar nerve palsy）では骨間筋（手指を広げたり閉じたりする）と小指球萎縮を生じます．

また鷲手（claw hand）症状を生じます．鷲手とは，第4指と5指のMP関節（手指付け根の関節）の過伸展とIP関節（指節間関節）の屈曲を生じる独特な手の形のことをいいます．

フロマン徴候（Froment sign）が特徴的です．これは両手の1指と2指で紙をはさませて左右にひっぱらせると，麻痺のある側の1指（母指）が屈曲する症状です．

尺骨神経支配領域（手掌と手背の5指と，4指の正中よりも尺側部分）の感覚障害を生じます（総論の**図28**，p.40参照）．

原因として，肘部管症候群（cubital tunnel syndrome）があります．肘関節の肘部管で発生する絞扼性の尺骨神経損傷のことです．

治療は保存療法を行い，時に手術を行います．

● 正中神経麻痺

正中神経麻痺（median nerve palsy）の多くは手根管症候群（carpal tunnel syndrome）によるものです．手関節の横手根靱帯で正中神経が圧迫される絞扼性の障害です．中年女性に多くみられます．

正中神経支配領域（手掌1指，2指，3指および4指の正中よりも橈側）の疼痛と異常感覚を生じます（総論の**図28**，p.40参照）．明け方にしびれが生じる傾向があります．

母指球筋萎縮のために，母指と手掌が同一平面上に並ぶ状態になります．これを猿手といいます．

ティネル徴候（Tinel sign）がみられます．手根管入り口付近を叩くと痛みが末梢神経支配領域に放散する症状です．

ファレンテスト（Phalen test）という，手関節を屈曲させるテストを行うと正中神経領域にしびれ感（異常感覚）が出現します．ファレンテストとは両手首を90°屈曲させて

両方の手背をくっつけた状態にさせるテストです．

治療は保存療法を行い，重症では手術します．

● 腓骨神経麻痺

腓骨神経麻痺（peroneal paralysis）では垂れ足（drop foot）となり，鶏歩（steppage gait）を生じます．また下腿外側から足背にかけてのしびれと感覚鈍麻を生じます．長時間の正座後に生じることがあります．

ギラン・バレー症候群

ギラン・バレー症候群（Guillain-Barré syndrome）は，自己免疫により末梢神経の脱髄を生じる病気のことです．通常，発症の1〜2週間前に感染症が先行し，その後で，亜急性に多発ニューロパチーを発症します．

運動障害優位の運動性ニューロパチーが主で，感覚障害は軽度です．

筋力低下が下肢遠位筋から始まり次第に左右対称性に上行します．進行すると呼吸筋障害，末梢性の顔面神経麻痺（両側性），球麻痺を生じることもあります．呼吸筋障害を起こすと人工呼吸器が必要になります．

髄液検査では，細胞数が正常で蛋白量が増加する蛋白・細胞解離が有名な所見です．

治療は血液浄化療法や免疫グロブリン大量投与（intravenous immunoglobulin；IVIg）が行われます．IVIg療法はステロイドと併用すると有効性が高まると報告されています．予後は比較的良好で通常は回復しますが，時に症状が長びく人もいます．また，まれに死亡する例もあります．

フィッシャー症候群

フィッシャー症候群（Fisher syndrome）は，外眼筋麻痺，運動失調，腱反射消失の3症状を出すもので，急性に発症した後，徐々に回復していき，予後は良好です．ギラン・バレー症候群の類縁疾患と考えられています．

慢性炎症性脱髄性多発根ニューロパチー

慢性炎症性脱髄性多発根ニューロパチー（chronic inflammatory demyelinating poly-radiculoneuropathy：CIDP）は，慢性，進行性ないし再発性で，四肢の脱力としびれ感を生じてきます．末梢神経髄鞘に対する自己免疫疾患と考えられています．

治療は血液浄化療法，免疫グロブリン，ステロイド投与です．

遺伝性ニューロパチー

● 遺伝性運動感覚性ニューロパチー

遺伝性運動感覚性ニューロパチー（hereditary motor sensory neuropathy）は，下腿

の遠位部の筋萎縮が目立つ，緩徐進行性の末梢神経障害であり，シャルコー・マリー・トゥース病（Charcot-Marie-Tooth disease）といわれます．

この病気には多くの原因遺伝子が発見されています．腓骨神経支配の筋の萎縮と脱力を生じるので，垂れ足と鶏歩を生じます．

また大腿以下1/3の筋萎縮を生じ，これを逆シャンペンボトル型筋萎縮とよびます．

生命予後は悪くない疾患です．

● 家族性アミロイド多発ニューロパチー

家族性アミロイド多発ニューロパチー（familial amyloid polyneuropathy）は，全臓器にアミロイドという不溶性の蛋白質が沈着していく疾患です．常染色体優性遺伝形式をとります．日本では長野県，熊本県，石川県に多発する地域があります．

中年ころから四肢末端のしびれ感，自律神経障害（下痢や便秘，排尿障害，起立性低血圧など），感覚障害などを生じます．治療には異常のあるトランスサイレチンという蛋白質からアミロイドを生成することを抑制するタファミジスという薬物が使用されます．

● ファブリ病

ファブリ病（Fabry disease）は，aガラクトシダーゼ欠損のためセラミドトリヘキソシドが蓄積して末梢神経障害や自律神経障害などを引き起こします．学童期に四肢の疼痛や発汗障害を生じます．伴性劣性遺伝形式をとります．酵素補充療法が行われます．

● レフスム病

レフスム病（Refsum disease）は，常染色体劣性遺伝形式をもつ血清フィタン酸（脂肪酸の一種）の増加による疾患です．網膜色素変性症，多発ニューロパチー，小脳性運動失調を生じます．治療ではフィタン酸を含む脂肪摂取を制限させます．

● 先天性無痛無汗症

先天性無痛無汗症（congenital insensitivity to pain with anhidrosis）は常染色体劣性遺伝疾患です．文字通り生まれつき温痛覚欠如や無汗の症状を示し，知的障害も伴います．

● ポルフィリン症

ヘモグロビンなどの組成となるヘムという物質はポルフィリンから成っています．ヘムの合成系に異常があると，ヘム生産量の減少とともに，体内でポルフィリンとその代謝物が大量に生産，蓄積されることになりこれをポルフィリン症（porphyria）といいます．

このような疾患の中に急性間欠性ポルフィリン症という常染色体優性遺伝形式をとる疾患があります．バルビツール酸などの薬物摂取が誘因となり，腹痛，嘔吐などの急性の腹部症状を生じます．次いでけいれんや不穏などの精神症状，さらには末梢神経障害を生じてきます．赤ワイン様の着色尿が特徴的とされます．

● 内科疾患などに伴うニューロパチー

● 糖尿病性ニューロパチー

　網膜症，腎症とならんで糖尿病の三大合併症にあげられています．さまざまな臨床症状を示します．

　感覚性ニューロパチーでは四肢の感覚障害がめだち，しびれ感，感覚低下を生じます．自律神経性ニューロパチーでは起立性低血圧，インポテンスを生じます．

　散瞳を伴わない動眼神経麻痺は糖尿病に特徴的とされています．

　神経学的には振動覚低下やアキレス腱反射低下を見出すことが重要です．

● 癌性ニューロパチー

　癌性ニューロパチーは，癌の直接浸潤によらず，遠隔効果として発症するものがあり，その多くは肺小細胞癌が原因です．

● 栄養障害性ニューロパチー

　栄養障害性ニューロパチーとして，ビタミンB_1欠乏が原因の脚気（beriberi）は昔から有名です．昔，ビタミンB_1を含まない白米を主食としていたころには極めて多い疾患でした．多発ニューロパチーを生じ，下肢のしびれ感などを生じます．

● アルコール性ニューロパチー

　アルコール依存症者の多くは末梢神経障害（アルコール性ニューロパチー）を生じます．原因はビタミン不足ないしアルコールの直接作用によるものです．四肢末端の強い痛みを訴えることがあります．

● クロウ・深瀬症候群

　クロウ・深瀬症候群（Crow–Fukase syndrome）は，国際的にはPOEMS（P：polyneuropathy/多発ニューロパチー，O：organomegaly/臓器腫大，E：endocrinopathy/内分泌障害，M：M protein/M蛋白，S：skin changes/皮膚症状）症候群と呼ばれます．

　上記の病名のように，多発ニューロパチーなどさまざまな症状を生じます．

　形質細胞増殖に伴うサイトカインの過剰産生が多臓器の障害を起こすものと考えられます．本疾患には形質細胞増殖を抑える治療，つまり多発性骨髄腫の治療法が応用されます．自己末梢血幹細胞移植を伴う大量メルファラン化学療法およびサリドマイド療法が試みられています．

● ベル麻痺

　ベル麻痺（Bell palsy）は，急性末梢性顔面神経麻痺を生じるもので，顔が冷たい風にあたった後で生じやすいとされます．

　額のしわ寄せ不能，閉眼不能（兎眼），鼻唇溝が浅い，口角下垂といった症状を出し

ます．時に聴覚過敏，味覚障害，涙腺・唾液腺の分泌障害も伴うことがあります．

　原因不明とされてきましたが，今ではヘルペスウイルス感染説が有力になっています．治療はステロイドとアシクロビル(抗ヘルペスウイルス薬)投与です．マッサージも有効です．

片側顔面けいれん

　顔面神経の不随意な興奮によって片側の顔面のけいれん(hemifacial spasm)が生じることがあります．脳底動脈または後下小脳動脈あるいはその分枝が顔面神経に触れて，拍動性の圧迫を及ぼすことが原因です．ボツリヌス毒素による治療ないし微小血管減圧術を行います．

三叉神経痛

　三叉神経痛(trigeminal neuralgia)は，三叉神経領域に短時間の激痛を生じるものです．三叉神経が橋を出る場所で血管によって圧迫されることが原因です．カルバマゼピンを使用し，場合によっては微小血管減圧術を行います．

主に自律神経障害を生じるもの

●純粋自律神経不全症

　純粋自律神経不全症(pure autonomic failure：PAF)は，パーキンソン病の近縁疾患で，進行性の自律神経症状だけが症状として出現します．失神，起立性低血圧，発汗障害，膀胱直腸障害を生じます．レビー小体が末梢交感神経節に出現します．

●ホームズ・アディー症候群(アディー症候群)

　一側の散瞳，対光反射消失，輻輳では徐々に縮瞳するといった症状をアディー瞳孔(Adie pupil)とよびます．自覚的には目のかすみなどを生じます．アディー瞳孔に加えて，腱反射消失，自律神経症状があればホームズ・アディー症候群(Holmes-Adie syndrome)あるいはアディー症候群(Adie syndrome)といいます．若い女性に多く出現します．原因は不明で特別な治療法はありません．

●反射性交感神経性ジストロフィー，複合局所性疼痛症候群

　反射性交感神経性ジストロフィー(reflex sympathetic dystrophy)ないし複合局所性疼痛症候群(complex regional pain syndrome)は，軽度の外傷を受けてしばらく経過してから持続性の激しい疼痛を生じてきます．ふつうでは痛みを起こさないような刺激(触るなど)で強い痛みが誘発されるという特徴があります．血流障害・発汗異常，皮膚や骨の栄養障害(ジストロフィー)などの自律神経症状を生じてきます．

　交感神経系の過剰興奮が病態として考えられていて，治療には交感神経ブロックが有効です．このような状態はカウザルギー(causalgia)とも呼ばれていました．

　また脳血管障害の患者では麻痺側上肢に運動時の疼痛や浮腫を生じることがあり，これを肩手症候群 (shoulder-hand syndrome) とよびます.

　この原因としては，麻痺肢による重力がかかるために麻痺側の肩関節の滑膜包が過伸展され，その結果，滑膜包内の自律神経が損傷されて反射性交感神経性ジストロフィーを引き起こすためであると考えられています. 急性期のリハビリテーションの時に不適切に関節が過伸展されることも原因となることがあるので，リハビリ職にたずさわる人は特に注意する必要があります.

VI 筋肉疾患（ミオパチー）

骨格筋自体の病気のことをミオパチー（myopathy）といいます．

症状として筋力低下と筋萎縮を生じます．四肢近位筋が障害されやすいという特徴があります．腱反射は減弱しますが，完全に消失することはあまりありません．感覚障害は存在しません．

1 進行性筋ジストロフィー

進行性筋ジストロフィー（progressive muscular dystrophy）には，骨格筋の変性，壊死を起こす遺伝性の病気があります．

● デュシェンヌ型筋ジストロフィー

デュシェンヌ型筋ジストロフィー（Duchenne muscular dystrophy）は，X連鎖劣性遺伝（伴性劣性遺伝）形式の遺伝性疾患で，男子のみが発症します．

生来的にジストロフィン（膜の裏打ち蛋白質）の欠損があります．幼児期から発症し，進行性で予後不良です．腰帯筋の障害がめだち，関節拘縮などを生じ，20歳前後で心不全，呼吸不全で死亡する経過をたどります．知的能力も低い傾向があります．

検査で血清クレアチンキナーゼ（CK）値の上昇をみます．

筋の萎縮が存在しますが，下腿後面は仮性肥大（脂肪組織などによる見せかけの肥大）を示します．

動揺歩行（waddling gait）と，登はん性起立（ガワーズ徴候，Gowers sign）が特徴的です．動揺歩行とは下肢近位筋の筋力低下のために身体を左右にゆするようにして歩く歩行のことです．登はん性起立とは，下肢筋の筋力が低下するとしゃがんだ姿勢からの起立が困難になるので，両手で下肢を持ち，足首から上方に登りつめていくようにして立ち上がる動作のことです．

● ベッカー型筋ジストロフィー

　ベッカー型筋ジストロフィー（Becker-type muscular dystrophy）は，デュシェンヌ型と同じ遺伝子異常ですが，デユシェンヌ型よりも発症が遅く，進行も緩徐です．デュシェンヌ型の場合はジストロフィンが全く作られませんが，ベッカー型では不完全ながらも機能するジストロフィンが作られるという違いがあります．

● 顔面肩甲上腕型筋ジストロフィー

　顔面肩甲上腕型筋ジストロフィー（facioscapulohumeral muscular dystrophy）は，常染色体優性遺伝形式をとり，緩徐な進行を示します．

● 肢帯型筋ジストロフィー

　肢帯型筋ジストロフィー（limb girdle muscular dystrophy）は，四肢近位部の筋ジストロフィーを示し，これにはさまざまな遺伝性疾患が含まれます．

● 先天性筋ジストロフィー

　日本では福山型先天性筋ジストロフィー（Fukuyama-type congenital muscular dystrophy）が多くみられます．小児科医の福山幸夫（ふくやま・ゆきお）によって報告されました．常染色体劣性遺伝形式で，出生時からの筋力低下，知的障害を生じ，早期に死亡します．フクチン遺伝子の異常によるもので，日本人のみに発症します．

2 筋強直性ジストロフィー

　筋強直性ジストロフィー（myotonic dystrophy）は常染色体優性遺伝です．19番常染色体上のCTGリピートの異常増加のあるトリプレットリピート病です．

　筋強直が極めて特徴的で，筋収縮後，弛緩が生じにくい症状を示します．例えば，手を握らせた後，手を開くことが困難になります．また叩打性筋強直といって，ハンマーで筋を叩くと筋収縮を起こしてきます．

　遠位筋の筋萎縮と筋力低下が目立ち，それに加えて，白内障，性機能障害，心筋障害，脱毛を生じます．

　針筋電図検査を行うと，針を筋肉に刺入する時に急降下爆撃音が聞こえるのが特徴的です．

3 ミトコンドリア脳筋症

　ミトコンドリア脳筋症はミトコンドリアDNAの異常のあるもので，筋症状以外に多彩な神経症状を伴ってきます．ミトコンドリアDNAは母親から子どもに受け継がれるので，母系遺伝の形をとるものが多くみられます．次のような疾患があります．

● 慢性進行性外眼筋麻痺症候群

　慢性進行性外眼筋麻痺症候群（chronic progressive external ophthalmoplegia）は，多くは孤発例です．眼瞼下垂や眼球運動障害を生じます．これに網膜変性と心筋伝導障害を合併する場合にカーンズ・セイヤー症候群（Kearns-Sayre syndrome）といいます．

● 赤色ぼろ線維・ミオクローヌスてんかん症候群（MERRF）

　赤色ぼろ線維・ミオクローヌスてんかん症候群（myoclonus epilepsy associated with ragged-red fibers：MERRF〈マーフ〉）は，ミオクローヌス，てんかん発作，小脳症状を生じます．MERRFは福原信義（ふくはら・のぶよし）によって報告されたので福原病とも呼ばれます．

● ミトコンドリア脳筋症・乳酸アシドーシス・脳卒中様症候群（MELAS）

　ミトコンドリア脳筋症・乳酸アシドーシス・脳卒中様症候群（mitochondrial myopathy, encephalopathy, lactic acidosiss, and stroke-like episodes：MELAS〈メラス〉）は，脳卒中様発作を繰り返します．

　MELASの治療にタウリン投与が有効であることが川崎医科大学神経内科グループによって明らかにされました．蛋白質は，DNAの塩基配列がmRNA（メッセンジャーRNA）に転写され，次いでmRNAの指令に基づいて複数のアミノ酸が結合して合成されていきます．その時に必要なアミノ酸を運ぶのがtRNA（転移RNA）です．MELASはロイシンというアミノ酸を運ぶtRNAに異常があり，tRNA機能の発現に必要なタウリンという物質が結合しにくくなっています．そのことによってロイシンtRNAの機能が妨げられ，ミトコンドリアで産生されるさまざまな蛋白質量が低下して，MELASの症状が出現します．タウリンを大量に投与するとMELASの進行が抑制されることが明らかになりました．これはミトコンドリア病の初めての治療薬として注目されています．

4 多発筋炎，皮膚筋炎

　多発筋炎（polymyositis），皮膚筋炎（dermatomyositis）は，膠原病に属する自己免疫疾患です．中年の女性に多くみられます．

　四肢近位筋などの筋力低下，易疲労性，発熱，筋痛が主症状で，咽頭筋が障害されると構音障害，嚥下困難を生じます．一部に悪性腫瘍を合併する場合があります．

　検査では血中CK値増加をみとめ，筋電図で筋原性変化を示します．筋生検で診断が確定します．

　治療にはステロイドを用います．

5 周期性四肢麻痺

　周期性四肢麻痺（periodic paralysis）は，血清カリウム異常（低カリウムのことが多い）で四肢近位筋の筋力低下（麻痺）の発作を繰り返し生じる疾患です．甲状腺機能亢進症に合併することが多く，10〜30歳台の男性に多く発症します．

　過剰な運動，アルコールや炭水化物の過剰摂取が引き金となり，夜から早朝に発症することが多くみられます．

　治療にはカリウム補正が必要で，塩化カリウムを服用させます．

6 その他のミオパチー

● 甲状腺中毒性ミオパチー

　甲状腺機能亢進症状に筋力低下を伴うことがあり，甲状腺中毒性ミオパチー（thyrotoxic myopathy）といいます．甲状腺機能亢進症には前述の周期性四肢麻痺を合併することもあります．

● 低カリウム性ミオパチー

　低カリウム性ミオパチー（hypokalemic myopathy）は，漢方薬，利尿剤，下痢・嘔吐でカリウムが失われる状態で発症します．漢方薬には甘草が含まれていて，その成分のグリチルリチンが低カリウム血症を引き起こすことがあります．漢方薬は副作用が少ないイメージがありますが，薬物である以上，多少なりとも副作用を伴う可能性があるこ

とに注意する必要があります．薬剤性の場合は当然，その薬物を中断する必要があります．またカリウム補給には塩化カリウムを服用させます．

● ステロイドミオパチー

ステロイドホルモン投与によって，近位筋優位の筋萎縮，筋力低下を生じることをステロイドミオパチー（steroid myopathy）といいます．

● 全身こむら返り病（里吉病）

全身こむら返り病は，有痛性筋けいれん，脱毛，下痢が三大症状で稀な疾患です．里吉栄二郎（さとよし・えいじろう）らによって報告されたので里吉病（Satoyoshi disease）ともいわれます．筋弛緩薬のダントロレンを治療に用います．

7 神経筋接合部疾患

● 重症筋無力症

重症筋無力症（myasthenia gravis）は，神経筋接合部の異常で生じる疾患です．神経筋接合部では下位運動ニューロンからアセチルコリンが放出されて，筋肉にあるアセチルコリン受容体に結合して筋肉収縮が引き起こされる仕組みになっています．

そのアセチルコリン受容体への自己抗体が生じ，受容体機能が損なわれるために，運動神経興奮が神経筋接合部のアセチルコリン受容体へと伝達されなくなります．

若い女性に多い傾向があり，男性では中高年に多い傾向があります．

症状は，眼瞼下垂，眼球運動障害，複視，易疲労性が出現し，その後，嚥下障害，構音障害，四肢筋力低下の症状へと進展していきます．

わずかな運動で骨格筋の易疲労性，筋力低下を生じるものの，休息で回復する傾向があります．朝起きぬけに具合がよく，夜に向けて症状が悪化する傾向があります．

時にクリーゼ（危機，crisis）を起こし，呼吸筋障害によって急に呼吸困難を生じることがあります．そのような時は人工呼吸器が必要です．

検査としては，テンシロン（エドロフォニウム）テストが有名です．アセチルコリンはコリンエステラーゼという酵素で分解されて処理されます．テンシロンはコリンエステラーゼ阻害薬です．テンシロンの注射投与によって，神経筋接合部のアセチルコリンが一時的に増えて症状が改善することを観察するものです．

アセチルコリン受容体への自己抗体を検出することが確定診断になります．

多くの患者で胸腺腫を合併しているので，X線CT，MRIで胸腺腫の存在を確認する

ことが大切です.

　治療には, コリンエステラーゼ（アセチルコリン分解酵素）阻害薬, ステロイド, 免疫抑制剤などが使用されます. 免疫グロブリン静注療法（IVIg）や血液浄化療法も行われます. 胸腺腫の存在する患者では胸腺摘出を行います.

　最近, 全身型重症筋無力症に対して, 補体へのモノクローナル抗体であるエクリズマブが使用されるようになっています.

● ランバート・イートン症候群

　ランバート・イートン症候群（Lambert-Eaton myasthenic syndrome）の原因は, 電位依存性カルシウムチャネルへの自己抗体が出現し, そのために下位運動ニューロンからのアセチルコリン放出が阻害されることです.

　四肢近位筋の脱力, 疲労感が症状です. 多くは悪性腫瘍（肺小細胞癌など）に合併して発症します.

　治療には神経終末からのアセチルコリン放出促進薬（3,4-ジアミノピリジン）を使用します.

　重症筋無力症とランバート・イートン症候群は筋電図検査で異なった所見を示します. 3〜5 Hzの低頻度で末梢神経を刺激しながら筋電図をとると, 重症筋無力症では振幅の減衰が生じます. ランバート・イートン症候群では高頻度で末梢神経を刺激しながら筋電図をとると振幅の漸増を生じます.

Ⅶ 感染性疾患

1 髄膜炎

● 髄膜炎とは

　髄膜炎(meningitis)とは，感染因子によってくも膜下の炎症を生じるものです．

　症状として，発熱，頭痛を生じます．髄膜刺激症状として，悪心，嘔吐，項部硬直，ケルニッヒ徴候（総論の**図55**，p.99参照）を示します．意識障害やけいれんを起こすこともあります．

　急性発症の場合はウイルス，細菌が原因であり，亜急性発症の場合は真菌，結核が原因です．

　原因ウイルスではコクサッキー，エコーなどのエンテロウイルスが多いものの，起因ウイルスが不明のことも多くみられます．

　細菌性の場合，原因菌としては，乳幼児ではインフルエンザ菌が多く，成人では肺炎球菌と髄膜炎菌がほとんどです．

　真菌性ではクリプトコッカスが主です．

● 診断

　髄液所見が重要です．蛋白量と細胞数が増加します．細菌性では髄液の外観が混濁しています．増加する細胞の種類は細菌性では多核白血球が主で，ウイルス性，結核性，真菌性では単核細胞（リンパ球）が主になります．糖濃度はウイルス性では正常で，細菌性，結核性，真菌性では低下します．

　真菌のクリプトコッカスの場合は，髄液を墨汁で染めると菌体が染まってみえる墨汁染色が有名です．また，血清または髄液中のグルクロノキシロマンナン抗原が陽性になります．

　ウイルス性の場合，ペア血清（感染初期と2週間後の2回の採血）で4倍以上の抗体価が上昇することが指標となり，さらに脊髄液のPCR法でウイルス核酸の存在の確認を

行います.

　細菌性では培養して薬剤感受性の検査を行うことが重要です．結核も菌の培養あるいはPCR法を行います.

治療と予防

　細菌性には抗菌薬，結核性には抗結核薬，真菌性には抗真菌薬を使用します．細菌性髄膜炎予防のためにはインフルエンザb菌へのワクチン（Hib〈ヒブ〉ワクチン）や，肺炎球菌ワクチンも重要です.

　なおインフルエンザb菌はウイルス性のインフルエンザとは関係のない細菌です．昔，インフルエンザの原因がこの細菌であると誤って考えられていたことからこのように命名されたのです.

2　脳炎

脳炎とは

　脳炎（encephalitis）とは，脳実質の炎症を生じるもので，主な原因はウイルスです．特に単純ヘルペスウイルス（herpes simplex）によるものが多くみられます.

　日本では，昔は日本脳炎（Japanese encephalitis）が多かったものの，今は予防接種のおかげで極めて少なくなっています.

　その他，風疹，麻疹，水痘，サイトメガロウイルスなどが原因となります.

　症状は発熱，頭痛，意識障害，けいれんなどです.

　単純ヘルペス脳炎は側頭葉，大脳辺縁系に生じやすく，その結果，異常行動を生じることがあります.

　脳炎は現在でも死亡率が高く，後遺症も多いので重大な疾患です．ヘルペス脳炎ではクリューヴァー・ビューシー症候群（Klüver-Bucy syndrome）という独特な後遺症を残すことがあります．クリューヴァー・ビューシー症候群とは，口唇傾向（何でも口に入れる），過食，性欲亢進，恐怖感の欠如など独特な異常行動を示すもので，両側の扁桃体の損傷が原因とされています.

診断

　X線CT，MRI（**図16**）が重要で，血清ウイルス抗体値の上昇も参考になります.

　ヘルペス脳炎では脳波で周期性同期性放電（periodic synchronous discharge：PSD）が側頭部に出現します.

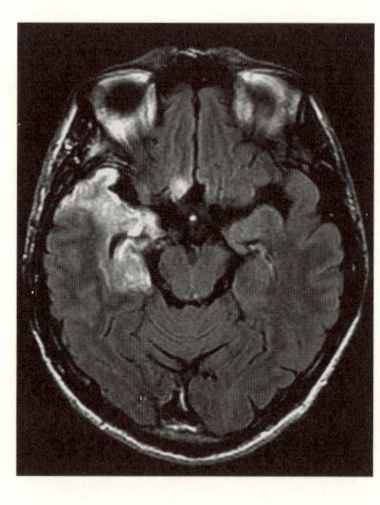

図16　ヘルペス脳炎の脳画像（MRI FLAIR〈フレア〉画像）
28歳，男性．右側頭葉内側，前部に脳炎の病巣を認める．
（相模原中央病院放射線科・菅信一先生から提供）

● **治療**

ヘルペス脳炎にはアシクロビル（抗ヘルペスウイルス薬）を使用します．

3 脳膿瘍

脳膿瘍（brain abscess）とは脳実質内の限局した化膿性病変のことです．血行性（身体の他の部位からの細菌の侵入）ないし中耳炎や副鼻腔炎からの波及が多くみられます．

頭蓋内圧亢進症状として，頭痛，嘔吐，徐脈を生じ，局所神経学的症状として麻痺などを起こしてきます．発熱などの全身感染症状を生じます．

X線CT，MRIにより診断を行います．

治療には抗生物質を使用し，時に外科的治療を行うこともあります

4 神経梅毒

神経梅毒（neurosyphilis）は，梅毒病原体（スピロヘータ，細菌の一種）感染後，10年以上を経て発症するものです．血清，髄液の梅毒反応が陽性になることで診断が確定します．髄液では軽度の細胞増多，蛋白量増加，IgG増加を生じます．昔は極めて多い疾患でした．

神経学的にはアーガイル ロバートソン瞳孔（対光反射の消失，輻輳反射は正常）が特徴的です．治療はペニシリンを使います．

進行麻痺

進行麻痺（general paresis）では主に大脳皮質の障害を生じ，その結果，認知症を生じます．認知症に陥っていく過程で，躁状態，幻覚妄想状態などの精神症状も生じやすい疾患です．昔は精神科の代表的疾患の一つでした．

脊髄癆

脊髄癆（tabes dorsalis）では脊髄後根と後索の障害を生じてきます．後根損傷のため電撃痛を生じます．また後索損傷のために深部感覚障害を生じ，その結果，感覚性運動失調が出現し，ロンベルク徴候陽性となります．

5　プリオン病

プリオン病（prion disease）は，蛋白性感染因子プリオンにより発症します．

クロイツフェルト・ヤコブ病（Creutzfeldt-Jacob disease）がプリオン病の代表です．これは初老期に発病し，急速に認知症が進行し，錐体路症状，錐体外路症状（ミオクローヌスなどの不随意運動）など多彩な神経学的症状を伴います．発症すると数か月から1年で死亡し，治療法はありません．脳波で周期性同期性放電を生じます．

プリオン病は異常なプリオン蛋白が脳に蓄積し，脳に海綿状の変化を生じさせることによって発症します．正常な神経細胞膜にもプリオン蛋白は存在していますが，突然変異によって異常なプリオン蛋白を生じることがあり，これが周囲の正常プリオンを異常プリオンに変化させて病気を進行させていきます．この異常プリオンは感染性をもっているので，プリオン病患者の診療にあたっては感染の危険性に十分に注意する必要がありますが，かといって過剰に恐れる必要もありません．

6　その他の感染症

ヒトTリンパ球向性ウイルス脊髄症

ヒトTリンパ球向性ウイルス脊髄症（HTLV-1 associated myelopathy：HAM）は，HTLV-1（human T-lymphotropic virus type 1，ヒトTリンパ球向性ウイルス-1）が原因となる脊髄症です．九州南部に多く，緩徐に進行する対称性の錐体路症状や排尿障害を生じます．治療にはステロイドやインターフェロンを使用します．

ポリオ（急性脊髄前角灰白質炎）

　ポリオ（急性脊髄前角灰白質炎，poliomyelitis anterior acuta）は，ポリオウイルスが脊髄灰白質の前角細胞に感染し，弛緩性運動麻痺を起こすものです．舌咽神経，迷走神経といった運動性脳神経麻痺を起こすこともあります．

　現在，日本ではワクチン普及のおかげで，ほとんど発症がありませんが，小児期にポリオに罹患した人が成人になって徐々に新たな筋力低下を起こすことがあります．これをポリオ後筋萎縮症といいます．残存していた運動ニューロンの過労による細胞死が原因です．

亜急性硬化性全脳炎

　亜急性硬化性全脳炎（subacute sclerosing panencephalitis）は，麻疹に罹患後しばらく経過してから発症する麻疹ウイルス変異株の持続的感染です．小児でみられます．脳波で周期性同期性放電がみられます．根治療法はなく，数年で死亡します．

進行性多巣性白質脳症

　進行性多巣性白質脳症（progressive multifocal leukoencephalopthy）は，パポーバウイルス（JCウイルス）の日和見感染（通常では病原性はないが，免疫力低下の状態で発症する感染症のこと）によるものです．エイズ（AIDS），悪性リンパ腫などの免疫力低下をきたす疾患に合併してきます．根治療法はなく，早期に死亡します．

エイズ脳症

　HIV（ヒト免疫不全ウイルス）によりエイズを発症すると，亜急性脳炎を発症し認知症を起こすことがあり，それをエイズ脳症（AIDS encephalaopathy）といいます．

インフルエンザ脳症

　インフルエンザに罹患した小児に行動異常などが出現することがあり，その後，知的障害などの重い精神神経学的後遺症を生じることがあります．インフルエンザ脳症（influenza encephalaopathy）では，ウイルスが直接，脳に侵入することはないのですが，インフルエンザ罹患により免疫系が活性化され免疫系の情報を担うサイトカインという物質が大量に放出されます．そのサイトカインが脳に大きなダメージを与えるものと考えられています．

帯状疱疹

　帯状疱疹（herpes zoster）の原因は，水痘-帯状疱疹ウイルス（varicella-zoster virus）

です．子どもの時に水痘（みずぼうそう）に感染した後，ウイルスは後根神経節に長期間潜伏しています．そのウイルスが中高年になってからストレスなどで免疫力が低下した時に再活動して神経節の支配する皮膚領域に帯状にピリピリする痛みや発疹を生じてきます．通常2〜3週間で治癒します．治療にはアシクロビルを使用します．

　一部の患者ではその後も長期間，帯状疱疹後神経痛を生じることがあります．これに対してはプレガバリンや一部の抗うつ薬を治療に使用します．

　なお，顔面神経の膝神経節に潜んでいたウイルスが再活性化すると耳介から外耳道にかけての発疹と末梢性顔面神経麻痺を生じることがあり，これをラムゼイ・ハント症候群（Ramsay Hunt syndrome）といいます．耳痛，難聴，めまいなども生じ，重篤化することがあります．帯状疱疹やラムゼイ・ハント症候群の予防には水痘ワクチンが効果的です．

破傷風

　土壌内に存在する破傷風菌の芽胞が傷口から入り込むと体内で発芽増殖してきます．その菌が産生する毒素は脊髄の抑制性伝達物質グリシンの放出を妨げて強直性けいれんを引き起こします．

　破傷風（tetanus）の病初期には咬筋が弛緩しないために開口障害を生じることがよく知られています．死亡率は今でも高い病気です．治療には抗破傷風人免疫グロブリン投与を行います．長塚節の『土』という小説に破傷風を患った患者の描写が出てきます．

　破傷風については北里柴三郎（きたさと・しばさぶろう）の貢献が特筆すべきものです．北里は破傷風菌の培養に成功し（破傷風菌は嫌気性なので培養が極めて困難でした），さらに破傷風菌毒素に対する免疫抗体を発見し血清療法を開発するなど顕著な業績をあげました．彼がノーベル賞を受賞しなかったことは謎とされています．

狂犬病

　狂犬病（rabies）は，狂犬病ウイルスに感染した動物に咬まれて発症します．ウイルスは末梢神経を介して中枢神経組織に達するとともに唾液腺で増殖します．発病した人や動物は咽喉頭の麻痺により唾液を飲み込むことが出来ず，ひどい流涎（よだれ）を起こします．錯乱興奮などを生じ，全身麻痺が起こり，最後は昏睡状態になって死亡します．水を飲む時に，その刺激で咽喉頭や全身の痙縮が起こり苦痛で水が飲めないことから恐水症とも呼ばれます．動物に咬まれた後，すぐにワクチンを打つと発症を予防できます．いったん発症すると100％死亡します．わが国では飼い犬への予防接種が普及していて狂犬病の発症はありませんが，世界ではまだ多くの地域で狂犬病が発生しています．

VIII 脳腫瘍

　脳腫瘍（brain tumor）は，人口10万人につき10人の発生率です．その内訳は，髄膜腫が38%，神経膠腫が29%，下垂体腫瘍が16%，神経鞘腫が8%です．各腫瘍については後述します．腫瘍の種類によって好発部位や発症年齢が異なってきます．

　診断にはMRI（図17，18）が重要です．

　治療には手術，放射線（γ線照射，ガンマナイフ），化学療法などがあります．

1 症状

● 頭蓋内圧亢進症状

　頭痛（進行性に強くなる），嘔吐，意識障害，徐脈，うっ血乳頭（眼底の所見）を生じてきます．

　この中で頭痛，嘔吐，うっ血乳頭を頭蓋内圧亢進の三大徴候といいます．

　頭痛，嘔吐は朝に症状が強いという特徴があります．また嘔吐の特徴として噴射するように吐くことがあります．

　外転神経麻痺を生じることがあります．外転神経は頭蓋内の走行距離が長いので，圧迫を受けやすいからです．

● 脳局所（巣）症状

　腫瘍の発生する場所によって，視覚，運動，感覚，言語（失語など），知的能力の障害などを生じます．

● 症候性てんかん

　てんかん発作は脳腫瘍の重要な症状です．

● 内分泌障害

　視床下部や下垂体などに影響を与える脳腫瘍では内分泌的症状を出してきます．尿崩症，肥満，下垂体前葉機能不全，ホルモン過剰症などです．

2 種類

　脳実質内に発生する腫瘍には，神経膠腫（グリオーマ），髄芽腫（medulloblastoma）などがあります．神経細胞（ニューロン）から発生するものではなく，神経膠細胞（グリア細胞）から発生します．

　脳実質外腫瘍には，髄膜腫，神経鞘腫，下垂体腺腫，頭蓋咽頭腫などがあります．

　子どもには上衣種，髄芽腫，頭蓋咽頭腫といったテント下（小脳）腫瘍が多いという特徴があります．

　大人に多いものは，髄膜腫，下垂体腺腫，神経鞘腫，転移性脳腫瘍（肺癌，乳癌などから）です．

3 脳腫瘍各論

● 神経膠腫（グリオーマ）

神経膠腫（グリオーマ glioma）は，グリア細胞から発生する腫瘍のことです．

グリア細胞には以下のようなものがあります．

- 星状膠細胞（astroglia）ないしアストロサイト（astrocyte）
- 乏突起膠細胞（oligodendroglia）ないしオリゴデンドロサイト（oligodendrocyte）
- 上衣細胞（ependymal cell）

これらから神経膠腫（グリオーマ）が発生してきます．

● 星状膠細胞系腫瘍

星状膠細胞から発生する腫瘍で次の3種類があります．

- びまん性星状細胞腫（diffuse astrocytoma，グレード2，**図17**）
- 退形成星状細胞腫（anaplastic astrocytoma，グレード3）
- 膠芽腫（glioblastoma，グレード4，**図18**）

　グレードとは脳腫瘍の悪性度（悪性の程度）の意味で，4段階があり，数字が大きいほど悪性度が高くなります．グレード1は，手術で除去できれば再発の可能性は低くなり

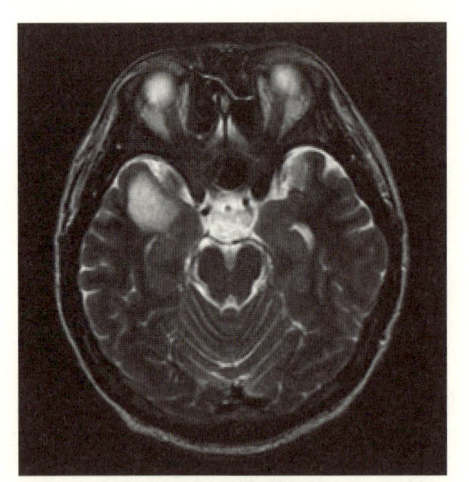

図17　びまん性星状細胞腫（グレード2）の脳画像（MRI T2強調画像）
35歳，男性．右側頭葉に限局した腫瘍を認める．
（相模原中央病院放射線科・菅信一先生から提供）

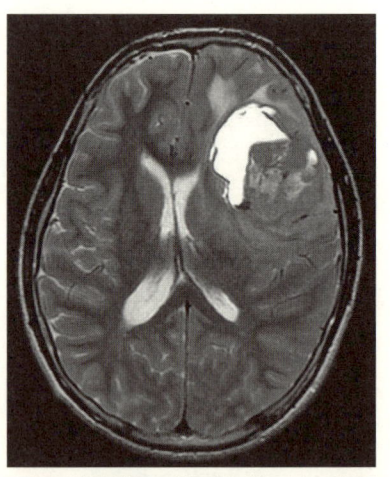

図18　膠芽腫の脳画像（MRI T2強調画像）
27歳，女性．左前頭葉，基底核に不整形の腫瘤を認める．
（相模原中央病院放射線科・菅信一先生から提供）

ます．

　星状膠細胞系腫瘍には良性と言えるものはなく，ほぼ全てが悪性腫瘍です．しかしグレードの低いものは治癒する場合もあります．小児には悪性度の低いものが多く，高齢者では悪性度の高いものが多くみられます．膠芽腫は最も悪性度が高く，多くは高齢者の大脳半球に生じます．

　最近，神経膠腫の多くがIDH（isocitrate dehydrogenase，イソクエン酸デヒドロゲナーゼ）という代謝酵素の遺伝子異常で発生することがわかってきました．さらにこの遺伝子異常の有無を調べることにより治療効果の予測ができることも明らかになっています．

●乏突起膠細胞腫

　乏突起膠細胞腫（oligodendroglioma）は，乏突起膠細胞に起源をもつ腫瘍です．成人の前頭葉に多く発生し，石灰化を伴うことが多く，てんかん発作が初発症状となることが多くみられます．予後は比較的良好です．グレード2です．

●上衣腫

　上衣腫（ependymoma）は小児の第四脳室に発生するものが多く，比較的，予後はよいものです．

髄芽腫

　髄芽腫（medulloblastoma）は子どもに多く，悪性です．グリア細胞あるいは神経細胞

（ニューロン）に分化する前の未熟な神経上皮細胞（medulloblast）から発生してきます．
小脳虫部に発生してきます．

髄膜腫

髄膜腫（meningioma）はくも膜顆粒から発生し，良性です．中年以降の女性に多く発症します．

下垂体腺腫

下垂体腺腫（pituitary adenoma）は下垂体前葉の腺細胞から発生する良性腫瘍です．腺腫が上に伸長して視神経交叉を下から突き上げるので，両耳側半盲（視神経交叉圧迫症状）を生じてきます．

ホルモン非分泌腫瘍とホルモン産生腫瘍とに分けられます．

ホルモン非分泌腫瘍は，腫瘍の圧迫により，下垂体機能低下症状を生じ，成長ホルモン・性腺刺激ホルモン低下のため，女性では月経不順，男性ではインポテンスを生じることがあります．抗利尿ホルモン産生が障害されると尿崩症になります．

ホルモン産生腫瘍では腺腫からのホルモン分泌過剰を生じます．プロラクチン産生腺腫では月経不順，乳汁分泌を生じます．成長ホルモン産生腺腫では大人では先端巨大症，子どもでは巨人症を生じます．ACTH（adrenocorticotropic hormone，副腎皮質刺激ホルモン）産生腺腫では副腎皮質機能亢進を生じ，肥満，満月様顔貌などを生じます．副腎皮質機能亢進症のことを一般的にクッシング症候群といいますが，下垂体のACTH産生腺腫が原因となって起こる副腎皮質機能亢進症のことを特にクッシング病（Cushing disease）といいます．

下垂体腺腫の治療は原則として摘出手術です．

プロラクチン産生腺腫にはドパミン受容体作動薬が治療に使用されます．下垂体のプロラクチン産生細胞表面にはD2ドパミン受容体があり，その受容体が作動薬で刺激されるとプロラクチン放出が抑制され，腫瘍も縮小します．

神経鞘腫

神経鞘腫（schwannoma）は，聴神経のシュワン細胞から発生する良性の腫瘍です．その好発する部位から小脳橋角部腫瘍ともいいます．

耳鳴り，聴力障害，めまい，眼振などを生じ，進行すると三叉神経障害，顔面神経麻痺，小脳症状を生じてきます．

頭蓋咽頭腫

頭蓋咽頭腫（craniopaharyngioma）は，子どもに多い良性先天性腫瘍です．トルコ鞍

（下垂体周囲の骨の部分）周囲に発生し，下垂体機能障害，両耳側半盲（視神経交叉圧迫症状）を生じます．

● 胚細胞腫瘍

　胚細胞腫瘍（germ cell tumor）は，松果体部で多く発生し，パリノー徴候（Parinaud sign）や尿崩症を生じます．男子に多く発生します．

　パリノー徴候とは散瞳，対光反射と輻輳反射の消失，上方注視障害を生じるもので，中脳上丘の障害で起こります．中脳上丘に垂直方向の注視中枢が存在するためです．

IX　頭部外傷

　頭部外傷の多くは交通事故が原因です．ほかには転落や転倒が原因となります．

　頭蓋骨損傷，頭蓋内出血に加えて，脳挫傷などの局所性脳損傷やびまん性脳損傷を生じます．

1　脳挫傷

　脳挫傷（cerebral contusion）は，前頭葉下面，側頭葉底部に多く出現します．衝撃直下の脳実質が頭蓋骨内面で破壊されることを直撃損傷（coup injury）といいます．次いで，直撃部の反対側の部分が陰圧となるので脳はその方向に移動し，直撃の反対側の頭蓋骨内面で破壊されます．これを対側損傷（contrecoup injury）といいます．対側損傷のほうが直撃損傷よりも強い損傷を生じます．

　症状としては，受傷直後から意識障害を生じ，挫傷部位の脳局所症状と，進行する頭蓋内圧亢進症状を示します．

2　びまん性脳損傷

　びまん性脳損傷（diffuse shearing injury）には，脳震盪（cerebral concussion）とびまん性軸索損傷（diffuse axonal injury）とがあります

● 脳震盪

　意識障害を起こすが，短時間で回復するものです．神経学的後遺症は残しません．最も軽いびまん性脳損傷です．

● びまん性軸索損傷

　脳に剪断力（回転性の外力）が加わり，軸索に広範囲の断裂が生じるものです．大脳

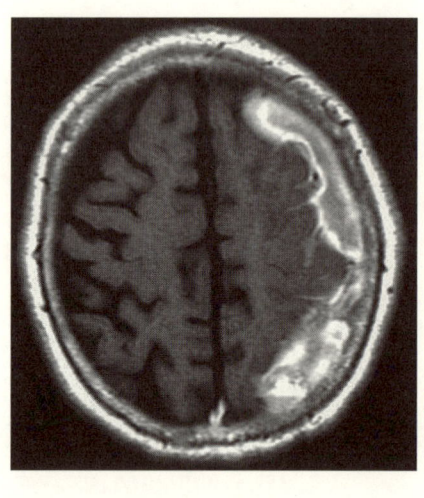

図19　慢性硬膜下血腫の脳画像（MRI T1 強調画像）
95歳，女性．左硬膜下腔に血腫を認める．
（相模原中央病院放射線科・菅信一先生から提供）

皮質の損傷は軽くても脳深部が損傷されるので重篤化します．強く長い（6時間以上）意識障害を生じます．予後も悪く，後遺症として人格変化，高次脳機能障害，認知機能障害などを生じます．

3　慢性硬膜下血腫

　脳は重要な臓器なので，固い頭蓋骨の中に入って守られています．頭蓋骨の下にはさらに，硬膜，次いでくも膜が脳を被っています．硬膜と脳の間には静脈が走っています．

　高齢者では認知症でなくても生理的脳の老化のため，徐々に脳が萎縮してきますので，その静脈が徐々に引き伸ばされていき，切れやすくなります．何かのはずみでその静脈が切れるとそこから徐々に出血して硬膜の下に血腫（血のかたまり）ができて脳を圧迫します．これを慢性硬膜下血腫（chronic subdural hematoma）といいますが，その結果，不活発，認知症様となります．

　X線CTやMRI（図19）といった画像診断で発見されます．

　脳神経外科的に手術で血腫を除去すれば回復するので，治療可能な認知症に含まれます．

X　全身疾患に伴う神経疾患

糖尿病

糖尿病性ケトアシドーシス

　糖尿病性ケトアシドーシス (diabetic ketoacidosiss) は，1型糖尿病（遺伝性の強い若年発症，インスリン依存性）の治療中に感染などを契機として発症します．意識障害を生じ，高血糖，ケトン体による代謝性アシドーシスを生じます．呼気にアセトン臭を生じ，尿中にケトン体が陽性となります．

高浸透圧高血糖症候群（非ケトン性高浸透圧性脳症）

　高浸透圧高血糖症候群 (hyperosmolar hyperglycemic syndrome，非ケトン性高浸透圧性脳症) は，2型糖尿病（成人発症，生活習慣病，非インスリン依存性）にみられ，意識障害，けいれんなどを生じます．顕著な高血糖，血清の高浸透圧を生じます．浸透圧利尿を生じるので高度の脱水となります．

糖尿病性末梢神経障害

　糖尿病性末梢神経障害 (diabetic neuropathy) では多発ニューロパチーが最も頻度が高く，手袋靴下型の感覚障害を生じますが，初めは両下肢，足底のしびれ感を生じ，その後，両手のしびれ感を生じてきます．進行すると筋萎縮が四肢の遠位部から出現します．症状の進行に伴い自律神経症状（起立性低血圧，インポテンスなど）も加わってきます．深部感覚が強く障害されると，運動失調性歩行を生じることがあります．また疼痛なども出現します．

　他に単ニューロパチー，多発性単ニューロパチーも発症します．散瞳を伴わない動眼神経麻痺は糖尿病に特徴的とされます．

低血糖

　糖尿病治療薬の過剰投与などで低血糖 (hypoglycemia) となり，昏睡，けいれんなど

を生じることがあります．なお膵臓のインスリン産生腫瘍も低血糖発作を生じます．本症の場合は速やかにグルコース静注を行う必要が有ります．

内分泌疾患

甲状腺機能亢進症

甲状腺機能亢進症では焦燥感などの精神症状を起こしやすいことが知られています．さらに近位筋のミオパチー，周期性四肢麻痺などの筋疾患を生じることがあります．

甲状腺機能低下症

甲状腺機能低下症では認知症様状態，うつ病様状態，あるいは幻覚妄想状態などの精神症状を生じやすいことが知られています．そのほかにミオパチー，手根管症候群などのニューロパチーを生じます．

副甲状腺機能亢進症

副甲状腺機能亢進症では高カルシウム血症を生じ，うつ状態，意識障害などを起こします．

副甲状腺機能低下症

副甲状腺機能低下症では低カルシウム血症を生じ，筋けいれん（テタニー）を生じます．

肝疾患

肝硬変末期に肝機能不全となると，血中アンモニアが高値となり，固定姿勢保持困難（asterixis），意識障害を生じてきます．脳波で三相波を示します．

治療にはアンモニア産生のもととなる蛋白質の制限食，腸内の酸性度を高めて高アンモニア血症を改善するラクツロース投与を行います．

腎疾患

尿毒症では固定姿勢保持困難（asterixis），意識障害やけいれんを生じます．尿毒症ではニューロパチーを生じることもあります．

肺疾患

慢性閉塞性肺疾患（COPD）があると，呼吸不全のため低酸素症，高CO_2血症を生じ，頭痛，うっ血乳頭などの頭蓋内圧亢進症状，意識障害を起こします．これをCO_2ナルコーシスといいます．

膠原病など

全身性エリテマトーデス

全身性エリテマトーデス（systemic lupus erythematosus：SLE）は，さまざまな神経学的症状を出すことが多く，CNS（中枢神経系）ループスと呼ばれます．精神症状，意識障害，けいれんなどを生じます．その原因は血管炎によるものや自己抗体によるものなどがあげられます．末梢神経障害も起こしますが，その原因は血管炎です．

治療にはステロイドを用います．

結節性動脈周囲炎

結節性動脈周囲炎（polyarteritis nodosa）では神経栄養血管炎のために多発性単ニューロパチーを生じます．治療にはステロイドを用います．

シェーグレン症候群

シェーグレン症候群（Sjögren syndrome）では，唾液分泌減少，涙液分泌減少など乾燥症状が主症状ですが，さまざまな中枢神経障害や末梢神経障害を生じることがあります．

ベーチェット病

ベーチェット病（Behçet disease）は，口腔粘膜の再発性有痛性アフタ（口内炎），外陰部潰瘍，ぶどう膜炎（目の中の炎症），結節性紅斑などの皮膚症状などを示す全身疾患です．感染などによって引き起こされる自己免疫疾患で，中枢神経系を含む多くの臓器に血管炎を生じます．

特に中枢神経症状の目立つ場合に，神経ベーチェット病といいます．脳幹脳炎による眼球運動障害，運動性失調，大脳病変による認知症，行動異常などを生じてきます．

最近，抗ヒトTNF-αモノクローナル抗体であるインフリキシマブが治療に使用されるようになりました．

悪性腫瘍（癌）による神経障害

直接的影響

　癌の中では肺癌が最も脳転移を起こしやすいものです．けいれんや意識障害などを起こしてきます．

　癌が脊椎に転移すると急な対麻痺を生じることがあります．

癌の遠隔効果

　癌は直接的な浸潤，転移以外にも，脳の遠隔部位にある癌が脳神経症状を引き起こすことがあります（癌の遠隔効果〈remote effect〉）．自己抗体による免疫学的機序で発症するもので，傍腫瘍性神経症候群（paraneoplastic neurological syndrome）と呼ばれます．腫瘍組織と神経細胞とに共通の自己抗体が生じることが病態と関係しています．

　亜急性感覚性ニューロパチーという末梢神経障害，亜急性小脳変性症，ランバート・イートン症候群，辺縁系脳炎などさまざまな病態があります．

● 亜急性感覚性ニューロパチー

　肺小細胞癌に伴うことが多くみられます．四肢末端の異常知覚を生じ，深部感覚障害が強く，そのため感覚性運動失調を生じます．

● 亜急性小脳変性症

　急速に運動失調を生じ，数か月で歩行不能となります．卵巣癌，乳癌，肺小細胞癌が原因となります．

● ランバート・イートン症候群

　肺小細胞癌などに伴ってみられます．筋の易疲労性（疲れやすさ）を生じます．電位依存性カルシウムチャネルへの自己抗体が出現し，そのために下位運動ニューロンからのアセチルコリン放出が阻害されることが原因です．

● 辺縁系脳炎

　辺縁系は海馬，扁桃体，島回，前帯状回皮質などから成る大脳の深部にある構造で，記憶，情動などの原始的精神活動と関係しています．この部位が炎症で障害されるのが辺縁系脳炎で，症状としては異常行動や記憶障害などを生じます．肺小細胞癌に伴うことが多くみられます．

　ヘルペス脳炎ではヘルペスウイルスによって辺縁系が直接的に損傷されます．これに対し，悪性腫瘍（肺小細胞癌など）の遠隔効果による辺縁系脳炎や，SLE，シェーグレン症候群などの膠原病による辺縁系脳炎は神経組織への自己免疫機序が関与しています．ステロイドなどを治療に使いますが予後は不良のことが多いようです．

● 抗NMDA受容体抗体脳炎

　NMDA受容体はグルタミン酸受容体の一種で，この受容体への自己抗体によって脳炎を起こすのが抗NMDA受容体抗体脳炎（anti-NMDA receptor encephalitis）です．

　若年女性に多く，統合失調症類似の症状，不随意運動，意識障害などを生じます．卵巣奇形腫が存在することが多く，奇形腫内の神経組織への自己抗体が形成されることが原因であると考えられます．NMDA受容体への抗体測定が診断には重要です．

　治療はステロイド投与や血液浄化療法を行います．奇形腫があれば摘出手術を行います．

━ 電解質異常

　神経細胞の活動にはカルシウムなどのイオン濃度が重要な役割を演じているので，血清電解質異常があれば中枢神経症状を引き起こします．例えば低ナトリウム血症，高ナトリウム血症，低カルシウム血症，高カルシウム血症はいずれも意識障害を生じます．さらに低ナトリウム血症，高ナトリウム血症および低カルシウム血症ではけいれんも生じます．

　しかし，血清カリウム異常は例外的に意識障害やけいれんなどの中枢神経症状を生じません．これはグリア細胞が脳内のカリウム濃度を調節するために，血清カリウム異常は神経細胞に影響を及ぼさないためです．

　しかし，血清カリウム異常は筋肉障害を生じることがあり，低カリウム血症では低カリウム性ミオパチーを起こします．

XI 中毒，栄養障害

1 中毒

● 一酸化炭素中毒

　一酸化炭素（CO）はヘモグロビンと結合して酸素運搬を阻害するために，一酸化炭素中毒では酸素欠乏による中枢神経障害を生じやすく，重症では意識障害を生じ，死亡します．後遺症としてパーキンソン症状，認知症などを残します．

● マンガン中毒

　パーキンソン症状を生じやすいことで有名です．

● ボツリヌス菌中毒

　神経筋接合部のアセチルコリン遊離阻害作用のため中毒を起こし，四肢麻痺などを生じます．乳児に蜂蜜を食べさせるとボツリヌス菌中毒を起こすので注意する必要があります．これは乳児の腸内では他の細菌の増殖が十分ではないので，ボツリヌス菌が繁殖しやすいためです．

　近年では，ボツリヌス毒素を痙縮やジストニアなどの治療に使用することが行われています．

● 抗癌剤

　一部の抗癌剤は副作用として末梢神経障害を生じることがあります．手足のしびれ感，筋力低下，自律神経症状を生じます．

2　栄養障害

● ビタミンB₁欠乏

アルコール依存や低栄養でビタミンB₁欠乏を起こすと，下記の疾患を生じます．

● ウェルニッケ脳症

ウェルニッケ脳症（Wernicke encephalopathy）はビタミンB₁欠乏が原因で，乳頭体（辺縁系の一部）付近の壊死性病変を生じ，意識障害，眼球運動障害，小脳性運動失調を生じるものです．早急に診断してビタミンB₁を投与する必要があります．

脳症からの回復後，コルサコフ症候群（Korsakoff syndrome）を後遺症として生じることがあります．コルサコフ症候群とは記銘力障害，健忘，見当識障害，作話を主症状とする状態のことです．コルサコフ症候群からの回復は困難になります．

● 脚気

脚気（beriberi）では，ビタミンB₁欠乏が原因の末梢神経障害を起こし，下肢の痛みやしびれ感を生じます．脚気を放置すると心不全（衝心脚気）を起こして死に至ることがあります．

脚気は現在ではあまり見ることのない疾患ですが，ビタミンB₁欠乏が原因であるとわかっていなかった過去においては極めて重大な疾患でした．

明治時代に陸軍の軍医だった森鷗外は脚気の原因は細菌による伝染病であると考え，海軍の高木兼寛（後の慈恵会医科大学の創設者）は栄養障害説を唱えました．日露戦争時に，森鷗外は陸軍兵士にビタミンB₁の含まれていない白米を食事として与え続けたため，陸軍では脚気による多くの死者を出しました．海軍では（ビタミンB₁を含む）麦飯を支給したので脚気はほとんど出現しませんでした．森鷗外は文学者としては一流であっても，医学者としては大失敗をした人として汚名を残してしまいました．

● ニコチン酸欠乏

アルコール依存症者に多く，皮膚炎，下痢，さまざまな精神神経症状を生じます．

● ビタミンB₁₂欠乏

悪性貧血，舌炎とともに，亜急性脊髄連合変性症（subacute combined degeneration of spinal cord）を生じます．脊髄の側索と後索の障害を生じるもので，深部感覚障害，感覚性運動失調，痙性対麻痺を症状として起こしてきます．

またビタミンB₁₂欠乏では認知症を生じることもあります．治療にはビタミンB₁₂を投与します．なおビタミンB₁₂は末梢神経を修復する作用があり，末梢神経障害の治療

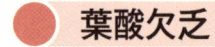

薬として使用されています.

葉酸欠乏

　アルコール多飲やメトトレキサートなどの服用が原因となり, 末梢神経障害などを生じます. また妊娠中に葉酸が欠乏すると胎児の神経管閉鎖不全症 (二分脊椎など) を生じることがあります.

XII　機能性疾患

1　てんかん

てんかんの定義

　てんかん（epilepsy）は，一時的な意識障害やけいれんの発作を繰り返して起こす慢性の脳の病気です．神経細胞は活動電位という電気活動を発生させています．脳の神経細胞群の電気活動の異常興奮によって起こる病気がてんかんです．脳の電気的活動を記録する脳波検査で異常活動を認めます．

脳波

　てんかんでは脳波検査が重要です（**図20**）．てんかんでは，脳波上，背景脳波から突出して尖った電気活動である棘波（spike，14 Hzより速い）ないし鋭波（sharp wave，棘波より遅い，5〜13 Hz）と，その後に徐波を伴う棘徐波複合（spike and slow wave complex）ないし鋭徐波複合（sharp and slow wave complex）が出現します．

原因

　神経細胞異常興奮を起こす原因はさまざまです．次の2つに分類できます．

●特発性てんかん

　脳に傷などの器質的異常がみつからず，体質や遺伝が関係していると思われます．てんかんの多くは特発性です．

●症候性てんかん

　脳に器質的な病的変化（外傷，脳炎，脳血管障害後の傷，脳腫瘍など）があり，それが刺激となって起こるものです．20歳以後にてんかんが初発した場合は脳腫瘍などの病気が背後に存在していることが多いのです．

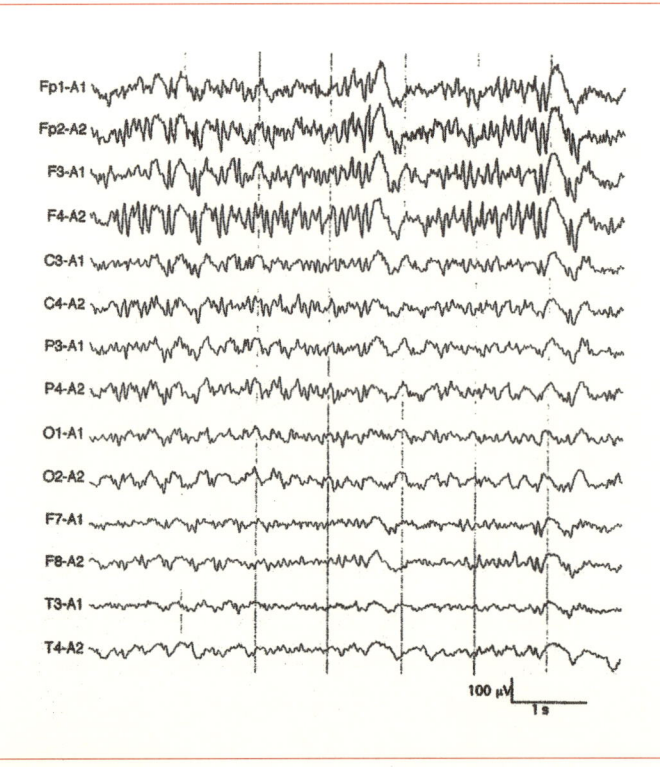

図20 てんかん患者の脳波所見

76歳，女性．症候性てんかんによる強直間代発作を生じた患者の脳波所見．前頭優位に多棘徐波複合が出現している．

(Yoshino A, et al. *Neuropsychobiology* 1997；35（2）：91-94, Fig2 より)

● 症状

● 全般発作

　最初から意識障害を生じたり，身体両側に同時に起こるけいれんを生じたりする発作を全般発作（generalized seizure）と呼びます．脳全体が同時に異常興奮を起こすものです．その具体的な症状は次の4つに大きく分けられます．

強直間代発作

　強直間代発作（大発作，tonic-clonic seizure）は，てんかんの代表的な発作といえます．

　突然，意識を失い倒れ，全身に激しいけいれんが起こります．まず十数秒間の四肢をつっぱらせる強直けいれんを起こし，次いで十数秒間の四肢筋肉の律動的な収縮と弛緩を繰り返す間代けいれんを起こします．その後で，通常はしばらく昏睡に陥るのですが，時に発作後もうろう状態を生じることもあります．発作終了時に呼気が再開する時に唾液を吹き出すことがあり，それが口から泡を吹いているようにみえることがありま

す．全経過は2〜3分で終わります．

　小児期から思春期に発症することが多く，普通は1か月〜1年に数回の発作を起こします．

ミオクロニー発作

　ミオクロニー発作（myoclonic seizure）は，瞬間的に筋肉がピクリと収縮する発作を生じるものです．何回も繰り返して起こることがあります．意識障害は生じません．光刺激で誘発されやすい特徴があります．

欠神発作

　欠神発作（小発作，absence seizure）は，短時間の意識消失発作のみを起こし，けいれんは起こしません．回数はかなり多いことがあります．学童期に多くみられ，大人になると自然に発作が消失することが多く，予後はよいものです．服薬により発作をよくコントロールすることも可能です．脳波では全般性（大脳全体）に両側に同期して（同時に），3 Hz棘徐波複合を認めます．また過呼吸で発作が誘発されやすい特徴があります．

脱力発作

　脱力発作（atonic seizure）は，姿勢を保つ筋肉が突然の脱力を起こし，その場に転倒してしまいます．意識障害はありません．このような発作が頻発する患者は頭部打撲から身を守るために，いつもヘルメットを着用していることがあります．

● 部分発作

　部分発作（partial seizure）は，脳の一部の病変（一側大脳半球の限局された部位）から起きる発作です．大脳は場所によって異なった機能を営んでいます．したがって部分発作では発作の始まる部位の営む機能に応じて，異なった臨床発作を示すことになります．

　部分発作（焦点発作，局所発作）はさらに意識障害をきたさない単純部分発作（simple partial seizure）と意識障害を生じる複雑部分発作（complex partial seizure）とに分けられます．

単純部分発作

　表2に単純部分発作のさらに細かい分類を示します．

　単純部分発作の原因は腫瘍，血管奇形などさまざまです．

　単純部分発作を生じるものに，中心・側頭部脳波焦点を伴う良性小児てんかん（benign childhood epilepsy with centrotemporal spikes：BCECS）という疾患があります．子どもに起こり思春期前後に自然軽快し予後はよいものです．睡眠時に片側の顔面が引きつる発作症状を示します．

　ラスムッセン症候群（Rasmussen syndrome）は，気道感染症の後，部分発作を症状とするてんかんが続発するもので，進行性，難治性です．知的障害や麻痺を生じること

表2　てんかん単純部分発作の種類

①運動性焦点発作

一側大脳半球の運動領野にてんかん発作を起こす焦点があると，反対側の手足の部分的なけいれんを生じるもの．部分発作の後，その部位に一過性の麻痺が生じることがあり，これをトッド麻痺という．発作が限局していれば意識障害は生じない．しかし，けいれんが順次広がっていき，それが全身に及んで最終的に意識も消失することがある．これを二次性全般化（ジャクソン型発作）という．

②知覚性焦点発作

何らかの知覚症状を発作として生じる．大脳の知覚領域に焦点があると，このような発作を生じる．体性感覚領では身体の異常感が，視覚領では閃光などが発作症状として生じる．何かが焦げるようなにおいがするといった幻嗅は鉤回の発作によって生じる．

③自律神経発作

脳内自律神経中枢が発作を起こす．悪心，嘔吐，腹痛，頭痛などが発作症状として起こる．子どもが腹痛を繰り返していて胃腸などにはっきりした病気がない時に脳波検査をして，てんかん発作であると判明することがある．

④精神発作（大脳の高次機能の障害が発作症状として出現）

失語症，あるいは記憶障害などの高次脳機能障害が発作として生じるもの．例えば，ブローカ領域に焦点があると運動失語症状が発作として出現する．記憶を司る領域に焦点があると記憶症状が発作として出現する．記憶発作の中に既視感という症状がある．以前に一度も行ったことがない場所であるにもかかわらず，この場所は前に来て見たことがあるなどと不思議な感じをいだくことがあり，これを既視感 déjà vu という．この感じは健常者でも出現することがあるが，時にてんかんの精神発作症状として出現することがある．

もあります．自己免疫疾患とされます．

複雑部分発作

これは側頭葉発作ないし精神運動発作ともいいます．

脳の側頭部に脳波でてんかん性の異常を検出します．側頭葉の内側部にある海馬や扁桃体などの辺縁系に発作焦点がある場合と，外側の側頭葉皮質に発作焦点のある場合があります．前者の場合には内側側頭葉硬化という病理学的所見が有名です．

具体的症状としては意識減損とともに，口をぺちゃぺちゃさせたり，衣類をまさぐったり，うろうろ歩き回ったりするなど，自動症（automatism）という目的のない異常な運動を生じます．

内側側頭葉硬化とは海馬に神経細胞の脱落やグリオーシスが存在する所見で，その原因は周産期の低酸素症であるとされています．現在ではこの内側側頭葉硬化が複雑部分発作を引き起こす原因であるとの考えが有力です．しかし，かつては，てんかん発作を繰り返すことが内側側頭葉硬化を生じるとの考えもあり，その方面からの研究を行ったのが昔の精神科医の内村祐之（うちむら・ゆうし）でした．現在では内側側頭葉硬化は発作の原因でもあれば結果でもあると考える折衷案が有力です．

● 上記以外のてんかん

ウエスト症候群（点頭てんかん）

　ウエスト症候群（West syndrome，点頭てんかん）は，乳児期に発症する，突然首を前屈しうなずくようにみえる発作を起こすてんかんです．

　周産期脳障害や先天性代謝異常などが原因となります．脳波でヒプスアリスミア（hypsarrhythmia，高振幅徐波に鋭波や棘波が無秩序に出現）という異常を示します．治療にはビタミンB_6投与やACTH（副腎皮質刺激ホルモン）投与を行います．知的障害や運動障害を伴い，難治性で予後はよくありません．

レンノックス-ガストー症候群

　レンノックス-ガストー症候群（Lennox-Gastaut syndrome）は，小児期に発症する難治性てんかんで，周産期障害などいろいろな器質的脳病変が原因となって生じます．強直発作，非定型欠神，脱力発作などを症状として生じます．急激に転倒する（drop attack）ことがあり，ヘルメットを着用させる必要があります．知的障害や運動障害を伴うことが多く，予後も不良です．

ドラベ症候群

　ドラベ症候群（Dravet syndrome）は，1歳過ぎから発熱時にけいれんを起こすようになり，知的障害や歩行障害などを生じるようになるものです．ナトリウムチャネルの異常が原因となります．

高齢発症てんかん

　てんかんはこれまで小児発症が主であると考えられてきましたが，近年，高齢発症てんかんの増加が指摘されています．複雑部分発作の場合には，認知症などと誤診されるおそれがあります．原因は脳血管障害やアルツハイマー病に伴う症候性てんかん以外に，原因不明の場合もあります．少量の抗てんかん薬でよくコントロールできるとされます．

● てんかん発作重積

　発作が短時間に何回も生じる状態をてんかん発作重積といいます．大発作の重積する場合は重症となり，死亡の危険まで生じることがあります．発作重積は服薬を怠った時に起こりやすいといわれます．重積状態の治療にはベンゾジアゼピン（ジアゼパム，ロラゼパム，ミダゾラム）の静脈注射を行います．その処置によっても重積状態がコントロールできない時には，持続脳波モニタリングと人工呼吸器使用を行いながらミダゾラムかプロポフォールを使用して全身麻酔下に置くことが必要になります．

● 状況関連性発作

　状況関連性発作（situation-related seizure）は身体疾患に伴う一時的な発作のことで，てんかんとは区別する必要があります．

熱性けいれん

　幼小児が高熱を出すとけいれんを起こすことがあります．これはてんかんではなく，大人になると自然に起こさなくなるものです．しかし，一部の熱性けいれんの子どもは後にてんかんに移行することがあります．

アルコール関連性発作

　アルコール依存者の離脱症状として強直間代発作を起こすことがあります．

薬物中毒

　ベンゾジアゼピン系薬剤やバルビツール酸系薬剤の離脱症状で，けいれんを起こすことがあります．

急性代謝障害

　低ナトリウム血症，低カルシウム血症，高ナトリウム血症，尿毒症，低血糖で，けいれんを起こすことがあります．

子癇

　妊娠中毒症でけいれんを生じることがあります．子癇(eclampsia)といいます．

● てんかんの治療，対応

　てんかんの治療の基本は抗てんかん薬の服用です．全般発作の第一選択薬はバルプロ酸です．部分発作への第一選択薬はカルバマゼピン，ラモトリギン，レベチラセタムなどで，第二選択薬はバルプロ酸です．

　抗てんかん薬は奇形発生率を増加させることがあり，バルプロ酸，カルバマゼピンは妊婦には使用しないほうがよい薬です．ラモトリギンには催奇形性はありません．カルバマゼピンやラモトリギンは重い皮膚症状を生じることがあります．

　難治性てんかんには迷走神経刺激療法(vagus nerve stimulation：VNS)を行うことがあります．左頸部の迷走神経に電極をまきつけ，繰り返し電気刺激を送ることによって，てんかん発作を抑制するという方法です．作用機序はまだよくわかっていないようですが，ギャバなど抑制系の機能が高まり，てんかん発作抑制につながるとの仮説が有力です．

　脳腫瘍や脳血管障害が原因の場合は脳神経外科的手術を行います．その他，難治性の部分発作で発作の焦点が限局している場合に，その焦点部分のみを外科的に切除することもあります．

　睡眠不足，過労は発作を生じやすくします．スポーツは陸上の運動ならかまいませんが，水泳は勧められません．入浴時にも注意が必要です．

　昔はてんかんの患者は運転免許が取得できませんでしたが，今では発作がよくコントロールされている患者は免許取得が可能になりました．

てんかんと精神症状

てんかんという病気は発作や神経学的症状だけではなく，精神症状を生じることがかなりあるのです．

例えば，てんかん性不機嫌状態といって，抑うつ的となることがあり，その場合は自殺の可能性も出現します．時には統合失調症様の幻覚妄想状態を生じたりします．

また，人格変化を起こすことも昔から知られています．鈍重，粘着，爆発といった性格で，頑固で細かいことにこだわるしつこさやまわりくどさが目立ち，些細なことでひどく怒り出すようなことがあります．つまり，きわめて扱いにくい厄介な性格ということになります．しかし，てんかんの人の全てがこのような人格変化を起こすわけではなく一部の患者に限られます．特に複雑部分発作の患者がこのような人格変化を起こしやすいといわれています．

2　失神

失神（syncope）は，脳循環の全般的低下によって起こる一時的な意識消失のことです．てんかんとは異なる病態です．

血管迷走神経性失神

血管迷走神経性失神（vasovagal syncope）は，副交感神経系の過度の緊張によって血圧が低下して失神するものです．心理的ショック，痛み，過労などが原因となります．（男性の）飲酒後の立位での排尿時に失神する排尿失神もこの中に含まれます．

起立性低血圧による失神

臥床した状態から急に起立すると血圧が降下し失神することがあります．

シェロング試験（Schellong test）を行い，起立性低血圧かどうかを判定します．これは5分間の臥位安静後，立位をとらせ経時的に血圧測定を行うもので，収縮期血圧が30 mmHg，拡張期血圧が15 mmHg以上低下した場合は起立性低血圧と診断します．

起立性低血圧はさまざまな原因で起こります．例えば，神経疾患では，多系統萎縮症，レビー小体型認知症，パーキンソン病，家族性アミロイドニューロパチーなどです．

心原性失神

心原性失神（cardiogenic syncope）とは，不整脈による心拍出量の低下などによって

脳血流量が急に低下して生じる失神のことです．これをアダムス・ストークス症候群（Adams-Stokes syndrome）と言います．24時間ホルター心電図などの検査が重要です．

● 鎖骨下動脈盗血症候群

鎖骨下動脈盗血症候群（subclavian steal syndrome）は脳循環障害による失神です．鎖骨下動脈の椎骨動脈分岐部よりも，より心臓に近い場所になんらかの原因で狭窄が起こると，その側の上肢への血流は反対側の椎骨動脈から同側の椎骨動脈を経由して供給されるようになります．この時，供給を受けている上肢を動かすとその上肢への血流が増え，その結果，椎骨脳底動脈系の循環血液量が減少し，失神することになります．つまり，上肢が椎骨脳底動脈系の血液を「盗む」ことになります．狭窄を起こす原因は動脈硬化が多く，高安病（原因不明の動脈炎で動脈の狭窄を生じやすい）の場合もあります．

3 頭痛

頭痛（headache）には，生命に関わる頭痛（くも膜下出血，脳腫瘍，髄膜炎など）と生命に関わらない頭痛とがあります．

特に生命に関わるような原因となる病気がなく，頭痛が長引く場合を慢性頭痛といいます．以下に慢性頭痛について述べます．

● 片頭痛

片頭痛（migraine）は片側性が多く，拍動性の中等度から強度の痛みが4〜72時間持続します．悪心・嘔吐，光や音への過敏性，羞明（まぶしさ），流涙などを伴います．一部の患者では，頭痛が起こる前に閃輝暗点（せんきあんてん）という特徴的な前駆症状を生じます．これは視野の真ん中に光のギザギザが見えてそれがだんだん広がっていくという症状です．

片頭痛は女性に多い傾向があります．ワインやチョコレートなどが頭痛を誘発する場合もあります．

脳内の血管拡張が原因なので，その治療には血管を収縮させるセロトニン受容体作動薬（トリプタン製剤）が有効です．頭痛の始まりかけの軽度の段階で服用すると有効です．身体を動かすと症状が悪化する傾向があるので，頭痛時には安静を保つ必要があります．バルプロ酸，カルシウム拮抗薬（ロメリジン），β（ベータ）遮断薬（プロプラノロール）などは，片頭痛の予防に有効です．

群発頭痛

　群発頭痛 (cluster headache) では眼の奥が片側だけ強く痛みます．一度起こると毎日同じ時間帯に頭痛を生じます．男性に多い病気です．痛みのほかに目の充血や涙，鼻水を伴います．治療にはトリプタンの自己注射を行ったり，酸素吸入を行ったりします．

筋緊張性頭痛

　筋緊張性頭痛 (tension headache) は頭痛の原因で最も多いものです．両側性の軽度から中等度の肩こりを伴い，頭全体が締めつけられるような痛みを生じます．同じ姿勢を長時間続けることなどの筋肉の過度の緊張が原因となります．特にうつむく姿勢がよくありません．身体を動かしても痛みに変化はありません．心理的ストレスが関与していることが多くみられます．したがって治療にはまず心身のリラクゼーションをはかることが重要になります．薬としては非ステロイド系消炎鎮痛剤，筋弛緩剤などを用います．

鎮痛剤の使いすぎによる頭痛

　片頭痛や筋緊張性頭痛に対して鎮痛薬を使いすぎていると，だんだんと薬が効かなくなりむしろ痛みを悪化させる方向に作用してしまいます．その場合は原因となる薬の使用を止める必要があります．

低髄液圧症候群，脳脊髄液減少症

　低髄液圧症候群 (intracranial hypotension syndrome)，脳脊髄液減少症は，外傷が原因となり，脳脊髄液の漏出を生じて慢性の難治性の頭痛を生じるものです．起立や座位で頭痛を生じます．

　治療にはブラッドパッチ法を行います．これは，硬膜から髄液が漏出している付近に針を挿入し，その針から硬膜外腔に自己の血液を注入していきます．すると，そこから硬膜外腔に広く血液が広がっていきます．こうすることで徐々に血液が固まり，硬膜の穴を塞いでいくという方法です．

XIII 小児神経疾患

1 脳性麻痺

脳性麻痺（cerebral palsy）とは，発達途中の脳にさまざまな原因による損傷が生じたために発症する運動機能障害をさします．

原因としては，周産期の要因が主で，分娩時の新生児の仮死，低酸素，外傷，感染症などがあげられます．

脳性麻痺は痙縮（直）型とアテトーゼ型に分けられます．

● 痙縮（直）型脳性麻痺

痙縮（直）型（spastic type）脳性麻痺は錐体路障害として四肢の痙縮を生じるものです．低出生体重児における脳室周囲白質軟化症が原因として多くみられます．最近は極低出生体重児であっても救命されることが多くなってきましたが，それに伴って重症の脳性麻痺を発生させることがあります．脳室周囲では血管発達が遅れるので低血流になることが多く，多発性の軟化病巣を起こして白質が壊死するものです．そこには上位運動ニューロンが通っているので，結果として痙性の脳性麻痺を生じます．

● アテトーゼ型脳性麻痺

アテトーゼ型（athetoic type）脳性麻痺は不随意運動のアテトーゼが目立つ場合で，大脳基底核の病変によるものです．昔はビリルビン脳症（後述）によるアテトーゼ型の脳性麻痺が多かったのですが，最近はビリルビン脳症が減少し，その結果，アテトーゼ型脳性麻痺も減少しています．

● 脳性麻痺の周辺障害

摂食嚥下困難，呼吸障害，てんかん発作，骨関節の変形などを生じます．

脳性麻痺の半数は知的障害を伴います．重度の知的障害と重度の肢体不自由が重複した時，重症心身障害児と呼びます．

2 二分脊椎

　二分脊椎（spina bifida）は，脊椎の椎弓に欠損があり，神経組織（脊髄，脊髄神経）が腫瘤として突出している疾患です．両下肢運動障害，感覚障害，膀胱直腸障害，水頭症等を生じます．早期の手術が必要になります．

　妊婦が抗てんかん薬のバルプロ酸やカルバマゼピンを服用していると，児に二分脊椎を生じる危険が高まります．その予防に葉酸摂取が推奨されています．

3 アルノルド・キアリ奇形

　アルノルド・キアリ奇形（Arnold-Chiari marformation）は後脳（小脳と橋）の先天的奇形で，小脳扁桃あるいは延髄が大後頭孔を通って脊椎管内に陥入したものです．脊髄空洞症を合併することが多く，治療には大後頭孔部減圧術が行われます．

4 神経皮膚症候群，母斑症

　神経系と皮膚は発生学的にともに外胚葉から発生してくるので，皮膚と中枢神経系の両方に先天的な異常を生じることがあります（神経皮膚症候群〈neurocutaneous syndrome〉，母斑症）．

● 結節性硬化症

　結節性硬化症（tuberous sclerosis）は，顔面の皮脂腺腫，けいれん発作，知的障害を症状とします．常染色体優性遺伝形式をとりますが，孤発例もあります．

● スタージ・ウェーバー病

　スタージ・ウェーバー病（Sturge-Weber disease）は，三叉神経第1枝領域の赤ワイン様母斑，脳軟膜血管腫，けいれん，知的障害を生じます．

5 感染症

先天性風疹症候群

　先天性風疹症候群（congenital rubella syndrome）は，妊娠初期に妊婦が風疹に罹患すると風疹ウイルスが胎児に侵入して，知的障害，難聴，白内障，心臓奇形などを生じるものです．

先天性サイトメガロウイルス感染症

　妊婦がサイトメガロウイルスに感染すると，ウイルスが胎盤を経由して胎児に移行し，先天性サイトメガロウイルス感染症（congenital cytomegalovirus infection）を発症します．症状は，低出生体重，黄疸，肝脾腫，小頭症，脳内（脳室周囲）石灰化などです．典型例は巨細胞封入体症と呼ばれます．

トキソプラズマ症

　トキソプラズマ症（toxoplasmaosis）は寄生虫による疾患です．通常，ネコを宿主としていますが，妊婦が生肉を食べるとそこから感染を起こし知的障害を含む児の障害を起こすことがあります．先天性トキソプラズマ症の発症予防にはスピラマイシンが使用されます．

先天梅毒

　先天梅毒（congenital syphilis）では知的障害などを生じます．

6 染色体異常

ダウン症候群

　ダウン症候群（Down syndrome）は，病理的知的障害の原因としては最も多いもので，染色体異常（21番目の常染色体が3個あるトリソミー）が原因です．
　眼裂がつり上がり，両眼の間隔が広く，扁平な鼻を持つなど独特の顔貌を示します．心臓疾患など身体的合併症も伴うことが多くみられます．関節脱臼などを生じやすいことがあります．性格はひとなつこく，愛嬌があるという特徴があります．

ネコ鳴き症候群

　ネコ鳴き症候群（cat cry syndrome）は5番常染色体短腕の欠失が原因で，重度の知的障害を生じます．咽頭部形成異常のためネコのような泣き声を出します．

7 中毒

ビリルビン脳症

　ビリルビン脳症（bilirubin encephalopathy，核黄疸〈kernicterus〉）の後遺症として精神神経症状を残すことが昔は多かったのです．これは母子間の血液型不適合（例えば母親がRh－，子どもがRh＋，時にABO型不適合など）によって起こります．母親がRh－，胎児がRh＋の血液型ですと母親の免疫系が胎児のRh＋の赤血球に抗体を作ってしまいます．その抗体が子どもの赤血球を攻撃すると赤血球が壊れる新生児の溶血性疾患を起こします．すると赤血球が壊れてその中のヘモグロビンが漏出するのですが，それは肝臓でビリルビンという黄色い色素に変わります．このビリルビンが高濃度となって新生児の大脳基底核を障害し，アテトーゼ型の脳性麻痺と知的障害を起こすものです．

　現在は交換輸血や光線療法などの対策がとられておりほとんど発症しません．しかしかつてはかなり多く発症し，その後遺症を生じた方々が今でも数多く生存されています．

　光線療法とはある波長の光線がビリルビンを水に溶けやすくさせる作用をもっているので，これを利用して新生児に光線を照射しビリルビン排泄を促すものです．

胎児性アルコール症候群

　妊婦がアルコール依存症の場合，児に知的障害を生じることがあります．

8 先天性代謝異常

　先天的な代謝異常のため，乳幼児期から発育，知的能力の遅れを生じる多くの疾患があります．多くは稀少疾患です．これまではよい治療法のないものがほとんどでしたが，病態が解明されるにつれて，対策がとれる場合も増えてきました．

● ライソゾーム病

　細胞内に存在する小器官のライソゾームは，その中に多くの酵素を含み高分子化合物の分解を行っています．この酵素の機能異常のために，分解されるべき物質が蓄積して生じる病気をライソゾーム病といいます．

　近年，活性が低下した酵素を補充する酵素補充療法，蓄積する物質の合成抑制をめざす基質合成抑制療法，異常酵素の構造変化を修復するシャペロン療法といった新しい治療法の開発が進められています．

　また造血幹細胞移植も行われます．これは，骨髄を移植すると，骨髄内の多分化能をもつ細胞が各臓器組織に侵入して生着分化することにより病態を改善することを目指すものです．

● スフィンゴリピドーシス

　スフィンゴ糖脂質は神経系に豊富で代謝も活発なので，スフィンゴ糖脂質の代謝異常であるスフィンゴリピドーシスは神経系の異常を起こしやすくなります．

GM1-ガングリオシドーシス

　GM1-ガングリオシドーシス（GM1-gangliosidosis）は，酸性βガラクトシダーゼ欠損のため，GM1-ガングリオシドが蓄積するもので，進行性の精神運動発達の遅れを生じます．常染色体劣性遺伝です．

GM2-ガングリオシドーシス

　GM2-ガングリオシドーシスは，βヘキソサミニダーゼ欠損のため，GM2-ガングリオシドが蓄積する常染色体劣性遺伝疾患です．テイ・サックス病（Tay-Sachs disease）といわれ，生後半年後くらいから急速に退行症状を示し，2，3歳で死亡します．眼底に「さくらんぼ赤色斑」（cherry red spot）を認めます．東欧系ユダヤ人に多い疾患です．

ニーマン・ピック病

　ニーマン・ピック病（Niemann-Pick disease）はスフィンゴミエリンが蓄積し，乳児に発症し，精神発達の遅れやけいれんを生じ，早期に死亡します．さくらんぼ赤色斑が認められます．

ゴーシェ病

　ゴーシェ病（Gaucher disease）は，グルコセレブロシダーゼの欠損のため，グルコセレブロシドが蓄積するもので常染色体劣性遺伝形式を示します．いくつかのタイプがあり，一部は精神発達遅滞を生じ，早期に死亡します．これも東欧系ユダヤ人に多い疾患です．酵素補充療法や基質合成抑制療法が行われています．

異染性脳白質ジストロフィー

　異染性脳白質ジストロフィー（metachromatic leukodystrophy）は，常染色体劣性遺伝形式の，アリルスルファターゼA欠損によりスルファチドが蓄積するもので，脱髄

を生じます．通常，知的退行などを生じ，植物状態となって死亡します．造血幹細胞移植が試みられています．

クラッベ病

クラッベ病（Krabbe disease）ではガラクトセレブロシダーゼ欠損のため，ガラクトシルスフィンゴシンが蓄積して脱髄を起こします．生後3か月頃から発症し，通常，生後2年以内に死亡します．造血幹細胞移植が試みられています．

ファブリ病

ファブリ病（Fabry disease）ではαガラクトシダーゼ欠損のためセラミドトリヘキソシドが蓄積して末梢神経障害や自律神経障害などを引き起こします．伴性劣性遺伝形式をとります．酵素補充療法やシャペロン療法が行われます．

● ムコ多糖症

ムコ多糖症（mucopolysaccharidosis）もライソゾームの加水分解酵素の遺伝子異常です．複数の病型があります．全身にムコ多糖が蓄積し，大頭症，特異な顔つき，精神運動発達の遅れ，けいれんなどを生じます．いくつかのタイプには酵素補充療法が行われます．

● ペルオキシゾーム病

ペルオキシゾームも細胞内小器官の一つで脂肪酸代謝に関係します．

● 副腎白質ジストロフィー

副腎白質ジストロフィー（adrenoleukodystrophy）は，伴性劣性遺伝形式をとり，極長鎖脂肪酸という物質が蓄積して脳障害を起こしてきます．学童期の男児に発症する進行性脱髄疾患です．症状として進行性知的障害，麻痺，失明などがあります．

治療には造血幹細胞移植が有効とされます．また，映画で有名になった極長鎖脂肪酸を低下させる作用のある「ロレンツォのオイル」については，その有効性について議論があったようですが，発症予防に効果があるとの医学的報告は出ています．

『ロレンツォのオイル』

これは次のような実話にもとづいた映画（1992）です．

アメリカのロレンツォ・オドーネ君が副腎白質ジストロフィーを発症しました．ロレンツォ君の両親は医学については全くの素人であったにもかかわらず，医学図書館で懸命に文献を調べ，極長鎖脂肪酸の体内での合成を阻害するオレイン酸とエルカ酸という2種類のオイルの混合物を作り，ロレンツォ君にこのオイルを飲ませて病気の進行をくいとめたのです．

● レフスム病

レフスム病（Refsum disease）は常染色体劣性遺伝形式で，血清フィタン酸（脂肪酸の一種）増加による疾患です．多発ニューロパチーなどを生じます．治療ではフィタン酸

を含む脂肪摂取を制限させます.

わが国出身の鈴木邦彦（すずき・くにひこ）は，若くして渡米し，神経生化学的研究によってライソゾーム病などについて顕著な業績をあげました．彼の業績には遺伝性ガングリオシド蓄積症の命名法としてGM1-ガングリオシドーシス，GM2-ガングリオシドーシスの呼び名の提唱，クラッベ病の原因遺伝子の同定，副腎白質ジストロフィー脳内の極長鎖脂肪酸の異常増加の発見などがあります．

フェニルケトン尿症

フェニルケトン尿症（phenylketonuria）は代謝障害に伴って知的障害を生じるものの代表的疾患です．これは早期発見により治療可能なものです．

常染色体劣性遺伝形式をとる遺伝性疾患で，肝臓のフェニルアラニン水酸化酵素の先天的欠損があります．そのため，普通の食事をとると体内のフェニルアラニン（必須アミノ酸の一種）濃度が増加して，それが脳発育を妨げ知的障害を起こすのです．もしこの病気があれば生後1週目頃新生児の血液を調べて血中フェニルアラニン高値を検出できます．そのような場合にはフェニルアラニン含量の少ないミルクで育てることによって正常な精神発達が可能になります．

ガラクトース血症

ガラクトース血症（galactosemia）は，酵素欠損のためにガラクトースからグルコースへの転換ができず，血中のガラクトースが増加して知的障害を生じます．早期に診断してガラクトースを含まないミルクで育てると正常に発育できます．

核酸代謝異常

レッシュ・ナイハン症候群（Lesch-Nyhan syndrome）は，伴性劣性遺伝により男子のみに発症する遺伝性疾患で，核酸代謝異常があり，高尿酸血症や知的障害を起こします．唇や指先をかみちぎる自傷行為が特徴的です．

ウィルソン病

ウィルソン病（Wilson disease）は常染色体劣性遺伝性疾患で，小児期に発見されることの多い病気です．

肝臓から胆汁への銅排出が障害され，そのため銅が肝臓，大脳基底核，角膜に蓄積してきます．その結果，肝機能障害とパーキンソン症状類似の錐体外路症状が出現します．性格の変化，知的能力の低下などの精神症状も出現することがあります．

上肢を側方水平に伸展させると上肢が羽ばたくように見える不随意運動を生じること

も特徴的で，これを羽ばたき振戦といいます.

　角膜に銅が蓄積すると角膜辺縁の緑色の帯として観察することができ，これをカイザー・フライシャー輪（Kayser-Fleischer ring）といいます.

　治療には銅を排出するD-ペニシラミンを使用します.

クレチン病

　クレチン病（先天性甲状腺機能低下症）は放置すると重い知的障害を起こします. 早期発見して甲状腺ホルモンを投与すれば知的障害を予防することができます.

参考文献

- 江藤文夫, 飯島節（編）．神経内科学テキスト．東京：南江堂：2000.
- 藤崎郁．フィジカルアセスメント完全ガイド．東京：学習研究社：2001.
- 細川武, 原元彦（編）．〈コメディカルのための専門基礎分野テキスト〉神経内科学, 2版．東京：中外医学社：2015.
- 池田佳生ほか．〈特集〉神経・筋疾患に対する治療の進歩．日本内科学雑誌2018；107（8）：1453-1521.
- 神田隆．医学生・研修医のための神経内科学, 改訂2版．東京：中外医学社：2014.
- 川平和美（編）．〈標準理学療法学・作業療法学 専門基礎分野〉神経内科学, 第3版．東京：医学書院：2009.
- 黒田康夫．神経内科ケース・スタデイー─病変部位決定の仕方．東京：新興医学出版社：2000.
- 黒田康夫．Ｑ＆Ａとイラストで学ぶ神経内科─これだけは知っておきたい神経症候の発症機序．東京：新興医学出版社：2003.
- 水野美邦, 栗原照幸（編）．標準神経病学．東京：医学書院：2000.
- 村川裕二（総監修）．〈新・病態生理できった内科学〉7. 神経疾患, 第3版．東京：医学教育出版社：2011.
- 大畑光司, 玉木彰（編）．〈15レクチャーシリーズ 理学療法テキスト〉神経障害理学療法学Ⅰ．東京：中山書店：2011.
- 大畑光司, 玉木彰（編）．〈15レクチャーシリーズ 理学療法テキスト〉神経障害理学療法学Ⅱ．東京：中山書店：2012.
- 下泰司ほか．脳深部刺激療法（Deep brain stimulation）─総括と将来への応用に向けて．医学のあゆみ2015；254（3）：197-227.
- 篠原幸人, 水野美邦（編）．〈日本医師会生涯教育シリーズ〉脳神経疾患のみかたABC．東京：日本医師会：1993.
- 祖父江元（編）, 〈看護のための最新医学講座〉1. 脳・神経系疾患, 改訂第2版．東京：中山書店：2005.
- 髙橋良輔（編）．〈アクチュアル脳・神経疾患の臨床〉パーキンソン病と運動異常（Movement disorders）．東京：中山書店：2013.
- 武田克彦．ベッドサイドの神経心理学, 改訂2版．東京：中外医学社：2009.
- 田崎義昭, 斎藤佳雄（著）, 坂井文彦（改訂）．ベッドサイドの神経の診かた, 改訂16版．東京：南山堂：2004.
- 渡辺雅幸．こころの病に効く薬─脳と心をつなぐメカニズム入門．東京：星和書店：2004.
- 渡辺雅幸．専門医がやさしく語るはじめての精神医学, 改訂第2版．東京：中山書店：2015.
- 渡辺雅幸．〈理学療法・作業療法専門基礎分野〉臨床につながる精神医学．東京：医歯薬出版：2016.
- Weiner, Howard L（ハワードL. ワイナー）& Levitt, Lawrence P（ローレンスP. レーヴィット）/ 保崎秀夫（監修）, 柏瀬宏隆・高木繁治（訳）．臨床神経学の実際．東京：国際医書出版：1977.
- 山内豊明．フィジカルアセスメントガイドブック─目と手と耳でここまでわかる．東京：医学書院：2005.

INDEX ...

数字・欧文索引

<ruby>渡辺雅幸<rt>わたなべまさゆき</rt></ruby>

1948年生まれ

1972年	慶應義塾大学医学部卒業
	同医学部精神神経科入局
1979年	医学博士学位取得
1982-1985年	カナダ・トロント大学医学部薬理学教室博士研究員
1986年	防衛医科大学校精神科講師
1992年	米国・デュポンメルク中枢神経系疾患研究部門客員研究員（1年間）
1995年	東京都精神医学総合研究所精神薬理研究部門室長
1999年	昭和大学附属烏山病院副院長・精神科助教授
2002-2013年	昭和大学保健医療学部教授（精神医学）
2013-2017年	東京医療学院大学教授（精神医学，神経内科学）
2015-2019年	大正大学客員教授
2016-2019年	横浜創英大学特任教授

中山書店の出版物に関する情報は，小社サポートページを御覧ください.
https://www.nakayamashoten.jp/support.html

よくわかる神経内科学
<small>しんけいないかがく</small>

2019 年 7 月 20 日　初版第 1 刷発行

〔検印省略〕

著　　者	———	渡辺雅幸 <small>わたなべまさゆき</small>
発 行 者	———	平　田　　直
発 行 所	———	株式会社 中山書店

　〒112-0006 東京都文京区小日向 4-2-6
　TEL 03-3813-1100 (代表)
　振替 00130-5-196565
　https://www.nakayamashoten.jp/

装丁 ————— 花本浩一 (麒麟三隻館)

印刷・製本　　株式会社 真興社

Published by Nakayama Shoten Co.,Ltd.　　　　　　　　　　　Printed in Japan
ISBN 978-4-521-74773-6
©2019 WATANABE Masayuki
落丁・乱丁の場合はお取り替え致します.

・本書の複製権・上映権・譲渡権・公衆送信権（送信可能化権を含む）は株式会社中山書店が保有します.
・ [JCOPY] 〈出版者著作権管理機構 委託出版物〉
本書の無断複写は著作権法上での例外を除き禁じられています. 複写される場合は，そのつど事前に，出版者著作権管理機構（電話 03-5244-5088，FAX 03-5244-5089，e-mail:info@jcopy.or.jp）の許諾を得てください.

本書をスキャン・デジタルデータ化するなどの複製を無許諾で行う行為は，著作権法上での限られた例外（「私的使用のための複製」など）を除き著作権法違反となります. なお，大学・病院・企業などにおいて，内部的に業務上使用する目的で上記の行為を行うことは，私的使用には該当せず違法です. また私的使用のためであっても，代行業者等の第三者に依頼して使用する本人以外の者が上記の行為を行うことは違法です.